护士专科规范化培训手册系列丛书

临床护理技术操作并发症的预防及处理规范

主编◎徐海英　郑　源　叶应娇

长江出版传媒
湖北科学技术出版社

图书在版编目（CIP）数据

临床护理技术操作并发症的预防及处理规范 / 徐海英，郑源，
叶应娇主编 . —武汉：湖北科学技术出版社，2024.8
ISBN 978-7-5706-3238-1

Ⅰ．①临…　Ⅱ．①徐…　②郑…　③叶…　Ⅲ．①护理－
操作－并发症－预防（卫生）－规范　②护理－操作－并发症－
处理－规范　Ⅳ．① R472-65

中国国家版本馆 CIP 数据核字（2024）第 085912 号

策　　划：冯友仁		责任校对：李子皓	
责任编辑：张荔菲		封面设计：喻　杨	

出版发行：湖北科学技术出版社
地　　址：武汉市雄楚大街 268 号（湖北出版文化城 B 座 13—14 层）
电　　话：027-87679468　　　　　　　　　　　　　邮　　编：430070

印　　刷：湖北云景数字印刷有限公司　　　　　　　邮　　编：430205

787×1092　　　　1/16　　　　　　　　　16.75 印张　　　　356 千字
2024 年 8 月第 1 版　　　　　　　　　　　2024 年 8 月第 1 次印刷
定　　价：78.00 元

《临床护理技术操作并发症的预防及处理规范》
编 委 会

主　编　徐海英　郑　源　叶应娇

副主编　左晓雪　阮利华　杨红菊

编　委　胡伟芳　阮　骥　周似玉　吕　亮　陆晓雪

　　　　张小娇　郑雪熔　杜攀攀　李　晴　刘晓莉

　　　　杨红艳　蔡淑祺　汪铃铃　闫萍萍　胡春熠

　　　　陈　倩　朱文婷　王燕鸣　胡贞丽　冯坦坦

　　　　赵　腾　李春莲　李亭亭　胡　冰　王　娣

　　　　周顺理　李　兰　胡庚庚　杨　铭　余亚玲

　　　　鲍雪芳　周　倩　侯金凤　胡少芹　吴　鑫

　　　　李　晶　李翠玲　瞿　明　方灵华　李　淋

　　　　鲁圆圆　赫　炼

主编单位　宜昌市中心人民医院

　　　　　三峡大学护理学系

　　　　　宜昌市中心人民医院枝江分院

　　　　　枝江市人民医院

护理学是一门涵盖自然科学、社会科学、人文科学的综合性应用学科。随着科学技术的飞速发展，人民日益增长的多样化护理服务需求不断加大。临床护士应树立"以人为本"的人性化、专业化、规范化护理服务理念。为适应临床护理工作需要，我们组织了多名护理专家，经过前期大量临床调研、征求意见及反复实践，结合医院自身的经验，借鉴国内外医疗技术的新进展和现代化护理管理经验，编写了"护士专科规范化培训手册系列丛书"，旨在指导护理人员进行规范化的护理技术操作，确保临床护理质量。

《临床护理技术操作并发症的预防及处理规范》系统地阐述临床护理技术操作中可能出现的各种并发症，以及并发症发生的原因、预防和处理措施。我们希望通过本书，为临床护理人员提供一套完整、实用的参考指南，帮助他们更好地理解和掌握护理技术操作中的风险控制，提高护理质量，保障患者的安全。

本套丛书的编写得到了多家三甲医院临床一线护理实践者、管理者和教育者的全力支持和辛苦付出，在此一并表示由衷的感谢。由于时间、经验、水平有限，若有不足之处，敬请读者对书中的不当之处惠予指正！

目录
CONTENTS

第一章 患者安全护理技术操作并发症的预防及处理规范 / 001

第一节 患者搬运技术操作并发症的预防及处理规范 / 001

第二节 患者约束技术操作并发症的预防及处理规范 / 004

第三节 轴线翻身技术操作并发症的预防及处理规范 / 007

第四节 翻身床使用技术操作并发症的预防及处理规范 / 011

第二章 患者清洁护理技术操作并发症的预防及处理规范 / 013

第一节 卧床患者更换床单技术操作并发症的预防及处理规范 / 013

第二节 卧床患者床上拭浴技术操作并发症的预防及处理规范 / 016

第三节 卧床患者洗头技术操作并发症的预防及处理规范 / 017

第四节 口腔护理操作并发症的预防及处理规范 / 019

第五节 伤口换药操作并发症的预防及处理规范 / 022

第三章 给药技术操作并发症的预防及处理规范 / 025

第一节 皮内注射法操作并发症的预防及处理规范 / 025

第二节 皮下注射法操作并发症的预防及处理规范 / 029

第三节 肌内注射法操作并发症的预防及处理规范 / 033

第四节 静脉注射法操作并发症的预防及处理规范 / 037

第五节 静脉输液法操作并发症的预防及处理规范 / 043

第六节 输液泵/微量泵输液法操作并发症的预防及处理规范 / 051

第四章 采血、输血技术操作并发症的预防及处理规范 / 054

第一节 静脉抽血法操作并发症的预防及处理规范 / 054

　　第二节　动脉穿刺抽血法操作并发症的预防及处理规范　　　　　/ 056

　　第三节　静脉输血法操作并发症的预防及处理规范　　　　　　　/ 060

第五章　气道护理技术操作并发症的预防及处理规范　　　　　　/ 068

　　第一节　氧气吸入操作并发症的预防及处理规范　　　　　　　　/ 068

　　第二节　雾化吸入技术操作并发症的预防及处理规范　　　　　　/ 074

　　第三节　经口 / 鼻腔吸痰法操作并发症的预防及处理规范　　　　/ 078

　　第四节　经气管插管 / 气管切开吸痰法操作并发症的预防及处理规范 / 084

　　第五节　气管切开术后护理操作并发症的预防及处理规范　　　　/ 091

　　第六节　气管插管术后护理操作并发症的预防及处理规范　　　　/ 095

　　第七节　机械通气技术操作并发症的预防及处理规范　　　　　　/ 098

第六章　患者营养护理技术操作并发症的预防及处理规范　　　　/ 107

　　第一节　鼻胃管鼻饲法操作并发症的预防及处理规范　　　　　　/ 107

　　第二节　造瘘口管饲法操作并发症的预防及处理规范　　　　　　/ 112

　　第三节　全胃肠外营养法操作并发症的预防及处理规范　　　　　/ 113

第七章　患者排泄护理技术操作并发症的预防及处理规范　　　　/ 120

　　第一节　导尿术后护理操作并发症的预防及处理规范　　　　　　/ 120

　　第二节　膀胱冲洗法操作并发症的预防及处理规范　　　　　　　/ 126

　　第三节　大量不保留灌肠法操作并发症的预防及处理规范　　　　/ 129

　　第四节　保留灌肠法操作并发症的预防及处理规范　　　　　　　/ 134

第八章　引流管护理技术操作并发症的预防及处理规范　　　　　/ 135

　　第一节　胸腔闭式引流护理技术操作并发症的预防及处理规范　　/ 135

　　第二节　T 管引流护理技术操作并发症的预防及处理规范　　　　/ 140

　　第三节　脑室引流管护理技术操作并发症的预防及处理规范　　　/ 142

　　第四节　胃肠减压术操作并发症的预防及处理规范　　　　　　　/ 144

第九章　急救技术护理操作并发症的预防及处理规范　　　　　　/ 150

　　第一节　胸外心脏按压术操作并发症的预防及处理规范　　　　　/ 150

第二节 简易呼吸器使用技术操作并发症的预防及处理规范 / 154

第三节 体外电除颤技术操作并发症的预防及处理规范 / 156

第四节 洗胃法操作并发症的预防及处理规范 / 159

第十章 物理降温技术操作并发症的预防及处理规范 / 168

第一节 冷敷法操作并发症的预防及处理规范 / 168

第二节 热敷法操作并发症的预防及处理规范 / 171

第十一章 血液净化技术操作并发症的预防及处理规范 / 174

第一节 血液透析技术常见并发症的预防及处理规范 / 174

第二节 血管通路并发症的预防及处理规范 / 182

第三节 腹膜透析操作并发症的预防及处理规范 / 186

第十二章 胰岛素注射、胰岛素泵使用、快速血糖监测技术操作并发症的预防及处理规范 / 193

第一节 胰岛素注射技术操作并发症的预防及处理规范 / 193

第二节 胰岛素泵使用技术操作并发症的预防及处理规范 / 197

第三节 快速血糖监测技术操作并发症的预防及处理规范 / 198

第十三章 新生儿护理技术操作并发症的预防及处理规范 / 201

第一节 新生儿暖箱应用技术操作常见并发症的预防及处理规范 / 201

第二节 新生儿光照疗法技术操作并发症的预防及处理规范 / 202

第三节 新生儿沐浴技术操作并发症的预防及处理规范 / 206

第四节 新生儿抚触技术操作并发症的预防及处理规范 / 209

第五节 新生儿游泳技术操作并发症的预防及处理规范 / 210

第十四章 妇产科常用护理技术操作并发症的预防及处理规范 / 214

第一节 自然分娩接生技术操作并发症的预防及处理规范 / 214

第二节 会阴护理技术操作常见并发症的预防及处理规范 / 223

第十五章 五官科常用护理技术操作并发症的预防及处理规范 / 225

第一节 滴眼药技术操作常见并发症的预防及处理规范 / 225

第二节　泪道冲洗技术操作并发症的预防及处理规范　　　　　　　/ 227

第三节　鼻腔冲洗技术操作并发症的预防及处理规范　　　　　　　/ 229

第十六章　皮肤科常用护理技术操作常见并发症的预防及处理
规范　　　　　　　　　　　　　　　　　　　　　　　　　　/ 231

第一节　药浴技术操作常见并发症的预防及处理规范　　　　　　　/ 231

第二节　红外线烤灯使用操作并发症的预防及处理规范　　　　　　/ 233

第三节　 备皮操作常见并发症的预防及处理规范　　　　　　　　　/ 235

第十七章　手术体位安置技术操作并发症的预防及处理规范　/ 237

第十八章　置管术操作并发症的预防及处理规范　　　　　　　/ 244

第一节　PICC 操作常见并发症的预防及处理规范　　　　　　　　/ 244

第二节　三腔二囊管置管术操作并发症的预防及处理规范　　　　　/ 249

参考文献　　　　　　　　　　　　　　　　　　　　　　　　/ 256

第一章

患者安全护理技术操作并发症的预防及处理规范

第一节 患者搬运技术操作并发症的预防及处理规范

一、擦伤

（一）发生原因

（1）搬运前未评估患者病情和体重。

（2）搬运动作粗暴，使用拖、拉、推等动作。

（二）临床表现

局部表面刮擦或破损，出现出血点、组织液渗出。

（三）预防及处理措施

（1）搬运前告知患者操作目的、方法，取得配合。

（2）搬运患者时动作轻柔，避免拖、拉、推等动作。

（3）皮肤擦伤后对伤口予以清创处理，以预防感染发生。

（4）每天用碘附轻涂局部 4～6 次，涂抹范围超过创面范围 2cm。

（5）患处不必包扎，注意保持创面干燥、清洁，不要沾水。

二、跌倒或坠地

（一）发生原因

（1）搬运工具性能损坏，或未固定床脚轮刹。

（2）搬运前未评估患者的意识状态、体重、病情与躯体活动能力及合作程度，选择的搬运方法不正确。

（3）未使用保护器具。

（4）多人搬运动作未协调好。

（5）下坡时头部在低处。

（二）临床表现

搬运过程中，出现患者倒地或从搬运工具上坠落的现象，可能导致患者骨折、肌肉韧带损伤、脱臼、意识障碍、皮肤擦伤出血、疼痛等。

（三）预防及处理措施

（1）移动床、平车、轮椅等使用前确保性能良好，患者上下平车、轮椅前先将轮刹制动。

（2）告知患者操作目的、方法，指导患者如何配合。

（3）搬运前正确评估患者的意识状态、体重、病情与躯体活动能力以及合作程度。

（4）选择合适的搬运法，如两人法、三人法等。多人搬运时，动作协调统一。

（5）搬运患者时尽量让患者靠近搬运者，动作轻稳。

（6）运送途中系好安全带。

（7）评估选择运送路线，避免坑洼不平路面。

（8）使用轮椅上下坡时，嘱患者手扶轮椅扶手，身体尽量靠后，勿向前倾或自行下车，以免摔倒。下坡时减慢速度，过门槛时翘起前轮，使患者的头、背后倾，以防发生意外。

（9）推车行进时，不可碰撞墙及门框，避免震动患者。

（10）患者跌倒或坠地后，立即报告医生，协助评估患者意识、受伤部位与伤情、全身状况等。

（11）疑有骨折或肌肉、韧带损伤或脱臼的患者，根据跌伤的部位和伤情采取相应的搬运方法，保护伤肢不因搬运再受伤害；协助医生完成相关检查，密切观察病情变化，做好伤情及病情的记录。

（12）患者头部跌伤，出现意识障碍等严重情况时，迅速建立静脉通道并做好心电监护、氧气吸入等，并遵医嘱采取相应的急救措施，严密监测生命体征、意识状态的变化。

（13）皮肤擦伤者按前述擦伤处理。

（14）皮下血肿可行局部冷敷。如出现皮肤破损，出血较多时先用无菌纱布压迫止血，再由医生酌情进行伤口清创缝合，遵医嘱注射破伤风抗毒素等。

（15）根据疼痛的部位协助患者采取舒适的体位，遵医嘱给予治疗或药物，并观察效果和副作用。

（16）做好患者及家属的安抚工作，消除其恐惧、紧张心理。

三、管道脱出

（一）发生原因

（1）搬运前、后管道没有妥善固定。

（2）烦躁患者四肢未加以约束。

（二）临床表现

管道脱出可导致出血、疼痛、引流液自置管处外溢、进入空气等，严重者可危及生命。

（三）预防及处理措施

（1）所有管道必须做好标记，妥善固定，严密观察各种导管是否固定妥当、通畅等。

（2）严格遵守操作规程，搬运前应认真检查导管接口处是否衔接牢固，做好导管保护，搬运时动作轻柔。

（3）若患者躁动，应用约束带适当加以约束。

（4）导管脱出后，一般处理措施如下。①立即通知医生，协助患者保持合适体位，安慰患者，消除紧张情绪。②脱管处伤口有出血、渗液或引流液时，对伤口予以消毒后用无菌敷料覆盖。③检查脱出的导管是否完整，如有管道断裂在体内，须进一步处理。④协助医生采取必要的紧急措施，必要时立即予以重新置管。⑤继续观察患者生命体征，并做好护理记录。

（5）根据脱落导管的类别采取相应的措施。①胸腔闭式引流管与引流瓶连接处脱落时，立即夹闭引流管并更换引流装置；引流管从胸腔滑脱，立即封闭伤口处皮肤，协助患者保持半坐卧位，伤口消毒处理后用凡士林纱布封闭，协助医生做进一步处理。②脑室引流管滑脱时，协助患者保持平卧位，避免大幅度活动，不可自行将滑脱的导管送回；脱管处伤口有引流液流出时，立即用无菌纱布覆盖，通知医生做相应处理，取引流管尖端送细菌培养。③如胃管不慎脱出，应及时检查患者有无窒息表现，是否腹胀；如病情需要，遵医嘱重新置管。④T 管脱落时，密切观察患者有无腹痛、腹胀、腹膜刺激征等情况，监测患者体温，告知患者暂禁食、禁水。⑤若导尿管脱落应观察患者有无尿道损伤征象，是否存在尿急、尿痛、血尿等现象；评估患者膀胱充盈度，是否能自行排尿。⑥气管导管脱落时，立即用止血钳撑开气管切开处，确保呼吸道通畅，给予紧急处理。⑦PICC 置管脱出时，评估穿刺部位是否有血肿及渗血，用无菌棉签压迫穿刺部位，直至完全止血；消毒穿刺点，用无菌敷贴覆盖；测量导管长度，观察导管有无损伤或断裂，如为体外部分断裂，可修复导管或拔管。如为体内部分断裂，立即报告医生并用止血带扎于上臂，制动患者，协助医生在 X 线透视下确定导管位置，介入手术取出导管。⑧发生导管接口处脱落时，应立即将导管反折，对导管接口处两端彻底消毒后，再进行连接，并做好妥善固定。

第二节　患者约束技术操作并发症的预防及处理规范

一、患者及家属焦虑、紧张、恐惧

（一）发生原因

患者及家属不理解使用约束带的必要性。

（二）临床表现

（1）患者极不配合，吵闹反抗，挣扎抗拒约束。

（2）家属表示不理解，责备工作人员，甚至自行松解约束带。

（三）预防及处理措施

（1）约束前向患者和家属做好知情同意及解释工作，告知患者及家属约束的目的是保护患者，取得患者及家属的配合。

（2）严格执行约束的相关制度，如严禁采用约束法惩罚患者；对于不合作及有危险行为的精神病患者要先予以警示，无效者再予以约束；实施约束时应态度和蔼。

（3）患者约束后要及时做好患者及家属的安抚工作，评估患者病情，及时松解约束带。

（4）必要时由医生协助解释工作或遵医嘱使用药物稳定患者情绪。

二、皮肤擦伤

（一）发生原因

（1）约束带过紧。

（2）约束时间过长。

（3）患者烦躁挣扎。

（二）临床表现

约束部位（尤其是手腕、脚踝、腋下等部位）皮肤出现刮擦、发红、破损。

（三）预防及处理措施

（1）约束前尽量做好患者的解释工作，争取患者的配合，避免其挣扎。

（2）在约束部位垫上一定厚度的软棉布。

（3）注意约束带的松紧度，尽量减少被约束肢体的活动度。

（4）根据患者病情，尽早松解约束带。

（5）定时松解约束带，评估约束部位皮肤，调整约束部位。

（6）发生皮肤擦伤，交代患者勿抓、挠。对于皮肤擦伤部位，用 0.5% 聚维酮碘溶液外涂，保持局部的清洁干燥。

（7）若发生溃烂及感染，则按换药处理。

三、关节脱位或骨折

（一）发生原因

对不配合、挣扎抗拒的患者强行约束，动作粗暴，用力过猛。

（二）临床表现

受伤关节或肢体疼痛、肿胀、活动障碍。

（三）预防及处理措施

（1）评估患者的合作程度，对情绪特别激动、反抗强烈者可暂缓约束，并邀请患者信赖的人给患者解释，尽量稳定患者情绪，争取患者的配合。

（2）掌握正确的约束方法，避免用力过猛。

（3）及时评估约束部位的关节及肢体活动。

（4）一旦发现异常，充分评估约束部位的关节及肢体活动，立即报告医生。

（5）交代患者及家属受伤部位制动。

（6）配合医生完成相关检查，请相关科室会诊处理。

四、牵扯性臂丛神经受损

（一）发生原因

（1）约束时患者挣扎牵拉。

（2）操作者动作粗暴，用力过猛。

（3）约束肢体未处于功能位。

（4）约束带过紧。

（5）约束时间过长。

（二）临床表现

根据受损的神经不同，如肌皮神经受损、肘正中神经受损、尺神经受损、桡神经受损、腋神经受损、胸长神经受损、胸背神经受损等，可出现各类神经受损症状。

（三）预防及处理措施

（1）约束前向患者告知，尽量争取患者配合，避免用力挣扎牵拉。

（2）掌握正确的约束方法，避免用力过猛，约束肢体处于功能位。

（3）评估患者病情，及时松解约束带，尽量避免长时间约束患者。

（4）需长时间约束者，定期松解、活动肢体。

（5）如发生牵扯性臂丛神经受损，可采取以下措施。①理疗，如电刺激疗法、红外线治疗、磁疗等。②功能锻炼，可配合针灸、按摩、推拿等。③应用神经营养药物，如维生素 B_1、维生素 B_6、维生素 B_{12} 或复合维生素 B 等。④及时观察患者病情变化，记录功能恢复情况。⑤不断评价治疗与护理的效果，为进一步治疗提供依据。

五、肢体血液回流障碍

（一）发生原因

（1）约束带过紧。

（2）约束肢体未处于功能位。

（3）约束时间过长。

（二）临床表现

约束部位以下皮肤发绀、肿胀、感觉麻木、疼痛，严重者发生坏死。

（三）预防及处理措施

（1）约束时用多层软棉布衬垫。

（2）约束后多巡视患者约束带的松紧情况，避免因患者过度挣扎导致约束带过紧。

（3）评估患者病情，及时松解约束带，尽量避免长时间约束患者。

（4）需长时间约束者，定期松解约束带，活动肢体。

（5）如发生肢体血液回流障碍，可采取以下措施。①立即松解约束带，活动肢体，以促进血液回流。②用 50% 硫酸镁溶液湿热敷肿胀部位。③局部按摩、理疗等。④发生局部组织坏死者请外科医生协助处理。⑤密切观察，记录病变部位皮肤情况。⑥不断评价治疗与护理的效果，为进一步治疗提供依据。

六、压力性损伤

（一）发生原因

（1）约束时间过长。

（2）患者长期处于一个功能位置。

（3）皮肤受潮湿、摩擦等物理因素的刺激。

（二）临床表现

受压部位皮肤有压痕、疼痛甚至破溃。

（三）预防及处理措施

（1）约束时用多层软棉布衬垫。

（2）评估患者病情，及时松解约束带，尽量避免长时间约束患者。

（3）需长时间约束者，定期松解约束带，活动肢体，变换约束体位与约束方法。

（4）保持皮肤及床单清洁干燥。

（5）皮肤未破损的受压部位喷涂赛肤润。

（6）皮肤破损者行换药处理。

七、疼痛

（一）发生原因

（1）约束带过紧。

（2）约束时间过长。

（3）患者长期处于一个功能位置。

（二）临床表现

患者自觉约束部位或制动肢体疼痛，甚至感觉全身疼痛，松解后不能自如活动。

（三）预防及处理措施

（1）做好解释安抚工作，使患者从心理上接受约束这一保护性的干预措施。

（2）避免长时间约束患者。

（3）避免约束带过紧。

（4）评估疼痛是否存在关节脱位或骨折等严重并发症。如有关节脱位或骨折，则暂停活动。

（5）松解约束带后，在工作人员保护下逐步活动肢体，以免产生剧烈疼痛。

第三节　轴线翻身技术操作并发症的
预防及处理规范

一、坠床

（一）发生原因

（1）翻身角度过大。

（2）无防坠床措施或预防措施落实不到位。

（二）临床表现

身体部分或者全部跌落至床下。

（三）预防及处理措施

（1）操作前告知患者，向患者说明轴线翻身的目的、可能出现的并发症及注意事项，取得患者的配合。

（2）拉起床栏。

（3）发生坠床，护士应立即到患者身旁，评估生命体征及病情，迅速通知医生。

（4）配合医生进行检查，正确搬运患者至床上，采取必要的急救措施。

（5）严密观察病情变化，及时向医生汇报。

（6）及时记录坠床的时间、原因、病情及处理措施和效果，认真做好交接班。

二、继发性脊髓神经损伤

（一）发生原因

（1）翻身时动作未协调好。

（2）操作者与患者配合不到位。

（3）翻身时躯干扭曲。

（二）临床表现

原有神经压迫症状加重或者出现呼吸肌麻痹，感觉和运动功能及大小便功能障碍。

（三）预防及处理措施

（1）患者有颈椎损伤时，翻身必须由3人操作，勿扭曲或者旋转患者的头部。固定头部的操作者，沿纵轴向下略加牵引，使头、颈随躯干一起缓慢移动。操作时喊口令，同时用力。

（2）操作前向患者做好解释工作，取得合作，翻身过程中及翻身后询问患者感受，如有不适须立即停止转动，通知医生。

（3）疑有继发性脊髓神经损伤时，立即评估患者的意识、生命体征，询问有无手足麻木、感觉和运动功能减退或者丧失等不适，并及时通知医生。

（4）配合医生进行检查，根据病情予以吸氧、心电监测，必要时采取急救措施。

（5）做好患者心理护理。

三、颈椎植骨块脱落

（一）发生原因

（1）翻身时间过早。

（2）翻身动作未协调好。

（3）翻身侧卧时枕与肩宽未保持同高。

（4）患者未做好颈部的制动，自主翻身，引起颈部用力不当或者扭曲致颈椎植骨块脱落。

（二）临床表现

（1）颈椎植骨块向前脱落可压迫食管、气管，患者表现为吞咽困难或进食有阻拦感，呼吸困难，甚至窒息；刺激血管，引起颈部血肿时，患者颈部有紧实感，心急气躁，呼吸费力，心率加快，口唇发绀。

（2）颈椎植骨块向后脱落压迫脊髓或神经，患者表现为原神经压迫症状加重，甚至出现瘫痪。

（三）预防及处理措施

（1）术后颈部制动，可将沙袋置于颈部两侧，并告知患者颈部制动的重要性，不得自主翻动。

（2）术后 24h 内尽量不翻身。翻身时头、颈、躯干保持在同一水平，侧卧时枕高应为肩的宽度，头颈位于中立位，不可过伸或过屈。

（3）术前备氧气，吸引装置，呼吸气囊，气管切开包放在床旁。

（4）发生颈椎植骨块脱落，立即通知医生。

（5）密切观察患者的生命体征，尤其是呼吸状况、吞咽情况、肢体的感觉及反射情况。

（6）配合医生，做好再次手术的准备。

（7）安抚患者情绪。

四、椎体关节突骨折

（一）发生原因

翻身角度过大。

（二）临床表现

局部肌肉痉挛，疼痛，活动受限，尤其是旋转活动严重受限。还可有神经根刺激症状，表现为相应部位的放射性疼痛或感觉异常。

（三）预防及处理措施

（1）翻身角度不超过 60°。

（2）翻身过程中患者突然诉不适时，须予以重视，不可强行翻身。

（3）立即缓慢减小翻身角度，置患者于舒适卧位。

（4）通知医生查看，必要时行 X 线检查。

五、管道脱落

（一）发生原因

翻身前后未及时检查并妥善安置和固定管道。

（二）临床表现

管道脱出至体外。

（三）预防及处理措施

（1）妥善固定各管道，保证各管道有足够长度。

（2）做好健康宣传工作，严防患者突然自行翻身。

（3）翻身时宜缓慢，将后路引流管置于患者背侧；前路引流管及导尿管置于患者腹侧。

（4）发生管道脱落时，应采取以下措施。①普通引流管脱落后，护士应立即检查管道断端的完整性，通知医生换药，必要时协助医生做好重新置管的准备。②胸腔闭式引流管脱落后，立即用凡士林纱布捂住引流口，用胶布牢固封闭，复查胸部X线，若结果报告正常，4～5 d后取出凡士林纱布即可；如果胸腔积血、积气等无好转甚至加重，即没有达到拔出引流管的指征，则先用凡士林纱布封堵引流口，再重新选择引流口邻近的肋间隙作胸腔闭式引流。③观察伤口渗血、渗液情况及患者的生命体征。④记录管道脱落的时间、原因及处理经过，做好交接班。

六、压力性损伤

（一）发生原因

（1）翻身间隔时间过长。

（2）翻身动作粗暴，引起皮肤擦伤。

（3）理化因素刺激。

（二）临床表现

不同时期的压力性损伤，临床表现各异（本书仅介绍三期，将压力性损伤尽量控制在前二期以内）。

（1）淤血红润期：局部皮肤受压，出现暂时血液循环障碍，表现为红、肿、热、麻木或触痛。

（2）炎性浸润期：红肿部位继续受压，受压部位因淤血而呈现紫红色，有皮下硬结和（或）有水疱形成。水疱破溃后，可见潮湿红润的创面，患者有疼痛感。

（3）溃疡期：静脉血回流严重受阻，局部淤血导致血栓形成，组织缺血、缺氧。轻者表皮水疱破溃后出现真皮层组织感染，浅层组织坏死，溃疡形成；重者组织坏死发黑，脓性分泌物增多，有臭味，可向深部扩散，甚至达到骨骼，更严重者还可出现脓毒血症。

（三）预防及处理措施

（1）进行压力性损伤的危险性评估，密切观察皮肤变化，对于压力性损伤的高危患者，适当缩短翻身间隔时间。

（2）可使用气垫床，骨突处喷涂赛肤润、贴减压贴等预防压力性损伤的发生。

（3）翻身时应避免拖、拉、推等动作，防止皮肤擦伤。

（4）大小便失禁、呕吐及出汗多的患者，应及时擦洗干净，做好皮肤护理，更换衣、裤，保持床褥柔软、干燥、平整、无褶皱。

（5）发生压力性损伤时，应采取以下措施。①每1～2 h翻身1次，班班交接。②做好饮食护理，保证每天摄入足量蛋白质（大于100g/d），改善局部血液循环以促进创面愈合。

③淤血红润期压力性损伤可局部喷涂赛肤润后贴减压贴；炎性浸润期压力性损伤可先用络合碘消毒，待干后用减压贴盖住创面，以保护创面，渗液多时及时更换。④对于溃疡期压力性损伤，可行冲洗治疗。先用 3% 过氧化氢涡流式冲洗，再用生理盐水冲洗，以免残留的过氧化氢对皮肤造成刺激。⑤配合采用理疗，如红外线、激光疗法，照射时应防止烫伤。

第四节　翻身床使用技术操作并发症的预防及处理规范

一、坠床

（一）发生原因

（1）翻身床性能发生故障。

（2）未使用保护器具。

（二）临床表现

患者部分或整个身体坠落于地面。

（三）预防及处理措施

（1）向患者进行操作前告知，消除其紧张心理，取得患者的配合，检查翻身床所有部件有无损坏。

（2）当患者出现躁动不安等精神症状时，应立即用翻身床的扶手板支架保护患者的上身，并用翻身带约束患者的肢体以防坠床。

（3）翻身前，选择弹性良好的海绵垫及烧伤垫填满翻身床内空隙，在翻身前用翻身带绑紧翻身床，固定好患者。

（4）发生坠床：①通知医生，评估患者生命体征是否平稳，有无骨折、管道脱落、伤口污染等；②安抚患者，保持镇定，勿慌乱，配合治疗及护理；③立即组织 2～3 名医务人员保护患者，将其翻身后妥善固定于翻身床并调整好患者体位。

二、管道滑脱

（一）发生原因

翻身前、翻身中、翻身后未及时检查并妥善安置管道。

（二）临床表现

（1）血液自置管部位流出。

（2）液体滴落于地面或翻身床上。

（3）引流液自置管部位流出。

（三）预防及处理措施

（1）翻身前，妥善固定引流管，并留足够长度，以防翻身时脱落。

（2）翻身时，将输液管延长放置到翻身方向的对侧。

（3）翻身完毕，应检查输液管及引流管有无脱出或阻塞，再次妥善固定。

（4）消毒置管部位，更换输液器，重新连接输液管道。

（5）必要时通知医生重置引流管。

三、呼吸困难

（一）发生原因

（1）翻身前未仔细评估患者病情，未清理呼吸道。

（2）头面部烧伤患者呼吸道因黏膜水肿存在不同程度的梗阻，俯卧位加重喉头水肿，甚至发生窒息。

（3）气管套管脱出。

（二）临床表现

患者出现躁动、呼吸急促、发绀、面部涨红、呼吸增快（＞ 25 次 /min）、血氧饱和度持续下降（≤ 90%）、心率增快（≥ 120 次 /min）。

（三）预防及处理措施

（1）面颈部水肿严重者，翻身须有医生在场，护士在床旁严密观察呼吸情况。

（2）翻身时，气管切开患者固定好内套管，床边常规配置套管及无菌血管钳。翻身前调整好患者的体位，暴露气管切口。

（3）气管套管的系带需根据水肿消退情况及时调整。

（4）翻身前为患者清理呼吸道。

（5）患者出现呼吸困难：①立即检查气管切口，去除堵塞物，并通知医生，使患者翻身仰卧；②即刻滴药，吸痰，若痰液黏稠可行雾化吸入；③加大氧流量至 4～6L/min，必要时予以面罩吸氧；④若套管脱出，配合医生更换气管套管。

第二章
患者清洁护理技术操作并发症的预防及处理规范

第一节　卧床患者更换床单技术操作并发症的预防及处理规范

一、患者受凉、隐私部位被暴露

（一）发生原因

（1）未调节室温，关闭门窗。

（2）操作时，未注意遮盖患者。

（二）临床表现

患者受凉可能出现肢体发凉、打喷嚏、鼻塞、流涕、寒战等，随后出现上呼吸道感染等表现。患者隐私部位被暴露，往往影响患者情绪，出现不配合操作或情绪低落、忧郁。

（三）预防及处理措施

（1）操作前做好告知工作，以取得患者的配合。

（2）更换床单前，将室温调至 25～32℃，拉好窗帘及床隔帘，关好房门；操作时，注意随时遮盖患者。

（3）患者受凉，注意保暖，加盖被服，病情允许时鼓励患者多饮温开水。

（4）出现感冒症状，遵医嘱对症处理。发热患者可用温水擦浴或遵医嘱予以冰敷及其他药物治疗。

（5）给予患者心理安慰，缓解情绪，减轻忧郁。

二、管道牵拉、扭曲、脱出

（一）发生原因

（1）烦躁患者四肢未加以约束。

（2）翻身前后未及时检查并妥善放置管道。

（3）翻身时动作过猛。

（二）临床表现

管道牵拉患者出现疼痛、置管局部出血等；管道折叠扭曲出现引流不畅。

（三）预防及处理措施

（1）操作前告知患者操作配合的要点及注意事项，取得患者配合，烦躁患者给予适当约束。

（2）操作前，检查、妥善固定和保护各管道。

（3）动作熟练轻柔，随时注意保护各管道。

（4）翻身后仔细检查管道情况。若管道引流不畅，检查是否折叠或压迫，及时松解、拉直、妥善安置管道，保持引流通畅。

三、坠床

（一）发生原因

（1）患者移动体位失控。

（2）未使用保护器具。

（3）未固定床脚轮刹。

（4）翻身时动作过猛。

（二）临床表现

更换床单的过程中，患者从床上坠落。

（三）预防及处理措施

（1）操作前告知患者配合操作的要点，切勿自主移动。

（2）操作前固定移动床的刹车，根据患者情况使用相应的保护工具，如床栏、约束带等。

（3）翻身时动作轻柔，随时注意患者体位移动，防止坠床。单人操作时，不得将两侧床栏同时放下，操作者应站于放下床栏侧操作，以便时刻防护患者坠床。

（4）如发生坠床，初步评估患者摔伤情况，同时通知医生检查患者坠床时的着力点，迅速查看全身情况和局部受伤情况，初步判断有无危及生命的症状，有无骨折或肌肉、韧带损伤等，根据医嘱做进一步的处理。

（5）医护人员要镇静，给患者及家属安全感，处理及时迅速，并注意保暖及保护隐私。

（6）予以安抚，减轻患者的恐惧心理。

四、皮肤刮擦、破损

（一）发生原因

（1）翻身时拖、拉，没将患者抬起。

（2）患者移动体位意外被床单及周围锐器刮擦。

（二）临床表现

患者与床单接触的部位出现皮肤刮痕、发红、破损、发绀等。

（三）预防及处理措施

（1）操作前告知患者配合操作的要点，切勿自主移动，避免受伤。

（2）操作者移动患者动作轻柔，避免拖、拉。

（3）更换床单前将可能造成损伤的物品先搬离床边。

（4）皮肤刮擦或破损处用络合碘消毒，保持创面清洁、干燥，一般无须其他特殊处理。

五、敷料脱落

（一）发生原因

（1）操作前未充分评估患者。

（2）翻身时幅度过大。

（3）操作后未仔细检查。

（二）临床表现

伤口暴露。

（三）预防及处理措施

（1）操作前充分评估患者，对病情及伤口进行评估。

（2）翻身动作轻柔。

（3）操作后观察伤口情况及患者的反应。

（4）伤口暴露后消毒伤口，更换敷料。

（5）安抚患者，心理疏导。

（6）继续观察局部伤口情况。

第二节　卧床患者床上拭浴技术操作并发症的预防及处理规范

一、污染伤口

（一）发生原因

拭浴时毛巾太湿。

（二）临床表现

拭浴用水浸湿伤口，出现伤口浸渍，边缘发白、出血等。

（三）预防及处理措施

（1）拭浴时毛巾不能太湿，注意不要将水浸到伤口周围。

（2）出现伤口污染，去除旧敷料，如有坏死组织则彻底清创，用络合碘消毒创面及周围皮肤，注意无菌操作。

（3）消毒待干后（如需用药的伤口则正常用药），用无菌敷料覆盖伤口，防水敷料可作为二级敷料固定一级敷料。

（4）如伤口有出血则加压包扎，出血量较大者遵医嘱用止血药。

二、病情变化

（一）发生原因

（1）患者身体极度虚弱，不能拭浴。

（2）拭浴时翻动患者，使患者呈现不适的体位。

（二）临床表现

患者出现病情变化，或原有症状显著加重，如呼吸困难、口唇发绀、四肢湿冷、意识改变、血压下降。

（三）预防及处理措施

（1）操作前评估患者是否适宜拭浴，以免加重病情。

（2）拭浴时动作轻柔，避免过多翻动患者。

（3）拭浴时，严密观察病情变化，一旦发现患者病情变化，停止拭浴，立即报告医生。

（4）协助患者取平卧位，保持安静、保暖，给予氧气吸入，遵医嘱进行心电监护，配合医生就地抢救。

（5）立即建立静脉输液通路，根据医嘱做进一步药物治疗及处理，密切观察生命体征（如体温、脉搏、呼吸、血压、意识、皮肤颜色、尿量）的变化，为医生的诊断及治疗提供依据。

三、患者受凉、隐私部位被暴露

同第二章第一节相关内容。

四、管道牵拉、扭曲、脱出

同第二章第一节相关内容。

第三节　卧床患者洗头技术操作并发症的预防及处理规范

一、水流入耳、眼

（一）发生原因

（1）患者不知床上洗头的配合要点及注意事项。

（2）洗头的毛巾太湿，操作动作不细致。

（二）临床表现

床上洗头时，如水流入耳、眼，患者可能出现眼睛刺痛或痒、睁不开眼睛、耳鸣、耳道感染、头痛等。

（三）预防及处理措施

（1）操作前告知患者床上洗头的配合要点及注意事项。

（2）洗头时，嘱患者闭上双眼或用纱布覆盖双眼，用棉球塞住双侧外耳道口或戴上耳罩。

（3）难以避免洗头水入耳、眼时，可采用乙醇洗头法。

（4）如洗发液误入眼睛，立即用大量清水冲洗。若眼睛发红或刺痛，遵医嘱用药预防感染。

（5）若洗头水进入耳，将进水侧耳郭朝下，同时用手拉扯耳郭，让水流出，或将棉球、棉签轻轻放入外耳道把水吸出，还可以使用滴耳油缓解；或将进水侧耳郭朝下，用同侧手掌紧压耳郭上，嘱患者屏住呼吸，数秒钟后迅速松开手掌，连续几次后水便会被吸出。

（6）如患者出现耳鸣、耳痛、头痛等不适感，告知医生查看患者，遵医嘱用药。

（7）心理护理，消除患者紧张情绪。

二、受凉

（一）发生原因

（1）洗头水温过低。

（2）室温过低。

（3）头发洗完后未及时吹干。

（4）未关闭门窗。

（5）保暖措施不到位。

（二）临床表现

流涕、咳嗽、头晕等感冒症状。

（三）预防及处理措施

（1）洗头水温度调节为 43～45℃。

（2）关好门窗。

（3）调节室温至 25～32℃。

（4）洗完头发后及时吹干。

（5）及时有效地保暖。

三、烫伤

（一）发生原因

（1）水温过高。

（2）患者感觉障碍。

（二）临床表现

皮肤发红、水疱、疼痛等。

（三）预防及处理措施

（1）洗头前评估患者的感觉功能。

（2）洗头水温度调节至 43～45℃。

（3）局部冷敷。

（4）皮肤发红处用烫伤膏涂抹。

（5）如有水疱，局部用无菌空针抽吸水疱并加压包扎。

（6）观察局部伤口情况，遵医嘱对症处理。

第四节　口腔护理操作并发症的预防及处理规范

一、窒息

（一）发生原因

（1）因粗心大意，棉球遗留在口腔，导致窒息。

（2）有义齿的患者，操作前未将义齿取出，操作时义齿脱落，严重者造成窒息。

（3）为兴奋、躁动、行为紊乱患者进行口腔护理时，因患者不配合操作，造成擦洗的棉球松脱，掉入气管或支气管，导致窒息。

（二）临床表现

窒息患者起病急，轻者呼吸困难、缺氧、面色发绀，重者出现面色苍白、四肢厥冷、大小便失禁、鼻出血、抽搐、昏迷，甚至呼吸、心跳停止。

（三）预防及处理措施

（1）操作前清点棉球的数量，每次擦洗时只能夹一个棉球，以免遗漏棉球在口腔，操作结束后，再次核对棉球的数量，认真检查口腔内有无遗留物。

（2）对于清醒患者，操作前询问其有无义齿；昏迷患者，操作前仔细检查牙齿有无松脱、义齿是否活动等。如为活动义齿，操作前取下，存放于有标记的冷水杯中。

（3）对于兴奋、躁动、行为紊乱的患者尽量在其较安静的状态下进行口腔护理，操作时最好取坐位；昏迷、吞咽功能障碍的患者，应采取侧卧位，棉球不宜过湿，以防误吸。夹取棉球最好使用弯止血钳，不易松脱。

（4）如患者出现窒息，应及时处理。迅速、有效地清除吸入的异物，及时解除呼吸道梗阻。采用以下方法。①抠：用中、示指或血管钳直接抠出异物。②转：将患者倒转180°，面朝下，用手拍击背部。③压：患者仰卧，用拳头向上推压其腹部。④吸：利用负压吸引器吸出阻塞的痰液和口腔分泌物。

（5）如果异物已进入气管，患者出现呛咳或呼吸受阻，先用粗针头在环状软骨下 1～2cm 处刺入气管，以争取时间行气管插管，在纤维支气管镜下取出异物，必要时行气管切开术解除呼吸困难。

二、恶心、呕吐

（一）发生原因

（1）擦洗硬腭、舌面、舌下时动作欠轻柔、准确。

（2）擦洗时棉球触及咽部。

（二）临床表现

恶心为上腹不适、紧迫欲吐的感觉，常伴皮肤苍白、流涎、出汗、血压降低及心动过缓等；呕吐物一般为胃内容物，严重呕吐时呕吐物可为胆汁或部分肠内容物。

（三）预防及处理措施

（1）擦洗时动作要轻柔、准确。

（2）擦舌部和硬腭时不要触及咽喉部。

（3）出现恶心时暂停操作，嘱患者放松。

三、误吸和吸入性肺炎

（一）发生原因

（1）为意识障碍的患者进行口腔护理时，口腔护理液或口腔分泌物误入气道。

（2）操作时刺激到患者咽部，呛咳而致护理液误入气道。

（二）临床表现

（1）误吸时表现为呛咳。

（2）吸入性肺炎主要表现为发热、咳嗽、咳痰、呼吸困难、胸痛等。

（三）预防及处理措施

（1）为昏迷、吞咽功能障碍的患者操作时，采取仰卧位，头偏向一侧，或取侧卧位，防止漱口水流入呼吸道。

（2）棉球不宜过湿，以防引起误吸，夹取棉球时最好使用弯血管钳，昏迷患者不可漱口。

（3）已经出现肺炎的患者，遵医嘱选择合适的抗生素进行抗感染治疗。咳嗽、高热、呼吸困难的患者给予物理降温、镇咳祛痰及氧气吸入等对症治疗。

四、口腔黏膜及牙龈损伤、出血

（一）发生原因

（1）擦洗时动作粗鲁，牙关紧闭或不配合的患者使用暴力助其张口。

（2）应用开口器或压舌板时未用纱布包裹前端。

（3）漱口液温度过高，造成口腔黏膜烫伤。

（二）临床表现

（1）口腔黏膜完整性受损，出现充血、水肿、溃疡，坏死组织脱落。

（2）口腔黏膜疼痛，影响饮水和进食。

（3）有血液系统疾病的患者牙龈出血持续不止。

（三）预防及处理措施

（1）擦洗时动作轻柔，尤其是凝血功能异常、口腔手术或放疗的患者，不要使血管钳或棉签的尖端直接接触患者的口腔黏膜，采用冲洗法进行口腔护理。

（2）医护人员正确使用开口器，应从臼齿处放入，并包裹纱布，牙关紧闭者不可使用暴力使其张口。

（3）选择温度、浓度适宜的漱口水，使用过程中加强观察口腔黏膜的变化。

（4）发生口腔黏膜损伤者，用1%过氧化氢或复方氯己定溶液漱口。

（5）如有口腔黏膜溃疡，溃疡面用西瓜霜或锡类散等局部喷药，必要时用2%利多卡因喷雾止痛或用少许碘酚涂于溃疡面。

（6）出现口腔和牙龈严重出血的患者，采用吸收性明胶海绵局部填塞止血。必要时进行全身止血治疗，同时积极治疗原发病。

五、口腔感染

（一）发生原因

（1）操作过程中损伤口腔黏膜或牙龈。

（2）口腔护理操作不彻底，特别是颊黏膜皱褶处和牙外伤后行牙弓夹板固定的患者不易清洁干净。

（3）口腔护理用物被污染、治疗操作未严格执行无菌操作也是口腔感染的因素。

（二）临床表现

（1）疼痛、口腔黏膜糜烂、进食困难等。

（2）严重时口腔黏膜充血肿胀、舌肌运动障碍、进食严重受限。

（三）预防及处理措施

（1）去除引起口腔黏膜损伤、口腔及牙龈出血的原因，操作中严格执行无菌操作。

（2）仔细擦洗，不遗留食物残渣于牙缝内，根据需要反复多次擦洗。

（3）观察口唇、口腔黏膜、舌、牙龈等有无充血、水肿、出血、糜烂，必要时用漱口水清洗口腔内容易积存污物处。

（4）易感患者特别监护。如老年人唾液腺分泌减少，唾液黏稠，有利于细菌生长繁殖；禁食、鼻饲和长期卧床的患者，口腔擦洗不彻底很容易发生口腔感染；牙齿松动、牙周炎的患者，口腔护理易碰伤致口腔感染。

（5）加强营养，增强机体抵抗力，鼓励患者经口进食和饮水。

（6）针对病情选择适宜的漱口水进行漱口。

（7）必要时选用广谱抗生素治疗口腔感染。

第五节　伤口换药操作并发症的预防及处理规范

一、交叉感染

（一）发生原因

（1）环境污染。由于换药室内人员流动频繁，病种复杂，大量的各种致病微生物附着于微细的尘埃飞沫中，可使接受换药的患者受到污染，同时室内污物桶消毒不彻底、清扫卫生用具不洁也可导致环境污染。

（2）医源性污染。以医护人员的衣帽口罩、双手不洁而引起的最多。医护人员接触创面、伤口、感染性分泌物，若无菌观念不强，未严格按照无菌原则操作，可使无菌伤口发生感染。

（3）医疗器械消毒不彻底。

（4）自身感染。

（二）临床表现

局部出现红、肿、热、痛和功能障碍等，可有发热、血象改变及头痛、精神不振、乏力、食欲缺乏等一系列全身不适症状，严重感染可出现代谢紊乱、营养不良、贫血，甚至发生感染性休克。

（三）预防及处理措施

（1）强化无菌观念：换药者应严格遵守各项规章制度和无菌技术操作原则，医护人员着装要整洁，在操作前后注意洗手，以减少患者交叉感染的机会。

（2）保持换药室环境的清洁，每天用紫外线灯消毒 1 ~ 2 次，每次 30 ~ 40min。

（3）保持换药室内空气清洁，光线充足，温度适宜，换药时禁止家属探视。

（4）严格区分无菌区和非无菌区，无菌物品与非无菌物品分类放置，摆放合理。无菌物品要注明灭菌日期或有效期，定期检查消毒日期。

（5）严格掌握换药原则：先换无菌伤口，后换感染伤口；先换缝合伤口，后换开放伤口；先换轻伤口，后换重伤口，特殊伤口最后换。

（6）每天定期进行空气、工作人员双手等细菌学检测，发现异常，及时寻找原因并整改。

（7）伤口有感染时，应以无菌生理盐水或其他消毒溶液冲洗伤口，必要时将缝线拆除一部分以引流脓液，或插入引流管引流脓液。观察引流液的颜色、性状、量、黏稠度、有无异味等，并根据伤口分泌物的培养结果，给予有效的抗生素的治疗。

二、伤口延期愈合

（一）发生原因

（1）换药过勤或不正规的换药操作损伤肉芽组织，引起肉芽水肿，不健康的肉芽组织高于皮肤，造成伤口愈合困难。

（2）清创不彻底，异物存留。①医务人员对伤情不重视，未详细了解和分析病史，忽视伤口内有异物存在的可能。②坏死组织或异物残留于伤口内，尤其是细小异物或透明的异物，如木屑、碎玻璃等。③手术后伤口感染，深部缝合线或引流物成了异物。

（3）引流不畅。①脓肿切口位置不当，脓液难以排尽。②引流口过小或经多次换药后伤口周围皮肤生长较快，瘢痕收缩致伤口狭窄，腔内脓液不能排出。③伤口缝合后留有无效腔，积液不能排出。

（4）过敏反应。常为用药不合理、浓度过高、对伤口刺激性太大或用药时间长，引起组织过敏，导致伤口难以愈合。

（5）结核感染。如误将结核性寒性脓肿或淋巴结结核切开，伤口可长期不愈。

（6）营养补充不足。糖类、蛋白质为伤口愈合所必需的物质，患者术前有营养摄取和代谢方面的问题（如糖尿病、溃疡性结肠炎等）而导致术后营养不足，影响伤口愈合。

（二）临床表现

伤口愈合时间延长，创面苍白水肿，色暗，肉芽萎缩或生长过盛。深部伤口分泌物排出不畅、线头反应、伤口内肉芽组织增生可形成窦道或瘘。用药不合理所致的过敏反应，表现为伤口渗出增多，皮肤湿疹、疼痛。

（三）预防及处理措施

（1）提高对伤口处理工作重要性的认识，正确的诊断和处理是缩短疗程、减少患者痛苦、改善预后的关键。

（2）对各类伤口要详细了解病史，认真检查，外伤伤口应严格执行清创原则。

（3）积极治疗原发病。

（4）换药时间依伤口情况和分泌物多少而定：脓液较多的伤口，每天换药至少1次，保持表层敷料不被分泌物渗透；分泌物不多、肉芽生长较好的伤口，可2~3d换药1次；清洁伤口一般在缝合后第3天换药1次，至伤口愈合或拆线。

（5）对窦道或瘘形成的伤口应根据手术种类、排出物的性质和实验室检查、超声波及造影结果进一步明确诊断，确定治疗方案。

（6）用药不合理导致的过敏反应所致的伤口愈合不良，处理方法是停止用药，用生理盐水清洗湿敷，重者可用高渗盐水和氢化可的松湿敷。

（7）结核性寒性脓肿或淋巴结结核切开所致伤口长期不愈的患者，确诊后在换药的同时应行抗结核治疗，并防止伤口混合感染。

（8）脓肿引流不畅所致伤口长期不愈的患者，其引流口应处于最低位，切口要足够大，切忌瓶颈式引流，必要时行对口引流；有分隔的深部脓肿应彻底分离脓腔间隔，选择合适的引流方式。

第三章

给药技术操作并发症的预防及处理规范

第一节 皮内注射法操作并发症的预防及处理规范

一、疼痛

（一）发生原因

（1）注射前患者精神高度紧张、恐惧。

（2）传统进针法，进针与皮纹垂直，皮内张力高、阻力大，推注药物时使皮纹发生机械断裂而产生撕裂样疼痛。

（3）配制的药物浓度过高，药物推注速度过快或推注药物速度不均匀，使皮肤游离神经末梢（感受器）受到药物刺激，引起局部定位特征的痛觉。

（4）注射针头过粗、欠锐利或有倒钩，或操作者操作手法欠熟练。

（5）注射时消毒剂随针头进入皮内，消毒剂刺激引起疼痛。

（二）临床表现

注射部位疼痛感尖锐，推注药物时加重。有时伴全身疼痛反应，如肌肉收缩、呼吸加快、出汗、血压下降，重者出现晕针、虚脱。疼痛程度在完成注射后逐渐减轻。

（三）预防及处理措施

（1）注重心理护理，向患者说明注射的目的，取得患者配合。

（2）原则上选用无菌生理盐水作为溶媒对药物进行溶解。正确配制药液，避免药液浓度过高对机体的刺激。

（3）改进皮内注射方法。①在皮内注射部位的上方，嘱患者用一手环形握住另一前臂，离针刺的上方约2cm处用拇指加力按压（儿童患者让其家属按上述方法配合），同时按皮内注射法持针刺入皮内，待药液注入，直至局部有直径约0.5cm的皮丘形成，拔出针头后，方将按压之手松开，能有效减轻皮内注射疼痛的发生。②针尖与皮肤成10°~30°进针，待刺入针尖斜面的1/3~1/2时，平行进针，直至针尖斜面全部进入，注入药液，能有效减轻注射时的疼痛。③采用针尖斜面向下的进针方式，针尖与皮肤成45°刺入皮内，待针刺斜面完全进入皮内后，注入药液，疼痛反应轻。④采用横刺进针法（注射方向与前臂垂直）亦能减轻疼痛。

（4）可选用神经末梢分布较少的部位进行注射。如选取前臂掌侧中段做皮试，不仅疼痛轻微，更具有敏感性。

（5）熟练掌握注射技术，准确注入药量（通常是0.1mL）。

（6）选用口径较小、锋利无倒钩的针头进行注射。

（7）注射在皮肤消毒剂干燥后进行。

（8）疼痛剧烈者，予以止痛剂对症处理；发生晕针或虚脱者，按晕针或虚脱处理。

二、局部组织反应

（一）发生原因

（1）药物本身对机体的刺激，导致局部组织发生炎症反应。

（2）药液浓度过高、推注药量过多。

（3）违反无菌操作原则，使用已污染的注射器、针头。

（4）皮内注射后，患者搔抓或揉按局部皮丘。

（5）机体对药物敏感性高，局部发生变态反应。

（二）临床表现

注射部位有红肿、疼痛、瘙痒、水疱、溃烂、破损及色素沉着。

（三）预防及处理措施

（1）避免使用对组织刺激性较强的药物。

（2）正确配制药液，推注药液剂量准确。

（3）严格执行无菌操作，疑有污染，立即更换注射用物。

（4）让患者了解皮内注射的目的，嘱患者不可随意搔抓或揉按局部皮丘，如有异常不适及时告知医护人员。

（5）详细询问药物过敏史，避免使用可引发机体过敏反应的药物。

（6）对已发生局部组织反应者，进行对症处理，预防感染。

（7）出现局部皮肤瘙痒者，告诫患者勿抓、挠，用0.5%碘附溶液外涂；局部皮肤有水疱者，先用0.5%碘附溶液消毒，再用无菌注射器将水疱内液体抽出；注射部位出现溃烂、破损时，应进行外科换药处理。

三、注射失败

（一）发生原因

（1）患者烦躁不安、不合作，多见于婴幼儿、精神异常及无法正常沟通的患者。

（2）注射部位无法充分暴露。

（3）操作欠熟练，如进针角度过深或过浅，导致注射针头不在注射部位的表皮与真皮之间或针头斜面未完全进入皮内；针头与注射器乳头连接欠紧密导致推药时药液外漏；进针用力过猛，针头贯穿皮肤。

（4）注射药物剂量欠准确，如推注药液量过多或不足。

（二）临床表现

无皮丘或皮丘过大、过小，药液外漏，针口有出血现象，或皮肤上有两个针口。

（三）预防及处理措施

（1）认真做好解释工作，尽量取得患者配合。

（2）对不合作者，肢体要充分约束和固定。

（3）充分暴露注射部位。穿衣过多或袖体狭窄者，可在注射前协助患者将选择注射的一侧上肢衣袖脱出；婴幼儿可选用前额皮肤进行皮内注射。

（4）改进皮内注射方法。采用左手拇指与进针方向相反绷紧皮肤，右手持注射器，使针头斜面与皮肤成5°，在左手拇指绷紧皮肤下方1～1.5cm处，针尖向上挑开表皮，然后刺入皮内，待针头斜面进入皮内后，放平注射器，左手拇指固定针栓并轻按，注入药液，可有效减少推针时漏液与拔针后针眼出血情况。

（5）提高注射操作技能，掌握注射的角度与力度。

（6）对无皮丘或皮丘过小等注射失败者，可重新选择部位进行注射。

四、虚脱

（一）发生原因

（1）主要由心理、生理、药物、物理等因素引起。心理方面，患者多数无注射史，对肌内注射存在害怕心理，精神高度紧张，注射时肌肉强烈收缩，不能放松，使注射时的疼痛加剧。此外，患者对护士的不了解和不信任，导致心情更加紧张。生理方面，由于患者身体虚弱，对于各种外来刺激敏感性增强，当注射刺激性较强的药物时可出现头晕、眼花、恶心、出冷汗，摔倒等虚脱现象。

（2）护理人员操作粗暴、注射速度过快、注射部位选择不当，如注射在硬结、瘢痕等处引起患者疼痛剧烈而发生虚脱。

（二）临床表现

头晕、面色苍白、心悸、出汗、乏力、眼花、耳鸣、心率加快、脉搏细弱、血压下降，严重者意识丧失。多见于体质衰弱、饥饿和情绪高度紧张的患者。

（三）预防及处理措施

（1）注射前应向患者做好解释工作，并且态度热情、有耐心，使患者消除紧张心理，从而配合治疗；询问患者饮食情况，避免在饥饿状态下进行治疗。

（2）选择合适的注射部位，避免在硬结、瘢痕等部位注射，并且根据注射药物的浓度、剂量，选择合适的注射器，做到"二快一慢"，即进针、拔针快，推药速度缓慢并均匀。

（3）对以往有晕针史及体质衰弱、饥饿、情绪紧张的患者，注射时宜采用卧位。

（4）注射过程中随时观察患者情况。如有不适，及时停止注射，立即做出正确判断，区分是药物过敏还是虚脱。如患者发生虚脱现象，护理人员首先要镇静，给患者及家属以安全感。患者取平卧位，保暖，针刺人中、合谷等穴位，患者清醒后给予口服糖水等，数分钟后即可恢复正常。少数患者需给氧或呼吸新鲜空气，必要时静脉注射5%葡萄糖等措施，症状可逐渐缓解。

五、过敏性休克

（一）发生原因

（1）注射前未询问患者的用药史、药物过敏史及是否为高敏体质。

（2）患者对注射的药物发生速发性过敏反应。

（二）临床表现

（1）由于喉头水肿、支气管痉挛、肺水肿而引起胸闷、气促、哮喘与呼吸困难。

（2）因周围血管舒张而导致面色苍白、出冷汗、口唇发绀、脉搏细弱、血压下降。

（3）严重者可表现为脑组织缺氧，导致意识丧失、抽搐、大小便失禁等。

（4）其他过敏反应表现有荨麻疹、恶心、呕吐、腹痛及腹泻等。

（三）预防及处理措施

（1）皮内注射前必须仔细询问患者有无药物过敏史，尤其是青霉素、链霉素等易引起过敏的药物，如有过敏史者则停止皮试。有其他药物过敏史或变态反应疾病史者应慎用。

（2）皮试观察期间，嘱患者不可随意离开。注意观察患者有无异常或不适反应，正确判断皮试结果，阴性者可使用该药，若为阳性结果则不可使用（破伤风抗毒素除外，可采用脱敏注射）。

（3）注射盘内备有0.1%盐酸肾上腺素、尼可沙米、洛贝林注射液等急救药品，另备氧气、吸痰器等。

（4）一旦发生过敏性休克，立即组织抢救。①立即停药，使患者平卧。②立即皮下注射0.1%肾上腺素1mL，小儿剂量酌减。症状如不缓解，可每隔30min皮下或静脉注射肾上腺素0.5mL，直至脱离危险期。③给予氧气吸入，改善缺氧症状。呼吸受抑制时，立即进行口对口人工呼吸，并肌内注射尼可刹米、洛贝林等呼吸兴奋剂。有条件者可插入气管导管，借助人工呼吸机辅助或控制呼吸。喉头水肿引起窒息时，应尽快施行气管切开。④根据医嘱静脉注射地塞米松5~10mg，或应用抗组胺类药物，如肌内注射盐酸异丙嗪25~50mg或苯海拉明40mg。⑤静脉滴注10%葡萄糖溶液或平衡溶液扩充血容量。如血压仍不回升，可按医嘱加入多巴胺或去甲肾上腺素静脉滴注。如为链霉素引起的过敏性休克，可同时应用钙剂，以 10% 葡萄糖酸钙或稀释 1 倍的 5% 氯化钙溶液静脉注射，使链霉素与钙离子结合，从而减轻或消除链霉素的毒性症状。⑥若心搏骤停，则立即进行复苏抢救。如施行胸外心脏按压、气管内插管、人工呼吸等。⑦密切观察病情，记录患者呼吸、脉搏、血压、意识和尿量等变化；不断评价治疗与护理的效果，为进一步处置提供依据。

六、疾病传播

（一）发生原因

（1）未严格执行无菌技术操作原则。

（2）使用疫苗，尤其是活疫苗，未严格执行有关操作规程。

（3）用剩的疫苗、注射器、针头等未按规定处理。

（二）临床表现

传播不同的疾病出现相应的症状。如细菌污染反应，患者出现畏寒、发热等症状；乙型肝炎，患者出现厌油、上腹饱胀不适、精神不振、乏力等症状。

（三）预防及处理措施

（1）严格执行一人一针一管，不可共用注射器、注射液和针头。操作过程中，严格遵循无菌技术操作原则及消毒隔离要求。

（2）使用活疫苗时，防止污染环境。用过的注射器、针头及用剩的疫苗要及时焚烧。

（3）操作者为一位患者完成注射后，须做手消毒后方可为下一位患者进行注射治疗。

（4）对已出现疾病传播者，报告医生，对症治疗。如有感染者，及时抽血化验检查并及时隔离治疗。

第二节　皮下注射法操作并发症的预防及处理规范

一、出血

（一）发生原因

（1）患者自身状况，如血小板低、长期服用阿司匹林片肠溶片等。

（2）针头刺破血管。

（3）穿刺部位剧烈活动。

（4）按压时间过短，按压部位欠准确。

（二）临床表现

拔针后少量血液自穿刺点流出。对于迟发性出血者可形成皮下血肿，注射部位肿胀、疼痛，局部皮肤淤血。

（三）预防及处理措施

（1）操作前评估患者凝血功能和血小板计数。

（2）正确选择注射部位，避免刺伤血管。

（3）注射结束后准确按压注射部位 5min，勿按揉。

（4）进针后先抽回血，如抽到回血表明针头刺入血管，则立即拔针，按压注射部位，适当延长按压时间，更换部位重新注射。

（5）拔针后穿刺点少量出血者，再次延长按压时间。

（6）皮下血肿者，根据血肿的大小采取相应的处理措施：皮下血肿小者，早期采用冷敷促进血液凝固，48h 后改用热敷促进淤血吸收和消散；血肿较大者，早期可进行消毒后用无菌注射器穿刺抽出血液，再加压包扎，待血液凝固后，行手术切开取出血凝块。

二、硬结形成

（一）发生原因

（1）同一部位反复、长期注射，注射药量过多，药物浓度过高，注射部位过浅。

（2）不正确地抽吸药液，吸入的微粒随药液注射进入组织，作为异物刺激机体防御系统，引起巨噬细胞增殖，导致硬结形成。

（3）注射部位感染后纤维组织增生形成硬结。

（4）当患者长期卧床时，其肌肉活动量相对减少，局部组织的血供量也减少，药物吸收速度变慢，逐渐形成硬结。

（5）瘢痕体质的人。

（二）临床表现

局部肿胀、瘙痒，可扪及硬结。严重者可导致皮下纤维组织变性、增生形成肿块或出现脂肪萎缩甚至坏死。如注射在硬结上，患者主诉注射时、注射后持续疼痛，护士推注药物时，难以推动。

（三）预防及处理措施

（1）熟练掌握注射深度。注射时，针头斜面向上与皮肤成 30°～40°快速刺入皮下，深度为针梗的 1/2～2/3。

（2）选用锐利针头。长期注射者，合理安排注射部位。注意注射部位的轮换，避免在同一处多次反复注射，避免在瘢痕、炎症、皮肤破损处部位注射。

（3）注射药量不宜过多，少于 2mL 为宜。推药时应速度缓慢，用力均匀，以减少对局部的刺激。

（4）注射后及时给予局部热敷或按摩，以促进局部血液循环，加速药物吸收，防止硬结形成（胰岛素注射后勿热敷、按摩，以免加速药物吸收，使胰岛素药效提早产生）。

（5）严格执行无菌技术操作，防止微粒污染。抽吸药液时严禁在颈口或将针头直接插瓶底处吸药。

（6）做好皮肤消毒，防止注射部位感染。

（7）已形成硬结者，可选用以下方法外敷。①用 50% 硫酸镁湿热敷。②将云南白药用食醋调成糊状涂于局部。③将新鲜土豆切片敷于硬结处。

三、低血糖反应

（一）发生原因

（1）皮下注射胰岛素剂量过大，注射部位过深，在运动状态下注射，注射后局部热敷、按摩引起温度改变，导致血流加快而促使胰岛素的吸收加快。

（2）注射后患者未及时进食或在空腹检查前注射胰岛素。

（二）临床表现

窦然出现饥饿感、头晕、心悸、出冷汗、软弱无力、心率加快，重者虚脱、昏迷甚至死亡。监测血糖：正常人 < 2.8mmol/L，糖尿病患者 < 3.9mmol/L。

（三）预防及处理措施

（1）食物准备好后，再注射胰岛素，告知患者皮下注射胰岛素后 30min 进食。

（2）严格遵守给药剂量、时间、方法。

（3）准确抽吸药液剂量。

（4）根据患者的营养状况，把握进针深度，避免误入肌肉组织。

（5）避免注入皮下小静脉血管中，推药前回抽无回血方可注射。

（6）注射后勿进行剧烈运动、按摩、热敷以及照日光浴、洗热水澡等。

（7）患者一旦发生低血糖，立即卧床休息，同时口服糖水、馒头等易吸收的碳水化合物。严重者可静脉推注 50% 葡萄糖溶液 40 ~ 60mL。

四、针头弯曲或针体折断

（一）发生原因

（1）针头质量差。

（2）进针部位有硬结或瘢痕。

（3）操作人员注射时用力不当。

（4）注射时患者过度紧张、激动、不合作。

（二）临床表现

患者感觉注射部位疼痛。若针体折断，则折断的针体停留在注射部位上，患者情绪惊慌、恐惧。

（三）预防及处理措施

（1）选择粗细适合、质量过关的针头。

（2）选择注射部位时，避开硬结和瘢痕。

（3）持针时，右手示指固定针栓，勿将针梗全部插入皮肤内。

（4）对于情绪过于紧张、激动的患者，注射前耐心向患者做好解释，讲解注射的目的及配合方法，以取得其理解和配合。对于不合作的患者，根据病情适当予以镇静处理，必要时使用约束带。

（5）若出现针头弯曲，应寻找原因，采取相应的措施，更换针头后重新注射。

（6）一旦发生针体断裂，立即用一只手捏紧局部肌肉，迅速用止血钳将折断的针体拔出。若针体已完全没入体内，勿用手挤、抠，保持注射部位制动，需在 X 线定位后通过手术将残留针体取出。

五、药物过敏

（一）发生原因

（1）注射前未了解患者既往过敏史和用药史。

（2）过敏体质的患者。

（二）临床表现

皮肤潮红、瘙痒，心悸，出现皮疹，呼吸困难，严重者可出现休克或死亡。

（三）预防及处理措施

（1）注射前详细了解患者既往过敏史和用药史。

（2）备好药物过敏急救盒。

（3）如发生过敏，立即停止用药，测量并记录生命体征，遵医嘱行进一步处理。记录引起过敏的药物名称、批号、生产日期、有效期及患者的症状。有过敏性休克者按过敏性休克处理。

六、疼痛

（一）发生原因

（1）个体对疼痛的耐受性差，与过去承受疼痛的经历有关。

（2）注射药物刺激性强。

（3）注射部位表浅，注射药量多。

（二）临床表现

皮下注射药物时或注射药物后，患者主诉疼痛。

（三）预防及处理措施

（1）注射前鼓励、安慰患者，缓解紧张情绪，降低恐惧感。

（2）对刺激性强的药物，推药速度宜缓慢或选择其他注射法。

（3）遵医嘱给予对症处理或行局部物理治疗。

第三节 肌内注射法操作并发症的预防及处理规范

一、疼痛

（一）发生原因

（1）患者高度紧张，肌肉收缩。操作者穿刺技术不熟练。

（2）一次性肌内注射药量过多，药物刺激性过大。

（3）注射速度过快。

（4）注射刺激性药物时，针头型号选择不当或不锐利。

（5）注射时体位选择不当。

（二）临床表现

注射局部疼痛、酸胀、肢体麻木、无力。可引起下肢及坐骨神经疼痛，严重者可引起足下垂或跛行，甚至可出现下肢瘫痪。

（三）预防及处理措施

（1）注射前与患者进行沟通，耐心解释，介绍注射药物的名称、作用及用药后的反应，以解除患者的思想顾虑，取得患者的理解与配合。注射时主动与患者交谈，以分散其注意力，放松紧张情绪，降低注射部位对痛觉的敏感性。

（2）协助患者取正确舒适的体位，如臀大肌注射时取侧卧位，下腿应弯曲，上腿伸直后稍弯曲，以使患者感到放松和舒适为宜。

（3）正确选择注射部位。注意避开血管和神经，不能在化脓、硬结、瘢痕、患皮肤病处进针。

（4）根据患者的个体差异，选择型号适当的针头。肥胖体型者，应用长针头、深部注射；消瘦者应将注射局部皮肤提起，进针手法应得当，以免用力过猛，进针过深，触及骨组织。

（5）应用减轻患者疼痛的注射技术。①注射时做到"二快一慢加匀速"，即进针、拔针快，推药速度缓慢并均匀。②注射刺激性较强、药液量过大、pH值过高或过低的药物时，应选用细长或 8～9 号针头，进针要深，推药速度要慢。如需同时注射多种药物，应先注射无刺激性或刺激性小的药物。③注射某些刺激性强的药物，可根据患者的病情与药物的理化性质，酌情使用盐酸利多卡因注射液、盐酸普鲁卡因注射液及苯甲醇注射液作溶剂，以减轻疼痛。④Z 径路注射法，患者的体位、注射方法与传统方法相同，绷紧皮肤的方法有区别。以左手中指、环指将皮肤及皮下组织稍用力由一侧臀部的内下向外上方向（避开象限内角的坐骨神经）牵拉绷紧皮肤，以皮下组织侧移 1～2cm 为度，并维持到拔针后，针头拔出后迅速松开左手，此时侧移的皮肤和皮下组织位置还原，原先垂直的针刺通道随即变成 Z 形。⑤穴位按压肌内注射法：进行肌内注射时，按压关元俞、太冲、秩边等穴位可减轻疼痛。⑥注射点按压法：进行肌内注射前，先用拇指按压注射点 10s，而后常规皮肤消毒再进行肌内注射，可减轻疼痛。⑦注射时按常规操作，注射器内存在少量的空气可减少疼痛。⑧用持针的手掌尺侧缘快速叩击注射区的皮肤（一般为注射区的右侧或下侧）后进针，在一定程度上可减轻疼痛。⑨需长期注射者，要有计划地交替更换注射部位。⑩对 2 岁以下婴幼儿不宜选用臀大肌注射，由于其臀大肌尚未发育好，注射时有损伤坐骨神经的危险，最好选择臀中肌和臀小肌注射。⑪对婴儿可采取直立袋鼠式护理，以减轻肌内注射时的疼痛，减少不良反应。

二、局部或全身感染

（一）发生原因

（1）注射时未严格遵守无菌操作原则，注射用具、药物被污染。

（2）注射部位消毒不严格。

（二）临床表现

（1）注射后数小时局部出现红、肿、热和疼痛。局部压痛明显。

（2）若感染扩散，可导致全身菌血症、脓毒败血症，患者出现高热、畏寒、谵妄等。

（三）预防及处理措施

（1）操作者严格执行无菌技术操作，防止注射用具和药物被污染。

（2）严格消毒皮肤，待干，不宜用棉签擦干或吹干。

（3）选择合适的注射部位，避开皮肤破损、炎症部位注射。

（4）局部感染者，加强皮肤护理，局部用 50% 的硫酸镁湿敷，每天 2～3 次，每次 20～30min，局部皮肤可用 0.5% 的碘附消毒，遵医嘱给予药膏涂抹。出现全身感染者，根据血培养及药物敏感试验选用抗生素。

（5）注射完毕嘱患者不能马上擦浴或洗澡，以免进针处感染。

三、神经性损伤

（一）发生原因

（1）行臀部肌内注射时位置不当，针头直接刺伤坐骨神经。

（2）注射药液过于靠近周围神经，或药物刺激性过大。

（二）临床表现

注射过程中出现神经支配区麻木、疼痛，肢体无力和活动范围减少。约 1 周后疼痛范围减轻，但除了局部麻木外，可出现肢体功能部分或完全丧失，发生于上肢受累可出现局部红肿、疼痛，肘关节活动受限，手部有运动和感觉障碍。发生于下肢者行走无力，易跌跤。受累神经及神经损伤程度，根据受累神经支配区运动、感觉障碍程度，分为完全损伤、重度损伤、中度损伤和轻度损伤。分度标准如下。

（1）完全损伤：神经功能完全丧失。

（2）重度损伤：部分肌力、感觉降至 1 级。

（3）中度损伤：神经支配区部分肌力和感觉降至 2 级。

（4）轻度损伤：神经支配区部分肌力和感觉降为 3 级。

（三）预防及处理措施

（1）周围神经药物注射伤是一种医源性损伤，是完全可以预防的，应在慎重选择药物、正确掌握注射技术等方面严格把关。

（2）注射药物应尽量选用刺激性小、等渗、pH 值接近中性的药物，不能选用刺激性很强的药物作肌内注射。

（3）注射时应全神贯注，注意注射处的解剖关系，准确选择臀部、上臂部的肌内注射位置，避开神经及血管。为儿童注射时，除要求进针点准确外，还应注意进针的深度和方向。

（4）在注射药物过程中若发现神经支配区麻木或放射痛，应考虑注入神经内的可能性，须立即改变进针方向或停止注射。

（5）对中度及以下不完全神经损伤可采用非手术治疗法，行理疗、热敷，促进炎症消退和药物吸收，同时使用神经营养药物治疗，将有助于神经功能的恢复。对中度以上完全性神经损伤，应尽早手术探查，行神经松解术。

四、针眼渗液

（一）发生原因

（1）一次注射药量过多。

（2）反复在同一部位注射药液。

（3）局部血液循环差，组织对药液吸收缓慢。

（4）按压时间不够。

（二）临床表现

推注药液阻力大，注射时有少量液体自针眼流出，拔针后液体流出更明显。

（三）预防及处理措施

（1）掌握合适的注射量，以 2~3mL 为宜，不宜超过 5mL。

（2）选择合适的注射部位，长期注射者每次轮换部位注射，避免在同一部位反复注射。选择型号合适的注射针头，掌握适当的进针深度，约为针梗的 2/3，消瘦者及儿童酌减。

（3）注射后及时热敷、按摩，加速局部血液循环，促进药液吸收。

（4）注射完毕，充分按压 5min 以上，有凝血障碍者适当延长按压时间。

（5）发现推注时阻力大，有少量液体自针眼流出时，应拔针后更换针头另选部位注射。

（6）在注射刺激性药物时，采用 Z 径路注射法预防药物渗漏至皮下组织或表皮，以减轻疼痛及组织受损。不要按摩注射部位，因按摩易使组织受损。告诉患者暂时不要运动或穿紧身衣服。

五、针头堵塞

（一）发生原因

（1）一次性注射器的针尖锐利、斜面大，造成微粒污染或栓塞。

（2）针头过细、药液黏稠。

（3）粉剂药品未充分溶解或药品为悬浊液。

（二）临床表现

推药阻力大，无法将注射器内的药液推入体内。

（三）预防及处理措施

（1）根据药液的性质选用粗细适合的针头。

（2）注射前粉剂药品要充分溶解，将药液摇匀，检查针头通畅后方可进针。注射颗粒大的悬浊液时，不能采用常规"二快一慢"的注射方法，要保持一定的推药速度，避免停顿导致药液沉积在针头内。

（3）如发现推药阻力大，或无法将药液继续注入体内，应拔针，更换针头另选部位进行注射。

（4）使用一次性注射器穿刺橡皮塞抽吸药物后，更换针头再行注射。

（5）使用一次性注射器加药时，可改变进针角度，即由传统的 90° 改为 45°。因为改变进针角度，避开斜面，可减少针头斜面与瓶塞的接触面积，减轻阻力。

六、注射时回抽出现血液

（一）发生原因

刺破血管。

（二）临床表现

注射时回抽活塞，注射器内出现血液。

（三）预防及处理措施

（1）注射时选择合适的部位，避开大血管。

（2）推药前回抽活塞若无回血，再均匀、缓慢推注药液。

（3）回抽有血液时，立即拔出针头，充分按压注射部位，更换注射器、药品，选择另一侧臀部注射。

第四节　静脉注射法操作并发症的预防及处理规范

一、药液渗出或外渗

（一）发生原因

（1）药物因素。主要与药物酸碱度、药物渗透压、药物浓度、药物本身的毒性作用及Ⅰ型变态反应有关。

（2）物理因素。溶液中不溶性微粒的危害，液体输注量、温度、输注速度、输注时间，压力与静脉管径及舒缩状态是否相符，针头对血管的刺激，旧法拔针对血管壁的损害。

（3）血管因素。由于疾病原因患者组织缺血、缺氧致毛细血管通透性增高而导致药液外渗。

（4）感染因素和静脉炎。微生物侵袭引起的静脉炎以及物理、化学因素引起的静脉炎使血管通透性增高。

（5）由于穿刺不当致刺破血管。而使药液漏出血管外；患者躁动，针头固定不牢，致药液外渗；血管弹性差、穿刺不顺利、血管过细。

（二）临床表现

主要表现为注射部位出现局部肿胀、中度或重度疼痛，常为胀痛或烧灼样疼痛、刺痛，严重者皮肤呈暗紫色，局部变硬，甚至引起组织坏死。回抽无回血。根据渗出的严重程度分为以下5级。

（1）0级：没有症状。

（2）1级：皮肤发白，水肿范围最大直径小于2.5cm，皮肤发凉，伴有或不伴有疼痛。

（3）2级：皮肤发白，水肿范围最大直径在2.5~15cm，皮肤发凉，伴有或不伴有疼痛。

（4）3级：皮肤发白，水肿范围最小直径大于15cm，皮肤发凉，有轻到中等程度疼痛，可能有麻木感。

（5）4级：皮肤发白，呈半透明状，皮肤紧绷、变色，有瘀斑、肿胀，水肿范围最小直径大于15cm，可呈凹陷性水肿，有循环障碍和轻到中等程度疼痛，可以是任何容量的血液制品、发疱剂或刺激性液体渗出。

（三）预防及处理措施

（1）在光线充足的环境下，认真选择有弹性、粗的血管进行穿刺。

（2）选择合适的头皮针，针头无倒钩。

（3）熟练掌握静脉注射技术，避免因穿刺失败而造成药液外渗。

（4）推注药液不宜过快。注射时注意观察有无药物外渗，如发生药物外渗，立即终止注射，尽量回抽已经注入的药液，拔针后局部按压，另选血管穿刺。

（5）根据渗出药液的性质，分别进行处理。①抗肿瘤药物外渗，应尽早抬高患肢，根据药物性质，给予局部冰敷，使血管收缩以减少药物吸收。必要时进行局部封闭。②血管收缩药（如去甲肾上腺素、多巴胺、间羟胺）外渗，可采用酚妥拉明5~10mg溶于20mL生理盐水中作局部浸润，以扩张血管，同时给予3%醋酸铅局部湿敷。③高渗药液（如20%甘露醇、50%葡萄糖溶液）外渗，可用0.25%普鲁卡因5~20mL溶解透明质酸酶50~250U，注射于渗液局部周围。④无刺激性药物外渗，如肿胀面积不大，通常让其自行吸收；肿胀面积大的，给予95%乙醇湿敷或33%硫酸镁湿热敷。⑤药物外渗超过24h不能恢复，局部皮肤由苍白色转为暗红色，对已产生的局部缺血，不能使用热敷，因局部热敷温度增高，代谢加速，耗氧量增加，加速坏死。

（6）持续观察与评估外渗部位，包括皮肤颜色、温度、感觉、关节活动和肢端血运情况等，并做好记录。

（7）如局部皮肤出现皮损，可予喉康散局部外用；如局部皮下组织坏死，可给予高渗蛋白溶液加入抗生素湿敷。

（8）如上述处理无效，组织已发生坏死，则应将坏死组织广泛切除，以免增加感染机会。

二、静脉穿刺失败

（一）发生原因

（1）静脉穿刺操作技术不熟练，主要表现为一些初到临床工作的护理人员，业务技术素质不高，对静脉穿刺的技术操作方法、要领掌握不熟练，缺乏临床实践经验，而致穿刺失败。

（2）进针角度不当，进针角度与进针穿刺深度要适宜。一般情况下，进针角度应为15°~30°。如果穿刺深，角度就大；穿刺浅，角度则小。但角度过大或过小都易将血管壁穿破。

（3）针头刺入的深度不合适。①针头刺入静脉过少，抽吸虽有回血，但松解止血带时静脉回缩，针头滑出血管，药液注入皮下。②针头斜面未完全刺入静脉，部分在血管内，部分在血管外，抽吸虽有回血，但回血断断续续，注药时溢出至皮下，皮肤隆起并有痛感。③针头刺入较深，斜面一半穿破对侧血管壁，抽吸有回血，推注少量药液，局部可无隆起，但因部分药液溢出至深层组织，患者有痛感。④针头刺入过深，穿破对侧血管壁，抽吸无回血。

（4）进针时用力不当，在穿刺的整个过程中的用力大小不同，进针力量和进针深度掌握不当，直接影响穿刺的成败。

（5）固定不当，针头向两侧摆动。

（6）静脉条件差。因静脉硬化，失去弹性，进针后无回血，落空感不明显，误认为失败，退出再进针局部已发绀。脆性静脉注射时选择不直不显的血管盲目穿刺或针头过大，加之血管壁脆性增加以致血管破裂，造成失败，特别是在注射一些刺激性大且渗漏出血管外易引起组织缺血性坏死的液体如高渗葡萄糖、钙剂、肿瘤化疗药物等时。塌陷静脉患者病情危重、血管弹性差，给操作者造成一定的难度，加上操作者心情紧张，成功心切，以致失败。小静脉引起失败的原因，多因针头与血管腔直径不符，见回血后未等血管充分扩张就急于继续进针或偏出血管方向进针而穿破血管。水肿患者的静脉由于组织积液遮盖了血管，导致静脉穿刺失败。

（7）行小儿头皮静脉穿刺时，因患儿不合作致针头脱出而失败。

（8）操作者对深静脉的解剖位置不熟悉，来回穿刺引起血管破裂而失败。有时误穿入动脉造成失败。有的患者血压偏低，即使穿刺针进入血管，因回血较慢也会被误认为没有穿入静脉。有的患者血液呈高凝状态，如一次不成功而反复穿刺，针头易被凝血堵塞，而后就算刺入血管也不会有血液流出。

（9）使用的止血带不合适。在选择止血带时要认真检查，反复使用的止血带的弹性、粗细、长短是否适当，如止血带弹性过低、过细，起不到阻断静脉血液回流的作用，易造成回血不畅；止血带过粗，易压迫止血带下端血管，使管腔变小，针尖达不到血管腔内，易损伤血管壁，导致穿刺失败。

（10）天气寒冷或发热寒战期的患者，四肢冰冷，末梢血管收缩致血管"难找"，有些即使看上去较粗的血管，由于末梢循环不良，针头进入血管后回血很慢或无回血，操作者误认为未进入血管继续进针，使针头穿破血管壁而致穿刺失败。多见于春末秋初，室内无暖气时。

（11）拔针后护理不当，针眼局部按压方法欠正确或力度不当，造成皮下出血、淤血致皮肤发绀，增加再次穿刺的难度。

（二）临床表现

针头未穿入静脉，无回血，推注药物有阻力。针头斜面一半在血管内，另一半在管腔外，药液溢出至皮下，局部疼痛及肿胀。

（三）预防及处理措施

（1）加强对护士静脉注射穿刺操作技术的培训，熟悉机体解剖位置，提高穿刺技术。必要时，使用一些辅助工具和技术，如血管显示装置、塞尔丁格技术等，帮助提高穿刺成功率。

（2）选择易暴露、弹性好、清晰、无静脉瓣的浅表静脉穿刺。选择合适的血管通路为患者推注药物。

（3）适用型号合适、无钩、无弯曲的锐利针头，以及长短、粗细合适，弹性好的止血带。

（4）避免盲目进针，进针前用止血带在注射部位上方缚扎，使血管充盈后再采用直刺法，减少血管滑动，提高穿刺成功率。

（5）轮换穿刺静脉，有计划地保护血管，延长血管使用寿命。

（6）出现血管破损后，立即拔针，局部按压止血，24h后给予热敷，加速淤血吸收。

（7）静脉条件差的患者要对症处理。静脉硬化、失去弹性型静脉穿刺时，应压迫静脉上下端，固定后于静脉上方成30°直接进针，回抽见回血后，轻轻松开止血带，不能用力过猛，以免弹力过大针头脱出造成失败。血管脆性大的患者，可选择直而显、最好是无肌肉附着的血管，必要时选择斜面小的针头进行注射。对于塌陷的血管，护理人员应保持镇定，扎止血带后在该血管处轻轻拍击数次，或予以热敷使之充盈，采用挑起进针法，针头进入皮肤后沿血管由浅入深进行穿刺。水肿患者，应先行按摩推压局部，使组织内的渗液暂时消退，待静脉显现清楚后再行穿刺。小儿头皮穿刺时选择较小的针头，采取二次进针法，见回血后推药少许，使静脉充盈，再稍进0.5cm，要固定得当，并努力使患儿合作，必要时可由两位护士互助完成。

（8）深静脉穿刺方法：肥胖患者应用手摸清血管方向或按解剖方位沿血管方向穿刺。对血液呈高凝状态或血液黏稠的患者可以连接有肝素盐水的注射器，试穿刺时注射器应保持负压，一旦刺入血管即可有回血，因针头内充满肝素，不易凝血。

（9）对于四肢末梢循环不良造成的静脉穿刺困难，可通过局部热敷、饮热饮料等保暖措施促进血管扩张。在操作时小心进针，如感觉针头进入血管而不见回血，可回抽注射器，很快见有回血，以防进针过度而刺破血管壁。

三、血肿

（一）发生原因

（1）患者血管弹性差，肌肉组织松弛，血管不易固定。进针后无落空感，有时针头已进入血管而不见回血，误认为穿刺失败，待针头退出血管时局部已发绀。

（2）固定不当、针头移位、患者心情过于紧张而不合作，特别是儿童好动或者贴胶布时不注意、固定不好，致使针头脱出血管外而不及时拔针按压。

（3）老年、消瘦患者皮下组织疏松，针头滑出血管后仍可滴入而造成假象。

（4）针头过大与血管腔直径不符，进针后速度过快，一见回血急于继续向前推进或偏离血管方向过深、过浅而穿破血管，导致血液外渗形成血肿。

（5）长期输液患者，没有注意保护好血管，经常在同一血管、同一部位进针，或操作不当误伤动脉。

（6）拔针后按压部位不当或者压力、按压时间不够。

（7）凝血机制不良的患者。

（二）临床表现

皮下肿胀、疼痛，2~3d 后皮肤变发绀，1~2 周后血肿开始吸收。

（三）预防及处理措施

（1）适用型号合适、无钩、无弯曲的锐利针。

（2）选择合适的静脉进行穿刺，注入刺激性强的药液尽量选用大血管。注射部位交替进行，避免在同一部位、同一血管反复进针。

（3）提高穿刺技术。穿刺时尽量暴露穿刺静脉，避免盲目穿刺，刺入不能过深、过猛。进行操作时动作轻、稳。

（4）拔针时顺血管走向拔出，并重视拔针后对血管的按压。拔针后可用无菌干棉签与静脉呈平行方向按压皮肤与静脉针眼，亦可用消毒纱布覆盖穿刺处，用拇指按压，因按压面积大，不会因部位不对或移位引起血肿。一般按压时间为 3~5min，对新生儿、血液病、有出血倾向者适当延长按压时间，以不出现发绀为宜。注意按压的手法，按压时勿一松一紧，以免引起血肿。

（5）对于凝血功能障碍的患者，要缩短扎止血带的时间，采用直刺法快速、准确地进行静脉穿刺，进针角度不能太大，以不超过 45° 为宜，避免重复穿刺。拔针后，延长按压时间。

（6）早期予以冷敷，以减少出血，24h 后局部给予 50% 硫酸镁湿热敷，每天 2 次，每次 30min，以加速血肿的吸收。

（7）若血肿过大难以吸收，可常规消毒皮肤后，用注射器抽吸不凝血液或切开取出血块。

四、静脉炎

（一）发生原因

（1）反复静脉穿刺，使患者血管壁弹性、脆性改变；老年患者血管壁弹性差；糖尿病患者易感染；心血管疾病的患者血管通透性改变，药液极易渗漏，都易发生静脉炎。

（2）长期输入浓度较高、刺激性较强的药物，或静脉内置管时间过长，引起化学性或机械性的局部炎症。

（3）护理人员操作不熟练，选择穿刺血管无计划性，反复穿刺同一条静脉；在操作过程中无菌观念不强，操作时有污染而引起局部静脉感染。

（4）使用 75% 乙醇棉签消毒穿刺点，引起化学性静脉炎。

（二）临床表现

沿静脉通路部位疼痛、压痛。药液注入或滴注速度减慢，穿刺部位红、肿、热、痛，触时静脉发硬，呈条索状，无弹性，严重者局部针眼处可挤压出脓性分泌物，并可伴有发热等全身症状。静脉炎根据严重程度分为五级。

（1）0 级：没有症状。

（2）1 级：输液部位发红，伴有或不伴有疼痛。

（3）2 级：输液部位疼痛，伴有发红和（或）水肿。

（4）3 级：输液部位疼痛，伴有发红和（或）水肿，有条索状物形成，可触及条索状静脉。

（5）4 级：输液部位疼痛，伴有发红和（或）水肿，有条索状物形成，可触及条索状静脉，长度 > 2.5cm，有脓液流出。

（三）预防及处理措施

（1）熟练掌握静脉注射技术。严格执行无菌技术原则。避免外渗、感染等。

（2）对血管有刺激性的药物，应充分稀释后应用，并防止药液溢出血管外。

（3）保护静脉，有计划地更换注射部位。

（4）一旦发生静脉炎。停止在患肢静脉注射、输液。将患肢抬高、制动；局部用 50% 硫酸镁湿热敷，每天 2 次，每次 30min；或用超短波理疗，每天 1 次，每次 15 ~ 20min；使用中药如意金黄散局部外敷。

（5）如合并全身感染，按医嘱给予抗生素治疗。

第五节　静脉输液法操作并发症的预防及处理规范

一、发热反应

（一）发生原因

发热反应为静脉输液法最常见的并发症，引起输液发热反应有多方面的原因，常因输入致热物质（致热原、死菌、游离的菌体蛋白或药物成分不纯），输入液体消毒、保管不善或变质，输液管表层附着硫化物等所致。

（1）与输入液体和加入药物质量有关。药液不纯、变质或被污染，可直接把致热原输入静脉；加、配药后液体放置时间过长易增加污染的机会，而且输液时间越长，被污染的机会也就越大。在联合用药及药物配伍方面，若液体中加入多种药物时，容易发生配伍不当，使配伍后药液发生变化而影响药液质量，而且当配伍剂量大、品种多时，所含致热原累加到一定量时，输入体内亦会发生热原反应。

（2）输液相关器具不合格或被污染。空气过滤装置及终端滤器的一次性输液器虽已被广泛应用于临床，对减少输液发热反应起到了一定的作用，但目前的终端滤器对 5μm 以下的微粒滤除率较低，不能滤去全部细菌；而塑料管中未塑化的高分子异物，或因生产环境、生产过程中切割组装等摩擦工艺带入的机械微粒也能成为致热原；如输液前未认真检查而使用包装袋破损、密闭不严、漏气污染和超过使用期的输液器亦会引起发热反应。

（3）配液加药操作中的污染。在切割安瓿时用无菌持物钳直接将安瓿敲开，是使玻璃微粒污染药液最严重的安瓿切割方法。安瓿的切割及消毒不当，使玻璃微粒进入液体的机会增加，造成液体污染。使用玻璃注射器吸药，由于针栓与乳头的摩擦作用，表面可脱落大量的玻璃微粒，随药液进入输液瓶内，造成输液液体微粒污染。抽药方法不当。加药时，针头穿刺瓶塞，将橡皮塞碎屑带入液体中；普通斜面针头形成微粒的数量明显多于圆锥形针头，造成微粒污染的概率大。如果反复多次穿刺瓶塞，大量的微粒混入液体中，可导致污染机会增加。操作前不注意洗手或洗手后用白大衣或不洁毛巾擦手造成二次污染。

（4）输液过程中未严格执行无菌操作。静脉穿刺不成功未更换针头，可直接把滞留针头的微粒带入静脉；对同时需要静脉注射的输液患者，护理人员常规将输液器与头皮针管分离，再把吸有药液的注射器与头皮针管衔接或将吸有药液的注射器衔接于输液器的三通管进行药液推注，由于无过滤装置，加上外加压力等因素的作用，不可避免地将微粒注入体内。

（5）环境空气的污染。在进行输液处置时，治疗室及病室环境的清洁状态和空气的洁净程度对静脉输液质量有直接影响。加药时，治疗室的空气不洁，可将空气中的细菌和尘粒带入药液而造成污染。

（6）输液速度过快。输液发热反应与输液速度有密切关系。输液速度过快，在短时间内输入的致热原总量过大，当其超过一定量时，即可产生热原反应。

（二）临床表现

在输液过程中出现发冷、寒战和发热。轻者体温在38℃，停止输液后数小时可自行恢复；严重者体温可达41℃，并伴有头痛、恶心、呕吐、心悸，甚至高热、呼吸困难、烦躁不安、血压下降、抽搐、昏迷，继而危及生命。

（三）预防及处理措施

（1）医院在购进一次性使用无菌注射器、一次性使用输液器等产品时，要严格按照所在地省（区、市）药品监督管理局《医疗器械监督管理条例》《一次性使用无菌医疗器械监督管理办法》及国家药品监督管理局有关规定执行，保证产品合格。

（2）严格执行查对制度。液体使用前要认真查看瓶签是否清晰，是否过期。检查瓶盖有无松动及缺损，瓶身、瓶底及瓶签处有无裂纹。药液有无变色、沉淀、杂质及澄明度的改变，检查时光线要充足，检查方法要按直立、倒立、平视三步骤进行，自上而下。

（3）改进安瓿的割锯与消毒。在安瓿颈部划出锯痕，用75%乙醇消毒后徒手掰开，能有效减少进入安瓿内的微粒数量。

（4）采用一次性注射器加药，严格执行一人一具，不得重复使用。

（5）配液、输液时保持治疗室及病室环境的清洁，减少探陪人员，避免灰尘飞扬。

（6）输液中加强巡视，避免输液速度过快而发生热原反应。

（7）合理用药，注意药物配伍禁忌，液体现用现配。

（8）对于反应轻者，减慢输液速度或停止输液，及时通知医生，每半小时监测体温1次，至病情稳定。

（9）对于高热者给予物理降温。观察生命体征，并按照医嘱给予抗过敏药物及糖皮质激素治疗。

（10）对于严重发热反应者应停止输液。除给予对症处理外，应保留输液器具和溶液进行检查。

（11）如仍需要继续输液者，应该更换液体及输液器、针头，更换注射部位。

二、循环负荷过重反应

（一）发生原因

（1）输液速度过快，短时间内输液量过大。

（2）老年人代谢缓慢，机体调节功能差，特别是多数老年人都患有高血压、冠心病或其他脏器的慢性疾病，单位时间内输入过多的液体和钠盐，就会发生潴留而使细胞外液容量发生扩张及向细胞内液中渗透，造成组织间水肿和细胞内水肿。组织间水肿可导致充血性心力衰竭，细胞内水肿可影响细胞正常生理功能，尤其是肺、脑等细胞水肿，威胁患者生命。

（二）临床表现

患者突然出现呼吸困难、胸闷、气促、咳嗽、咳泡沫样血性痰。严重时稀痰液可由口鼻涌出，听诊肺部出现大量湿性啰音，心率快且节律不齐。

（三）预防及处理措施

（1）注意调节输液速度。尤其是对老年人、小儿、心脏病患者输液速度不宜过快，输液量不宜过多。

（2）做好患者的健康宣教，告知患者勿自行调节滴速。

（3）经常巡视输液患者，避免因体位或肢体改变而加快或减慢滴速。

（4）发生急性肺水肿时立即减慢或停止输液，通知医生。在病情允许情况下，使患者取端坐位，两腿下垂。20% ~ 30% 乙醇湿化给氧，一般氧流量为 6 ~ 8L/min。必要时进行四肢轮流扎止血带或血压计袖带，以减少静脉回心血量。酌情给予强心剂、利尿剂和扩血管药物。

（5）安慰患者，缓解患者的紧张情绪。

三、静脉炎

（一）发生原因

（1）无菌操作不严格，可引起局部静脉感染。

（2）药液过酸或过碱，引起血浆 pH 值改变，可以干扰血管内膜的正常代谢功能而发生静脉炎。

（3）输入高渗液体，使血浆渗透压升高，导致血管内皮细胞脱水发生萎缩、坏死，进而局部血小板凝集，形成血栓并释放前列腺素 E1、E2，使静脉壁通透性增高，静脉中膜层出现白细胞浸润的炎症改变，同时释放组胺，使静脉收缩、变硬。如甘露醇，进入皮下间歇后，破坏了细胞的渗透平衡，组织细胞因严重脱水而坏死；另外因血浆渗透压升高，致使组织渗透压升高，血管内皮细胞脱水，局部血小板凝集形成血栓并释放组胺使静脉收缩引起无菌性静脉炎。

（4）由于较长时间在同一部位输液，微生物由穿刺点进入，或短时间内反复多次在同一血管周围穿刺、静脉内放置刺激性大的塑料管或静脉留置针放置时间过长、各种输液微粒（如玻璃屑、橡皮屑、各种结晶物质）的输入均可以因机械性刺激和损伤而发生静脉炎。

（5）输液速度的影响，如短时间内大量溶液进入血管内，超出了其缓冲和应激的能力，或在血管受损处堆积，均可使血管内膜受刺激而发生静脉炎。

（6）输入浓度过高、刺激性强的药物。刺激性较大的药物如抗癌药物多系化学及生物碱类制剂，作用于细胞代谢的各个周期，这类药物所致的静脉炎多为坏死型。输入的青霉素，如浓度过高可使局部抗原抗体结合，释放大量的过敏毒素，最终引起以围绕在毛细血管周围的淋巴细胞和单核巨噬细胞浸润为主的渗出性炎症；如长期使用，会引起血管扩张，通透性增加，形成红肿型静脉炎。尤其是老年人的肝肾功能下降，半衰期达 7~10h（正常人 3~4h），血管的弹性差，脆性大，易引起静脉炎。

（7）药物温度对血管的刺激也易引起静脉炎。药物温度过低，引起血管收缩、痉挛，静脉血流缓慢；温度过高则引起血管内膜及血细胞变性而易致静脉炎。

（二）临床表现

沿静脉走向出现条索状红线，触诊时静脉发硬，局部组织发红、肿胀、灼热、疼痛，严重者局部针眼处可挤出脓性分泌物，常伴有畏寒、发热等全身症状。发病后因炎性渗出、充血水肿、管腔变窄而致静脉回流不畅，甚至堵塞。

（三）预防及处理措施

（1）严格执行无菌技术操作和手卫生原则。

（2）加强基本功的训练，提高穿刺成功率，穿刺后妥善固定针头，避免针头摆动引起静脉损伤而诱发静脉炎。

（3）评估及选择合适静脉，注意保护静脉，有计划地更换输液部位。

（4）一般情况下，严禁在瘫痪的肢体行静脉穿刺和补液。输液选用上肢静脉。输入刺激性较强的药液时，尽量选用粗血管，将药物充分稀释并严格控制其输注的浓度和速度。

（5）严格掌握药物配伍禁忌，每瓶药液联合用药，以不超过 3 种为宜。

（6）使用静脉留置针期间，加强对穿刺部位的护理。静脉留置针时间不超过 96h。静脉留置针连续输液者，应每天更换输液器 1 次。

（7）营养不良、免疫力低下的患者，应加强营养，增强机体对血管壁创伤的修复能力和对抗局部炎症能力。

（8）对所有穿刺部位和肢体应常规进行评估，询问患者有无疼痛、发热、刺痛、灼痛和其他不适。

（9）尽量避免选择下肢静脉置留置针，如有特殊情况或病情需要在下肢静脉穿刺，输液时可抬高下肢 20°~30°，以加快血液回流，缩短药物和液体在下肢静脉的滞留时间，减轻对下肢静脉的刺激。另外，如果是手术时留置在下肢静脉的留置针，24h 后应更换至上肢。

（10）用 75% 乙醇消毒时应避开穿刺点，以免引起化学性静脉炎。

（11）一旦发生静脉炎，应停止在患肢静脉输液并将患肢抬高、制动。根据情况局部进行处理：①局部热敷；②用 50% 硫酸镁行湿热敷；③喜辽妥局部涂抹（避开穿刺点）；④云南白药外敷；⑤将如意金黄散加蜂蜜调成糊状，局部外敷；⑥合并全身感染者，遵医嘱应用抗生素治疗。

四、空气栓塞

（一）发生原因

（1）输液时导管内空气未排尽，导管连接不严密，有缝隙。

（2）加压输液时无人守护。

（3）液体输完后未及时拔针或更换药液时空气进入静脉。

（二）临床表现

（1）患者突发胸闷、胸骨后疼痛、眩晕、血压下降，随即呼吸困难、严重发绀，患者有濒死感。

（2）听诊心前区有持续、响亮的水疱声样杂音。严重者因严重缺氧而立即死亡。

（三）预防及处理措施

（1）输液前仔细检查输液器的质量及连接是否紧密，有无松脱。

（2）穿刺前排尽输液管及针头内空气。

（3）输液过程中及时更换或添加药液，输液结束后及时拔针。如需加压输液，应有专人守护。

（4）发生空气栓塞报告医生全力救治，立即夹闭静脉输液管道或排空输液器内残余空气，阻止空气继续输入体内。置患者于左侧卧位和头低足高位。给予高流量氧气吸入，严密观察患者病情变化，如有异常及时对症处理。通过中心静脉导管抽出空气，做好安慰及解释工作。

五、静脉血栓栓塞

（一）发生原因

（1）长期静脉输液造成血管壁损伤及静脉炎，致使血小板黏附于管壁，激活一系列凝血因子而发生凝血致血栓形成。

（2）患者置管肢体活动减少，血液瘀滞，导致血栓形成。

（3）在同一部位反复进行静脉穿刺，导致血管壁损伤，易导致血栓形成。

（4）患者有凝血功能障碍或处于高凝状态，输入强碱性药物，使血管内膜变粗糙，易导致血栓形成。

（5）静脉输液中的液体被不溶性微粒污染，可引起血栓形成。特别是脑血栓、动脉硬化的患者，由于其血脂、血黏稠度高，当不溶性微粒进入静脉血管时，会使血液中的脂质以不溶性微粒为核心，不断包裹形成血栓病灶。不溶性微粒是指输入液体中的非代谢性颗粒杂质，直径在 1～15μm，少数可达 50～300μm，其的产生可因输液器与注射器不洁净或在输液前准备工作中的污染，如切割安瓿、开瓶塞、加药过程中反复穿刺溶液瓶橡胶塞及输液环境不洁净等。

（二）临床表现

被阻塞血管的局部有红、肿、热、痛、压痛、静脉条索状改变。如阻塞严重致局部血液供应不足，组织缺血、缺氧，甚至坏死。

（三）预防及处理措施

（1）避免长期大量输液。

（2）配药室采用净化工作台。

（3）同时为多个患者输液时要规范执行手卫生。

（4）严格执行无菌操作，防止微粒污染。

（5）置管肢体要适当活动，促进血液循环。

（6）发生血栓栓塞时，应抬高患肢，制动，并停止在患肢输液，不得按摩患肢，以免栓子脱落。局部热敷，做超短波理疗或用电磁波灯照射，每天2次，每次15～20min。严重者行手术切除栓子。

六、疼痛

（一）发生原因

（1）输入药液本身对血管的刺激。

（2）输注速度过快。

（3）药液漏出血管外，导致皮下积液，引起局部疼痛。

（二）临床表现

（1）药物滴入后，患者感觉输液针头周围或沿静脉通路部位疼痛，有时甚至因疼痛难忍而停止输液。

（2）若因药液外漏引起，穿刺部位皮肤可见明显肿胀。

（三）预防及处理措施

（1）注意药液配制浓度。输注对血管有刺激性的药液时，应选择大血管进行穿刺，并减慢输液速度。

（2）输液过程中加强巡视，若发现液体渗漏出血管外、局部皮肤肿胀，应予以拔针，另选择部位重新穿刺。

（3）局部热敷，以减轻疼痛。

（4）因液体外渗引起的局部肿胀、疼痛，予以局部热敷或50%硫酸镁湿敷。如外渗药液引起局部组织坏死，使用相应拮抗药物行局部封闭治疗。

七、败血症

（一）发生原因

（1）输液系统被细菌或真菌等病原微生物污染，通过输液引起败血症。

（2）穿刺点局部细菌繁殖并随导管反复移动被带入体内及导管头端。

（3）全身其他部位的感染灶将病原菌释放入血，病原菌附着于导管头端并在此繁殖。

（4）营养液在配制过程中被病原菌污染或输液管道的连接处密封不严，使病原菌进入。

（二）临床表现

输液过程中突然出现畏寒、寒战、高热、恶心、呕吐、腰痛、发绀、呼吸及心率增快，部分患者出现四肢厥冷、血压下降、意识改变，而全身组织器官又未能发现明确的感染源。

（三）预防与处理

（1）配制药液或营养液、导管护理等操作严格遵守无菌技术操作原则。

（2）采用密闭式一次性医用塑料输液器。

（3）认真检查输入液体的质量。

（4）输液过程中，经常巡视，观察患者情况及输液管道有无松脱等。

（5）严禁自导管取血化验，与导管相连接的输液系统24h更换1次，每天消毒并更换敷料。

（6）发生输液败血症后，立即弃用原输液液体及静脉通道，重新建立静脉通道，遵医嘱给予抗生素治疗，合并休克者，另建立一条静脉通道，给予低分子右旋糖酐扩容，以间羟胺、多巴胺等血管活性药物维持血压，有代谢酸中毒者可用5%碳酸氢钠纠正酸中毒。

八、药物外渗

（一）发生原因

（1）由于穿刺不当致穿破血管而使药液漏出血管外。

（2）患者躁动，针头固定不牢致药液外渗。

（3）患者长时间休克，组织缺血、缺氧致毛细血管通透性增高，特别是在肢端末梢循环部位，如手背、足背、内踝处。

（4）血管弹性差、穿刺不顺利、血管过细，或在注射过程中药物推注速度过快。

（5）与药物酸碱度、渗透压、药物浓度、药物本身的毒性作用有关。

（二）临床表现

主要表现为注射局部出现肿胀疼痛、皮肤温度低、回抽输液管路无回血，根据外渗药物的性质不同出现不同的症状。

（1）常见的血管收缩药，如去甲肾上腺素、多巴胺、间羟胺等，此类药物外渗引起毛细血管平滑肌收缩，致药物不能向近心端流入而逆流至毛细血管，从而引起毛细血管强烈收缩，局部表现为肿胀、苍白、缺血、缺氧。

（2）高渗药物外渗：如20%甘露醇、50%葡萄糖高渗溶液进入皮下间隙后，使细胞内外渗透压失去平衡，细胞外渗透压高将细胞水分吸出，使细胞严重脱水而死亡。

（3）抗肿瘤药物外渗：局部疼痛、肿胀，如氨甲蝶呤可使细胞中毒而死亡，致组织坏死。

（4）阳离子溶液外渗：如氯化钙、葡萄糖酸钙，外渗后对局部有强烈的刺激性，可产生剧痛。

（三）预防及处理措施

（1）在光线充足的环境下，选择有弹性的血管进行穿刺，避免在同一条血管的相同部位反复穿刺。

（2）选择合适的头皮针，针头无倒钩。

（3）在针头穿入血管后继续往前推进 0.5cm，确保针头在血管内。妥善固定针头，避免在关节活动处进针，对躁动不安的患者必要时可适当约束肢体。

（4）注射时加强对穿刺部位的观察，加强巡视，尽早发现问题以采取措施，及时处理，杜绝外渗性损伤，特别是坏死性损伤的发生。

（5）推注药物速度不宜过快。一旦发现推药阻力增加，应检查穿刺局部有无肿胀，如发生药物外渗，应中止注射，尽量回抽已经注入的药物，以减少组织进一步损伤。拔针后局部按压。另选血管穿刺。

（6）输液速度要适当，穿刺部位上方衣物勿过紧，避免静脉内压力过高。

（7）根据渗出药物性质不同，分别进行处理。①对局部有刺激的药物，加强热敷、理疗，防止皮下组织坏死及静脉炎的发生。②血管收缩药外渗，可采用酚妥拉明 5～10mg 溶于 20mL 生理盐水中做局部浸润，以扩张血管，更换输液部位，同时给予 75% 乙醇局部湿敷。③高渗药液外渗，应立即停止在该部位输液，并用 0.25% 普鲁卡因 5～20mL 溶解透明质酸酶 50～250U，注射渗液局部周围，因透明质酸酶有促进药物扩散、稀释和吸收作用。药物外渗超过 24h 多不能恢复，局部皮肤由苍白转为暗红。对已产生的局部缺血不能使用热敷，因局部热敷温度增高，代谢加速，耗氧增加，加速坏死。④抗肿瘤药物外渗者，应尽早抬高患肢，局部冰敷，使血管收缩并减少药物吸收，宜行局部封闭治疗。阳离子溶液外渗可用 0.25% 普鲁卡因 5～10mL 做局部浸润注射，可减少药物刺激，减轻疼痛。同时用 75% 乙醇和 50% 硫酸镁交替局部湿热敷。如上述处理无效，组织已发生坏死，则应将坏死组织广泛切除，以免增加感染机会。

（8）观察局部皮肤改变，防治迟发性损伤。

九、注射部位皮肤损伤

（一）发生原因

（1）因各种原因造成体内水钠潴留发生肢体水肿的患者，输液时按常规方法用胶带固定时造成皮肤损伤。

（2）皮肤敏感，按常规方法胶带固定时造成皮肤损伤。

（3）输液时间太长，造成胶带与皮肤的黏度增加，在揭取胶带的外力作用下，发生皮肤创伤。

（二）临床表现

（1）胶带周围出现红肿、小水疱。

（2）输液结束揭取胶带时出现表皮撕脱。

（三）预防与处理

（1）使用一次性输液胶带。

（2）对于水肿及皮肤敏感者，穿刺成功后，针尖处压 1 个无菌棉球，用消毒后的弹力自黏性绷带固定。

（3）输液结束揭取胶带时，动作缓慢、轻柔，一手揭取胶带，一手按住患者与胶带粘贴的皮肤，慢慢分离、揭取，以防止表皮撕脱。

（4）如发生表皮撕脱，注意保持伤口干燥，每天用 0.5% 碘或安尔碘消毒伤口 2~3 次。

第八节　输液泵/微量泵输液法操作并发症的预防及处理规范

一、导管堵塞

（一）发生原因

（1）输液泵不工作。

（2）管道扭曲受压。

（3）患者静脉闭塞。

以上原因导致泵停止工作时间较长，血液回流堵塞导管。

（二）临床表现

液体不滴或滴注不畅，导管内可见凝固血液。

（三）预防及处理措施

（1）正确鉴别各种报警标识、报警原因，并熟练掌握处理方法，及时处理各种报警状态。

（2）输液过程中加强巡视，出现导管堵塞后及时查找输液导管、输液泵、患者三方面原因，尽快排除障碍。

（3）导管或针头阻塞、静脉闭塞时，重新选择静脉进行穿刺。

（4）告知患者及家属输液泵出现报警时应及时通知医护人员。

二、药液滴入失控

（一）发生原因

（1）操作不熟练致速度设置键未设置或设置错误。

（2）更换药物后未及时更改速度。

（3）误触设置键而改变了速度。

（二）临床表现

药液滴入快于或慢于病情、药液要求的速度。

（三）预防及处理措施

（1）使用输液泵前首先检查输液泵的功能是否处于良好状态。

（2）设置输液泵参数后及时将面板锁定。

（3）输液过程中随时查看输液泵的工作状态，发现问题及时处理，并按要求重设输液速度。

（4）向患者及家属讲解控制输液速度的重要性，嘱其不可随意触摸或擅自调节控制面板，以防改变输液速度。

三、漏液

（一）发生原因

（1）输液泵的注入压力过高致管路破裂或脱管。

（2）管路衔接不紧、患者过度活动或延长管不够长致过度牵拉而发生脱管。

（二）临床表现

患者穿刺部位、管道或管道连接处有液体漏出。

（三）预防及处理措施

（1）调节输液泵的注入压力，防止压力过高而致管路破裂或脱管。

（2）连接输液泵前应仔细检查各管路连接是否紧密、有无破裂现象，输液过程中经常检查管路有无脱落、过度牵拉等现象。

（3）告知患者翻身或其他活动时避免过度牵拉导管，以防脱管。

（4）发生漏液时积极查找原因，及时进行更换输液管路等处理。

四、仪器报警

1.报警的种类

报警故障、空气报警、阻塞报警、输液错误报警、空瓶报警、电源线脱落报警、流量错误报警、泵门报警、泵不能启动报警、电池欠佳报警等。

2. 处理规范

（1）报警故障：充电或更换电池，仍不能启动时应送检。

（2）空气报警：若为空气进入管道，应尽快排除管内空气；若为输液器安装不正确，应重新安装；若为空气探测器失灵，应进行清洗；若使用输液器与该输液泵不兼容，应更换输液器。

（3）阻塞报警：积极排查阻塞原因，检查所有管道的通畅性，确保无扭曲、无折弯；应用输液泵输注药物时，不与其他输液通道同时使用同一条静脉，以免受输液速度、压力等因素而影响正常速率。

（4）输液错误报警：若为低速传感器放置不正确，应重新放置；若为管路同一部位长时间处于蠕动器和挤压器位置所致，移动管路10cm左右可解除；当输液泵与输液器不兼容时，应更换输液器。

（5）空瓶报警、残余报警、完成前10min报警：及时更换药物或者做好停止泵药的准备。

（6）泵门报警：应重新检查并关闭泵门。

（7）总量完成报警：应重新设置总量。

（8）电池欠佳报警：检查电源连接情况，使用完后应充电储备。

第四章
采血、输血技术操作并发症的预防及处理规范

第一节　静脉抽血法操作并发症的预防及处理规范

一、皮下出血或局部血肿

（一）发生原因

（1）抽血完毕后，按压时间不足 5min。

（2）抽血完毕后，棉签按压方法不当。

（3）穿刺点上方衣袖过紧，抽血完毕后影响静脉血回流，容易引起皮下出血。

（4）穿破血管。

（5）同一部位反复穿刺。

（二）临床表现

穿刺部位疼痛、肿胀、有压痛，肉眼可见皮下瘀斑。

（三）预防及处理措施

（1）在静脉穿刺点上方按压 5min 以上。

（2）上肢静脉抽血，如衣袖较紧，要求患者脱去较紧的衣袖后抽血。

（3）提高抽血技术，掌握入针方法。

（4）有计划地安排采血部位，避免在同一部位反复穿刺。

（5）如出现皮下出血，应早期冷敷，减轻局部充血和出血。3d 后热敷，加速皮下出血的吸收。

二、晕针或晕血

（一）发生原因

（1）心理因素：情绪过度紧张、恐惧。

（2）体质因素：空腹或饥饿状态。

（3）患者体位：坐位姿势下接受抽血。

（4）疼痛刺激：较难抽血的患者，反复操作对皮肤神经末梢产生刺激，引起强烈疼痛。

（5）个体差异：个别患者或陪护见到血产生恐惧等紧张情绪。

（二）临床表现

发生时间短，恢复快，历经 2~4min。

（1）先兆期：自诉头晕眼花、心悸、心慌、恶心、四肢无力。

（2）发作期：瞬间晕倒，不省人事，面色苍白，四肢冰凉，血压下降，心率减慢，脉搏细弱。

（3）恢复期：意识清楚，自诉全身无力，四肢酸软，面色由白转红，四肢转温，心率恢复正常，脉搏有力。

（三）预防及处理措施

（1）采血前评估患者身体状况、心理变化、是否进食、有无晕针或晕血史等，并做好解释工作，给患者以心理安慰。

（2）采血时与患者适当交谈，分散患者的注意力。

（3）协助患者取适当体位、姿势，以利于机体放松，尤其是易发生晕针或晕血患者可采取平卧位。

（4）熟练掌握操作技术，做到一针见血，减少刺激。

（5）发生晕针或晕血时，立即停止采血，将患者抬到空气流通处或给予吸氧。患者由坐位立即改为平卧位，指压或针灸人中、合谷穴。口服热水或热糖水，适当保暖，数分钟后即可自行缓解。老年人或心脏病患者，注意防止发生心绞痛、心肌梗死或脑部疾病等意外。

三、误抽动脉血

（一）发生原因

股静脉抽血，常因患者过度肥胖或血容量不足、动脉搏动不明显，误抽股动脉血。

（二）临床表现

若误穿刺入动脉，不用回抽，血液自动进入注射器里。血液呈红色，较静脉血鲜红。

（三）预防及处理措施

（1）准确掌握股静脉的解剖位置。股静脉在股动脉内侧约 0.5cm 处。

（2）掌握正确的穿刺方法：洗手后用消毒液消毒示指和中指，于股三角区扪及股动脉搏动，并用手指加以固定；右手持注射器，针头和皮肤成 90° 或 45°，在股动脉内侧 0.5cm 处刺入，见抽出暗红色血，表示已达股静脉。

（3）如抽出为鲜红色血液，即提示穿入股动脉，应立即拔出针头，紧压穿刺处 5~10min，直至无出血为止，重新选择其他部位静脉穿刺抽血。

四、局部皮肤过敏反应

（一）发生原因

患者对消毒剂过敏。

（二）临床表现

局部有灼伤感，甚至出现皮疹及过敏性皮炎。

（三）预防及处理措施

（1）评估患者的消毒剂过敏史，针对性改用其他消毒剂。

（2）采血后穿刺针眼处不覆盖任何东西，保持穿刺局部清洁干燥。

（3）出现过敏现象报告医生处理。

第二节　动脉穿刺抽血法操作并发症的预防及处理规范

一、感染

（一）发生原因

（1）未严格执行无菌技术操作原则。

（2）置管时间过长或动脉导管留置期间未做有效消毒。

（3）动脉穿刺点未完全结痂前，有污染的液体渗入针眼。

（4）穿刺工具污染。

（二）临床表现

（1）穿刺部位皮肤有红、肿、热、痛；严重者有脓肿形成；个别患者出现全身症状，如高热。

（2）血液和导管培养有细菌生长。

（三）预防及处理措施

（1）穿刺时严格遵守无菌原则，遵守操作规程，确保所使用的穿刺针、导丝、导管无菌；穿刺时怀疑有污染应立即更换。

（2）穿刺前认真选择血管，避免在有皮肤感染的部位穿刺。

（3）采血后局部用无菌纱布加压止血 5 ~ 10min。

（4）动脉插管的患者，病情稳定后应尽快拔出动脉插管；如怀疑存在导管感染应立即拔除导管并送检。

（5）拔除导管时，穿刺部位严格消毒，压迫止血后，用无菌纱布覆盖，弹力绷带包扎。

（6）已发生感染者，除对症处理外，还应根据医嘱使用抗生素抗感染。

二、皮下血肿

（一）发生原因

（1）短时间内反复多次在同一部位穿刺，造成皮下渗血。

（2）盲目进针，反复进退，造成血管损伤。

（3）按压时间及压力不够。

（4）穿刺时用力过大，针头穿过血管壁，造成血肿。

（二）临床表现

穿刺点局部肿胀，边界清楚，周围皮肤苍白、毛孔增大；次日，穿刺点周围皮肤发绀，肿块边界不清，水肿加剧；患者局部疼痛、灼热、活动受限。如股动脉反复穿刺出血引起腹腔血肿时，患者有休克的表现如皮肤湿冷、血压下降、脉搏细速等，患者有自觉难以忍受的腰背痛，腹腔穿刺抽出鲜血。

（三）预防及处理措施

（1）合理安排穿刺点，避免在同一部位反复穿刺。

（2）熟练掌握穿刺技术，穿刺时对于深部动脉垂直进针，或针尖略偏向近心端成75°，浅部动脉以 30°~40° 为宜，徐徐进入，防止穿破动脉后壁。

（3）穿刺完毕，用干棉球按压穿刺部位 5~10min，避免移动按揉；凝血功能不好者按压时间延长；患者平卧20min。严重凝血机制障碍者应避免行动脉穿刺。

（4）血肿发生 48h 内采用冷敷有利于止血，48h 后采用热敷有利于血肿吸收。血肿轻微，可暂不行特殊处理；若肿胀加剧或血流量小于 100mL/min 应立即按压穿刺点并同时用 50% 硫酸镁湿敷。

三、筋膜间室综合征及桡神经损伤

（一）发生原因

桡动脉穿刺后按压不正确导致出血，致使筋膜间室内容物体积增加，筋膜间室内组织压升高，压迫神经所致。

（二）临床表现

（1）疼痛。

（2）肿胀及压痛。

（3）运动和感觉功能障碍。

（三）预防及处理措施

可参考皮下血肿的预防及处理措施，另有以下几条需要注意。

（1）尽快止痛：协助医生为患者用利多卡因行臂丛神经阻滞麻醉，必要时可以反复给药，或遵医嘱肌内注射曲马朵等止痛药。

（2）注意观察肢体血运、感觉、运动情况，如肢体双侧温差在3℃以上，皮肤颜色苍白，有感觉异常、运动障碍，及时请骨科医生做适当处理，必要时手术。

如果以上保守治疗无效，可行筋膜间室压力测定（正常值为 0 ~ 8mmHg），当筋膜间室压力持续增高时应及时报告医生采取筋膜间室切开减张术，以免造成不可逆的损伤。

四、假性动脉瘤形成

（一）发生原因

（1）同一动脉反复多次穿刺损伤、出血，血液通过穿刺处进入周围组织形成血肿，继而血肿被机化后其表面被内皮覆盖形成假性动脉瘤。

（2）动脉穿刺拔针后按压时间不够，或由于患者贫血、组织修复功能低下、凝血功能差、治疗时应用了抗凝剂等，使穿刺针孔不易闭合。

（二）临床表现

（1）假性动脉瘤易活动，血管表浅、管壁薄、突出皮肤表面。

（2）检查：局部肿块并伴"膨胀性"搏动，肿块可触及收缩期细震颤，可闻及收缩期杂音。指压肿块近侧动脉可见肿块缩小，且紧张度减低并停止搏动。

（三）预防及处理措施

（1）避免在同一部位重复穿刺，以免局部瘀斑形成后使皮肤弹性降低而出血。

（2）对出血部位的护理：穿刺后动脉有少量出血时，可用无菌敷料按压出血部位，并用胶布加压、固定，并随时观察血流量及是否出血。

（3）患者若有小的足背动脉瘤形成，应嘱其穿宽松、软质面的鞋，以防瘤体受摩擦，引起破裂出血。

（4）做好宣教工作：穿刺部位可采用温度为 60 ~ 70℃的湿毛巾热敷，每天 1 次，时间为 20min，以防止假性动脉瘤的形成。热敷过程中注意避免烫伤。

（5）假性动脉瘤较大且影响功能者，可采用手术直接修补，效果良好。

五、动脉痉挛

（一）发生原因

动脉痉挛多发生在受刺激部位，由于动脉外膜中交感神经纤维的过度兴奋，引起动脉壁平滑肌的持续收缩，使血管呈细条索状，血管内血液减少甚至完全阻塞，足背动脉穿刺易发生血管痉挛。这是由于足背脂肪组织少，行足背动脉穿刺时常碰到足背神经，患者疼痛剧烈，引起反射性的动脉痉挛。

（二）临床表现

动脉痉挛时远侧动脉搏动减弱或消失，肢体可出现麻木、发冷、苍白等缺血症状，局部无大出血或张力性血肿现象，长时间血管痉挛可导致血管栓塞。

（三）预防及处理措施

如果穿刺针头确定在内管内，可暂停抽血，不要操之过急，待血流量渐进增加后，再行抽血，避免反复穿刺。若穿刺未成功，则拔针暂停穿刺，热敷局部血管，待痉挛解除后再行动脉穿刺。

六、血栓形成

较少见，主要发生在股动脉穿刺插管时。

（一）发生原因

（1）插管过程中未及时应用抗凝剂（如肝素）或用量较少，导管停留时间过长，容易形成血栓。

（2）多次穿刺，动脉内膜损伤、粗糙，血流通过此处血小板易凝集形成血栓。

（3）患者消瘦、皮下脂肪少，拔针后压迫伤口，若用力不当，压迫过重易导致血流减慢甚至中断，导致血栓形成。

（二）临床表现

患肢主诉穿刺处肢体疼痛、无力。检查发现穿刺处皮肤发绀或苍白，皮温下降，足背动脉搏动减弱或消失。

（三）预防及处理措施

（1）减少同一穿刺点的穿刺次数。

（2）拔针后，压迫穿刺点的力度要适中，应做到伤口既不渗血，动脉血流又保持通畅，压迫时以指腹感到仍有动脉搏动为宜。

（3）若血栓形成，可静脉插管行尿激酶溶栓治疗。

七、穿刺口大出血

（一）发生原因

此类并发症多由穿刺后患者患肢过早活动所致。

（二）临床表现

穿刺针孔处有大量的血液流出，出血量大的患者出现面色苍白、出冷汗、血压下降等症状。

（三）预防及处理措施

（1）穿刺后按压穿刺点 5～10min，嘱患者勿过早下床活动。

（2）如患者出现穿刺口大出血，立即让患者平躺于床上，戴无菌手套，用无菌敷料将吸收性明胶海绵按压在穿刺点，直到止血为止。

（3）出血量大的患者可输血制品。

八、穿刺困难

（一）发生原因

多见于休克患者的穿刺。①大量的失血或体液丧失，造成脱水，血液浓缩，血流量不足，导致血管充盈度差，脉搏细弱、无力，甚至不能触及，从而导致穿刺困难。②休克时毛细血管开放数目增加，微循环瘀滞，静脉回流不足，导致有效循环血容量减少，为了维持血压，血管产生收缩、痉挛，造成穿刺难度增加。③休克患者因水、电解质及酸碱平衡失调，导致血管脆性增加，造成穿刺失败。④休克的晚期，可发生弥散性血管内凝血（DIC），血液进一步浓缩，血细胞聚集，血液黏滞度增高，处于高凝状态，使穿刺的难度增加。

（二）临床表现

动脉穿刺时回抽无鲜红色的血液。

（三）预防及处理措施

（1）心理护理。给患者进行心理安慰，做好解释工作，消除恐惧等不良心理，以取得配合；同时护理人员还应该进行自身心理状态的调整，以镇静、果断、审慎的心态进行操作。

（2）熟悉经常进行动脉穿刺血管的解剖位置，掌握血管的走行及深度。

（3）应有良好的基本功和熟练的操作技术。

（4）对于脆性增加的血管，在穿刺操作时，动作要轻柔而自信，寻找血管宜缓慢，不能在同一位置上反复多次穿刺，以防内出血。

（5）对于血液高凝的患者，注意有效抗凝，确认穿刺成功后迅速回抽血液，以防血液凝固而阻塞针头，造成穿刺失败。

第三节　静脉输血法操作并发症的预防及处理规范

一、非溶血性发热反应

（一）发生原因

（1）血液保养液、贮血器或输血用具被致热源污染。

（2）输血时无菌技术操作不严。

（3）多次输血后，受血者血液中产生了白细胞和血小板抗体，引起免疫反应。

（二）临床表现

发生在输血过程中或输血后 2h 内，初起发冷或寒战，继之体温逐渐上升，可高达 39～40℃，伴有皮肤潮红、头痛、恶心、呕吐等症状，血压多无变化，症状持续时间长短不一，多于数小时内缓解，少有超过 24h 者。少数反应严重者可出现抽搐、呼吸困难、血压下降、心力衰竭，甚至昏迷。

（三）预防及处理措施

（1）严格管理血液、保养液和输血用具。

（2）严格执行无菌技术操作。

（3）发生发热反应的处理措施：①反应轻者可减慢输血速度，反应重者立即停止输血，给予生理盐水输入，保持静脉通路，密切观察生命体征的变化；②给予对症处理，出现寒战者给予保暖，高热者给予物理降温，并给予相应的生活护理；③遵医嘱给予解热镇痛药、糖皮质激素和抗过敏药；④将输血器、剩余血液连同贮血袋一同送输血科进行检验；⑤严密观察病情变化，每 15～30min 测体温、血压 1 次，并详细记录。

二、过敏反应

（一）发生原因

（1）患者为过敏体质。

（2）输入血液中含有致敏物质（献血员在献血前曾用过可致敏的药物或食物）。

（3）多次输血的患者体内产生了某种抗体。

（二）临床表现

输血时患者出现皮肤局限性或全身性红斑、荨麻疹和瘙痒、轻度血管神经性水肿（表现为眼睑、口唇水肿）和关节痛，严重者出现咳嗽、喉头黏膜水肿、呼吸困难、喘鸣、面色潮红、腹痛、腹泻，甚至过敏性休克而危及生命。

（三）预防及处理措施

（1）勿选用有过敏史的献血员。

（2）献血人员在采血前 4h 内不宜有高蛋白、高脂肪饮食摄入。

（3）输血前详细询问患者的过敏史，了解患者的过敏原，寻找对该过敏原无接触史的供血者。

（4）有过敏史者输血前给予抗过敏药物。

（5）发生过敏反应的处理措施：①反应轻者可减慢输血速度、口服抗组胺药并继续观察，反应重者立即停止输血，保持静脉畅通，密切观察生命体征的变化；②遵医嘱给予 0.1% 肾上腺素 0.5～1mL 皮下注射，肌内注射盐酸异丙嗪，静脉注射地塞米松等抗过敏药物；③呼吸困难者予以高流量吸氧，严重喉头水肿时配合医生行气管切开；④循环衰竭者给予抗休克治疗；⑤保留余液送检。

三、溶血反应

（一）发生原因

（1）输入异型血。

（2）输血前红细胞已被破坏，发生溶血。

（3）Rh因子所致溶血。

（4）输入未被发现的抗体导致延迟性的溶血反应。

（二）临床表现

（1）反应过程如下。①开始阶段：由于红细胞凝集成团，阻塞部分小血管，可引起头胀痛、面部潮红、恶心呕吐、心前区压迫感、四肢麻木、腰背部剧烈疼痛和胸前压迫感、呼吸困难等症状。②中间阶段：由于凝集的红细胞发生溶解，大量血红蛋白散布到血浆中，可出现黄疸和血红蛋白尿，同时伴有发冷、寒战、高热、呼吸急促和血压下降等症状。③最后阶段：由于大量血红蛋白从血浆中进入肾小管，遇酸性物质变成结晶体，致使肾小管阻塞；又因为血红蛋白的分解产物使肾小管内皮缺血、缺氧而坏死脱落，也可导致肾小管阻塞。患者出现血红蛋白尿、少尿、无尿等急性肾功能衰竭症状，可迅速死亡。

（2）溶血程度：较轻的迟发性溶血反应可发生在输血后7～14d，表现为不明原因的发热、贫血、黄疸、血浆胆红素升高、血红蛋白尿、腰痛等症状。

（3）还可伴有出血倾向，引起出血。

（三）预防及处理措施

（1）认真做好血型鉴定和交叉配血试验。

（2）严格执行"三查十对"制度和血液保存制度，不可采用变质血液。

（3）输血时不可随意加入其他药品，以防发生血液变质。

（4）发生溶血反应的处理措施：①立即停止输血，更换输血器，维持静脉通路，及时报告医生给予紧急处理，保留余血和血标本送化验室重新做血型鉴定和交叉配血试验；②给予氧气吸入，遵医嘱给予药物；③静脉滴注碳酸氢钠，以碱化尿液，防止或减少血红蛋白结晶阻塞肾小管；④双侧腰部封闭，并用热水袋热敷双侧肾区或采用双肾超短波透热疗法，以解除肾血管痉挛，保护肾脏；⑤严密观察生命体征和尿量、尿色的变化并记录，同时做尿血红蛋白测定，对少尿、无尿者按急性肾功能衰竭处理；⑥出现休克症状，给予抗休克治疗。

（5）抽取血袋中血液做细菌学检验，以排除细菌污染反应。

四、循环负荷过重

（一）发生原因

（1）输血速度过快，短时间内输入大量血液。

（2）患者原有心、肺、肾功能不良。

（二）临床表现

（1）输血过程中或输血后突发头部剧烈胀痛、胸闷、呼吸困难、发绀、咳嗽、咳大量血性泡沫痰，严重者可导致死亡。

（2）查体：患者常端坐呼吸，颈静脉怒张，听诊肺部有大量水疱音，中心静脉压升高。

（3）胸部 X 线显示肺水肿影像。

（三）预防及处理措施

（1）年老体弱、心功能不全者，应当遵医嘱调慢滴速。

（2）急性肺水肿时，立即停止输血，及时通知医生，配合抢救：协助患者取端坐位，两腿下垂，以减少回心血量，减轻心脏负荷；采用高浓度（30% ~ 50%）乙醇湿化给氧；遵医嘱给予镇静剂、扩血管药物、强心剂、利尿剂等，清除呼吸道分泌物，保持呼吸道通畅；必要时用止血带进行四肢轮扎，即用止血带或血压计袖带适当加压，以阻断静脉血流，但动脉血流仍通畅，每隔 5 ~ 10min 轮流放松一侧肢体的止血带，可有效减少静脉回心血量，待症状缓解后，逐步解除止血带。

（3）进行心理护理，耐心向患者简要解释检查和治疗的目的，以减轻患者的焦虑和恐惧。

五、出血倾向

（一）发生原因

（1）稀释性血小板减少。

（2）凝血因子减少：库存血液中，血浆中凝血因子 V 和凝血因子 VIII 都会减少。

（3）枸橼酸钠输入过多。

（4）DIC、输血前使用过右旋糖酐等扩容剂等。

（5）长期反复输血。

（二）临床表现

（1）创面渗血不止或手术野渗血不止，手术后持续出血。

（2）非手术部位皮肤、黏膜出现紫癜、瘀斑，鼻出血，牙龈出血，血尿，消化道出血，静脉穿刺处出血等。

（3）凝血功能检测可发现凝血酶原时间、活化部分凝血活酶时间明显降低。

（三）预防及处理措施

（1）短时间内输入大量库存血时应严密观察患者意识、血压、脉搏等变化，注意皮肤、黏膜或手术伤口有无出血。

（2）尽可能输注保存期较短的血液，情况许可时每输库存血 3U，应补充新鲜血 1U，以补充凝血因子。

（3）若出现出血现象，应首先排除溶血反应，立即抽血做出血、凝血项目检查，查明原因，输注新鲜血、血小板悬液，补充各种凝血因子。

六、枸橼酸钠中毒反应

（一）发生原因

大量输血的同时输入大量枸橼酸钠，如肝功能不全，枸橼酸钠尚未氧化即和血中游离钙结合而使血钙下降，导致凝血功能障碍、毛细血管张力减低、血管收缩不良和心肌收缩无力等。

（二）临床表现

（1）手足抽搐、有出血倾向、血压下降、心率减慢，甚至心搏骤停。

（2）心电图示 QT 时间延长，ST 段延长，T 波低平倒置。

（3）血清钙小于 2.2mmol/L。

（三）预防及处理措施

（1）严密观察患者的反应，慎用碱性药物，注意监测血气和电解质化验结果，以维持体内水、电解质和酸碱的平衡。

（2）每输注库存血 1000mL，遵医嘱静脉注射 10% 葡萄糖酸钙或氯化钙溶液 10mL，以补充钙离子。

七、细菌污染反应

（一）发生原因

（1）采血袋、保养液、血液及输血器具被细菌污染。

（2）献血者皮肤未经严格消毒或在有化脓病灶的皮肤处穿刺采血，或献血者有菌血症。

（3）采血环境无菌状况不符合要求，采血完后针头帽拔出过早使空气进入采血袋。

（二）临床表现

烦躁不安、剧烈寒战，继之高热、呼吸困难、发绀、腹痛，还可出现血红蛋白尿和急性肾功能衰竭、DIC、中毒性休克等。

（三）预防及处理措施

（1）采血和输血严格遵守无菌操作。

（2）采血袋内血制品变色或浑浊、有絮状物和较多气泡等任何可疑迹象均可以认为有细菌污染可能，应废弃不用。

（3）一旦发现细菌污染，立即停止输血，及时通知医生。

（4）剩余血和患者血标本送化验室，做血培养和药物敏感试验。

（5）定时测量体温、脉搏、呼吸和血压，高热者给予物理降温。准确记录出入液量，严密观察病情变化，早期发现休克症状，积极配合抗休克、抗感染治疗。

八、低体温

（一）发生原因

输入的血液温度过低，或输血过快、过量。

（二）临床表现

寒战，皮肤冰冷，心律失常，体温降至30℃左右。

（三）预防及处理措施

（1）将大量备用的库存血放在温度适宜的环境中自然升至室温再输入，也可以用热水袋加温输血的肢体。

（2）大量、快速输血时将房间温度控制在24～25℃。

（3）注意给患者保温，输血过程中使用温热的盐水作为冲洗液；低体温者给予热水袋保暖。

（4）密切观察并记录患者的体温变化。

九、疾病传播

（一）发生原因

（1）献血员患有感染性疾病未能被检出，患者误用了带有病原体的血液。

（2）采血、贮血、输血操作过程中血液被污染。

（二）临床表现

输血后一段时间，出现经输血传播的相关疾病的临床表现。

（三）预防及处理措施

（1）严格掌握输血适应证，非必要时应避免输血。

（2）严格对献血者进行血液和血液制品的检测，杜绝传染病患者和可疑传染病者献血。

（3）在血液制品生产过程中采用加热或其他有效方法灭活病毒。

（4）鼓励自体输血。

（5）严格对各类器械进行消毒，在采血、贮血和输血操作的各个环节认真执行无菌操作。

（6）对已出现输血传染疾病者，报告医生，因病施治。

十、空气栓塞、微血管栓塞

（一）发生原因

（1）输血管内空气未排尽。

（2）导管连接不紧，有缝隙。

（3）加压输血时，无人在旁看守。

（二）临床表现

进入的气体量多少不同，临床表现也不同。大量气体进入表现为突发乏力、眩晕、有濒死感，胸部感觉异常不适或有胸骨后疼痛，随即出现呼吸困难和严重发绀。

（三）预防及处理措施

（1）输血前排尽输血管内空气，输血过程中密切观察；加压输血时应专人守护，不得离开患者，及时更换输血袋。

（2）进行锁骨下静脉和颈外静脉穿刺时，术前让患者取仰卧位，头偏向对侧，尽量使头后仰，然后屏气，深吸气后憋住气，再用力做呼气运动。经上述途径留置中心静脉导管后，随即拍摄胸部 X 线平片。

（3）拔除较粗、近胸腔的静脉导管时，必须严密封闭穿刺点。

（4）若发生空气栓塞，立即停止输血。及时通知医生，积极配合抢救，安慰患者。立即为患者取左侧卧位和头低脚高位。给予高流量氧气吸入；严密观察患者病情变化，如有异常变化及时对症处理；通过中心静脉导管抽出空气。

十一、移植物排斥反应

（一）发生原因

（1）免疫缺陷或功能低下患者多次接受输血。

（2）免疫功能正常者，供血者的纯合子人白细胞抗原（HLA）输入受血者的杂合子 HLA 后产生 T 淋巴细胞所致。

（二）临床表现

输血后 7～14d 出现发热、皮肤红斑、呼吸困难、肝大、脾大等排斥反应。

（三）预防及处理措施

（1）避免长期反复输血。

（2）尽量输入经过放射线照射的血制品，以灭活血液中的淋巴细胞。

（3）遵医嘱应用糖皮质激素、环磷酰胺、T 淋巴细胞抑制剂等，积极进行抗排斥反应治疗。

十二、低钾血症

（一）发生原因

大量输血致血钾稀释，肾脏排钾增多，以及输入的红细胞因胞内低钾而吸收胞外钾而致低钾血症。

（二）临床表现

肌肉软弱无力、腱反射减退或消失。

（三）预防及处理措施

一旦发现患者有低钾血症，立即报告医生，根据情况补钾。

第五章

气道护理技术操作并发症的预防及处理规范

第一节　氧气吸入操作并发症的预防及处理规范

一、无效吸氧

（一）发生原因

（1）中心供氧站或氧气瓶气压低，吸氧装置连接不紧密。

（2）吸氧管扭曲、堵塞、脱落。

（3）吸氧流量未达病情要求。

（4）气管切开患者采用鼻导管（鼻塞）吸氧，氧气从套管逸出，未能有效进入气管及肺。

（5）气道内分泌物过多而未及时吸出，导致氧气不能进入呼吸道。

（二）临床表现

（1）患者自感空气不足、呼吸费力、胸闷，不能平卧。

（2）查体：呼吸急促，胸闷，缺氧症状无改善，氧分压下降，口唇及指（趾）甲发绀、鼻煽等。呼吸频率、节律、深度均发生改变。

（三）预防及处理措施

（1）检查氧气装置、管道是否漏气，发现问题及时处理。

（2）吸氧前及吸氧中随时检查吸氧管的通畅性。吸氧管要妥善固定，避免脱落、移位。

（3）遵医嘱或根据患者的病情调节吸氧流量。

（4）对气管切开的患者，采用气管套管供给氧气。

（5）及时清除呼吸道分泌物，保持气道通畅。

（6）吸氧过程中，严密观察患者缺氧症状有无改善，并定时监测患者的血氧饱和度。

（7）一旦出现无效吸氧，立即查找原因，采取相应的处理措施，恢复有效的氧气供给。

二、气道黏膜干燥

（一）发生原因

（1）患者发热、呼吸急促或张口呼吸，导致体内水分蒸发过多。

（2）吸氧流量过大，吸氧浓度大于 60%。

（3）病房湿度过高，空气干燥。

（二）临床表现

（1）刺激性咳嗽，无痰或痰液黏稠，不易咳出。

（2）部分患者有鼻出血或痰中带血。

（三）预防及处理措施

（1）对发热患者，及时做好对症处理。对有张口呼吸习惯的患者，做好解释工作，争取其配合改用鼻腔呼吸，利用鼻前庭黏膜对空气有加温加湿的功能，减轻气道黏膜干燥的程度。对病情严重者，可用湿纱布覆盖口腔，定时更换。

（2）对于长期吸氧者，氧气吸入前一定要先湿化再吸入，以减轻刺激作用。

（3）根据患者缺氧情况调节氧流量。轻度缺氧 1~2L/min，中度缺氧 2~4L/min，重度缺氧 4~6L/min，小儿 1~2L/min，吸氧浓度控制在 45% 以下。

（4）对气道黏膜干燥者，给予超声雾化吸入。

（5）保持舒适、洁净的环境，室温维持在 18~20℃，相对湿度维持在 50%~60%。

三、氧中毒

（一）发生原因

（1）吸氧持续时间超过 24h、氧浓度高于 60%，或在高压氧环境下超过 5h 有可能发生氧中毒。

（2）患者在疲劳、健康水平下降、精神紧张等情况下对氧过敏或耐力下降。

（二）临床表现

一般情况下连续吸纯氧 6h 后，患者即可有胸骨后灼热感、咳嗽、恶心、呕吐、烦躁不安、面色苍白、胸痛。吸纯氧 24h 后，肺活量可减少。吸纯氧 1~4d 后，可发生进行性呼吸困难，有时可出现视力或精神障碍。

（三）预防及处理措施

（1）严格掌握吸氧指征、停氧指征。选择恰当的给氧方式。

（2）严格控制吸氧浓度，一般吸氧浓度不超过 45%。根据氧疗情况，及时调整吸氧流量、浓度和时间，避免长时间高流量吸氧。

（3）对氧疗患者做好健康教育，告诫患者吸氧过程中勿自行随意调节氧流量。

（4）吸氧过程中，经常行血气分析，动态观察氧疗效果。

（5）一旦出现氧中毒，立即降低吸氧流量，并报告医生，对症处理。

四、晶状体后纤维组织增生

（一）发生原因

新生儿，尤其是早产低体重儿，长时间高浓度吸入氧气。

（二）临床表现

视网膜血管收缩，视网膜纤维化，临床上可造成视网膜变性和脱离、继发性白内障、继发性青光眼、斜视、弱视，最后出现不可逆的失明。

（三）预防及处理措施

（1）对新生儿，尤其是早产低体重儿，勿长时间、高浓度吸氧，吸氧浓度小于40%。

（2）对于长时间高浓度吸氧后出现视力障碍的患儿，应定期行眼底检查。

（3）已发生晶状体后纤维组织增生者，尽早行手术治疗。

五、腹胀

（一）发生原因

（1）多见于新生儿，鼻导管插入过深误入食管。

（2）全身麻醉后患者咽腔收缩、会厌活动度改变、食管入口括约肌松弛、舌体后移，咽腔因插管而水肿，使气体排出不畅，咽部成为一个气体正压区。此时氧气的吸入流量大，正压更加明显，迫使气体进入消化道。

（二）临床表现

患者烦躁，腹胀明显，腹壁张力大，呼吸急促、表浅，胸式呼吸减弱，口唇发绀，脉搏细速，严重者危及生命。

（三）预防及处理措施

（1）正确掌握鼻导管的使用方法。插管不宜过深，成人在使用单鼻孔吸氧时鼻导管插入深度以2cm为宜。新生儿采用鼻导管吸氧时，须准确测量长度，注意插入方法。插入鼻导管时可将患儿头部稍向后仰，避免导管进入食管，插入不可过深。

（2）采用鼻塞吸氧法、鼻前庭或面罩吸氧法。

（3）如发生急性腹胀，及时行胃肠减压和肛管排气。

六、感染

（一）发生原因

（1）吸氧终端装置污染，吸氧管道、氧气湿化瓶容易发生细菌生长。

（2）插管动作粗暴导致鼻腔黏膜破损，而患者机体免疫力低下、抵抗力差，易发生感染。

（二）临床表现

患者出现局部或全身感染症状，如畏寒、发热、咳嗽、咳痰、败血症等。

（三）预防及处理措施

（1）每天更换吸氧管，氧气湿化瓶每天消毒。

（2）氧气湿化瓶内液体为灭菌处理的冷开水、蒸馏水。

（3）每天口腔护理2次，注意鼻导管的清洁。

（4）插管动作轻柔，以保证鼻腔黏膜的完整性，避免发生破损。

（5）如有感染者，去除引起感染的原因，应用抗生素行抗感染治疗。

七、鼻出血

（一）发生原因

（1）插鼻导管动作过猛或反复操作，部分患者鼻中隔偏曲，而操作者按常规方法插管，损伤鼻黏膜，引起鼻出血。

（2）鼻导管过粗或质地差。

（3）长时间吸氧者，鼻导管与鼻咽部分泌物粘连、干涸，在更换鼻导管时，鼻咽部的黏膜被外力扯破导致出血。

（4）长时间较高浓度吸氧，且湿化不足，导致鼻黏膜过度干燥、破裂。

（二）临床表现

鼻腔黏膜干燥、出血，血液自鼻腔或鼻咽部流出。

（三）预防及处理措施

（1）正确掌握插管技术，插管动作轻柔。操作前仔细评估患者是否有鼻腔疾病，必要时改用鼻塞法或面罩法吸氧。

（2）选择治疗合格、粗细合适的吸氧管。

（3）长时间吸氧者，注意保持室内湿度，做好鼻腔湿化工作，防止鼻腔黏膜干燥。拔除鼻导管前，如发现鼻导管与鼻黏膜粘连，先用湿棉签或液体石蜡湿润，再轻摇鼻导管，等结痂物松脱后再拔管。

（4）如发生鼻出血，及时报告医生，进行局部止血处理，如使用血管收缩剂或局部压迫止血。对鼻出血量多、经上述处理无效者，请耳鼻喉科医生行后鼻孔填塞止血。

八、肺组织损伤

（一）发生原因

为患者进行氧疗时，在没有调节氧流量的情况下，直接与鼻导管连接进行吸氧，导致大量高压、高流量氧气在短时间内冲入肺组织所致。

（二）临床表现

呛咳、咳嗽，严重者产生气胸。

（三）预防及处理措施

（1）严格遵守操作流程，在调节氧流量后，吸氧管方可与患者连接。

（2）原面罩吸氧患者在改用鼻导管吸氧时，要及时减慢氧流量。

（3）已发生肺组织损伤者，立即报告医生，根据病情的轻重程度采取相应的处理措施；出现气胸者，可给予胸腔闭式引流术。

九、过敏反应

（一）发生原因

（1）并发急性肺水肿时，乙醇过敏患者使用 20%～30% 乙醇进行氧气湿化。

（2）对吸氧管材料或胶布过敏。

（二）临床表现

呼吸困难加重，患者球结膜充血，皮肤瘙痒，接触吸氧管的鼻腔肿胀、疼痛，面部贴胶布的皮肤发红、起水疱，甚至皮肤破溃。

（三）预防及处理措施

（1）详细询问患者过敏史，包括药物、用物等。

（2）乙醇过敏者，湿化液禁用乙醇。

（3）发生过敏反应者，及时去除过敏原，给予抗过敏及对症治疗。

十、二氧化碳麻醉

（一）发生原因

（1）慢性缺氧患者高浓度给氧。

（2）吸氧过程中，患者或家属擅自调节吸氧装置，加大氧气流量。

（二）临床表现

意识模糊，嗜睡，脸色潮红，呼吸浅、慢、弱，皮肤湿润，情绪不稳，行为异常。

（三）预防及处理措施

（1）慢性呼吸衰竭患者采用低流量持续鼻导管或鼻塞吸氧。氧浓度 24%～33%，氧流量控制在 1～3L/min。

（2）加强健康宣教，避免患者或家属擅自调大吸氧流量。

（3）加强病情观察，将慢性呼吸衰竭患者用氧情况列为床边交班内容。

（4）在血气分析动态监测下调整用氧浓度。

（5）一旦发生高浓度吸氧后病情恶化，不能立即停止吸氧，应调整氧流量为 1～2L/min

后继续给氧,同时应用呼吸兴奋剂。加强呼吸道管理,保持呼吸道通畅,促进二氧化碳排出。

（6）经上述处理无效者应建立人工气道进行人工通气。

十一、烧伤

（一）发生原因

（1）吸氧装置连接不紧密,导致氧气外漏。

（2）室内使用明火,如进行针灸、拔火罐等操作。

（3）患者穿着腈纶质地的衣物,摩擦易产生静电,导致火灾发生。

（二）临床表现

根据烧伤严重程度分为不同的烧伤症状。

（1）Ⅰ度:达角质层,轻度红、肿、热、痛,感觉过敏,不起水疱,表面干燥。

（2）浅Ⅱ度:达真皮层,剧痛,感觉过敏,温度增高,有水疱,基底潮湿,均匀发红,水肿明显。

（3）深Ⅱ度:达真皮深层,有附件残留,可有或无水疱,基底湿润苍白,有出血小点,水肿明显,痛觉迟钝,拔毛时痛。

（4）Ⅲ度:损伤至皮肤全层,甚至可能包括皮下组织、肌肉、骨骼,表面皮革样,蜡白或焦黄,炭化,感觉消失,无水疱,干燥,干后可见栓塞静脉呈树枝状,水肿,拔毛不痛。

（三）预防及处理措施

（1）注意安全用氧,"四防"标志醒目,严禁烟火。

（2）患者吸氧时要妥善固定吸氧装置,防止氧气外漏。

（3）患者吸氧时要着棉质外衣。勿使用或穿着用腈纶材质的枕巾和衣服。

（4）一旦发生火灾,保持冷静,及时关闭氧源。保护患者,及时呼救,尽快将火扑灭。

（5）如患者烧伤,按烧伤处理。

十二、吸收性肺不张

（一）发生原因

多见于支气管阻塞患者。当患者吸入高浓度氧气时,肺泡内的气体易被血液吸收而发生肺泡萎缩,引起肺不张。

（二）临床表现

患者有烦躁不安,呼吸、心跳加快,血压上升,刺激性干咳,呼吸困难,发绀等表现,甚至发生昏迷。

（三）预防及处理措施

（1）预防呼吸道阻塞是防止吸收性肺不张的关键。鼓励患者深呼吸和咳嗽,加强痰液的排出,常改变卧位、姿势,防止分泌物阻塞。

（2）降低吸氧浓度，控制在60%以下。

（3）使用呼吸机的患者可加用呼气末正压通气来预防。

（4）如出现吸收性肺不张症状，患者取卧位时应头低脚高，患侧向上，以利引流。

第二节 雾化吸入技术操作并发症的预防及处理规范

一、过敏反应

（一）发生原因

患者对雾化吸入的药物过敏。

（二）临床表现

（1）雾化吸入过程中患者出现喘息，或原有喘息症状加重。

（2）全身症状过敏性红斑，可伴有寒战，较少出现过敏性休克。

（三）预防及处理措施

（1）行雾化吸入之前，询问患者有无药物过敏史。

（2）首次雾化过程中注意观察患者反应及配合程度，若患者出现临床症状（如剧烈咳嗽、喉痉挛等）时，立即停止雾化吸入。

（3）建立静脉通道，协助医生进行治疗，遵医嘱应用抗过敏药物，如地塞米松等。

（4）密切观察生命体征及病情变化，如有休克，积极行抗休克治疗。

（5）给予患者心理安慰，缓解其焦虑情绪。

二、感染

（一）发生原因

（1）雾化器消毒不严格或被污染。

（2）患者自身免疫功能减退，较长时间用抗生素雾化吸入，诱发口腔真菌感染。

（3）最常见的原因是雾化后患者未漱口，雾化液残留在口腔，造成口腔溃疡。

（4）雾化吸入的药液浓度较高，使咽喉部受到刺激而反复用力咳嗽，加上吸入气体湿化不足，导致患者咽喉部黏膜损伤，抵抗力下降而发生感染。

（二）临床表现

（1）肺部感染，表现为不同程度的高热；肺部听诊有啰音；肺部X线检查见炎症改变；痰细菌培养阳性等。

（2）口腔感染，多为真菌感染，舌头或口腔内壁可出现乳黄色或白色斑点；患者自觉口腔疼痛，拒绝进食。

（三）预防及处理措施

（1）雾化器专人专用。

（2）告知患者每次雾化治疗结束后，需用温开水漱口 3 ~ 5 次，以减少药液在口腔内的残留。

（3）每次雾化结束后的操作：若为口含式雾化装置，将雾化罐、口含嘴用温开水冲洗 2min 后晾干备用；若为面罩式雾化装置，将面罩用 75% 乙醇消毒擦拭后，灭菌用水冲洗彻底后晾干备用，或一用一更换。

（4）口腔真菌感染时需注意口腔卫生，进行局部治疗，如用 2% ~ 4% 碳酸氢钠溶液漱口或用 2.5% 制霉菌素甘油涂于患处等。

（5）给予富含大量维生素或富有营养的食物。

（6）肺部感染者遵医嘱使用适当的抗生素治疗。

三、呼吸困难

（一）发生原因

（1）黏稠的分泌物遇雾化液膨胀后堵塞支气管，引起缺氧。

（2）雾化吸入水分过多，引起急性肺水肿。

（3）雾化时间长，引起二氧化碳潴留。

（4）对雾化液过敏或药物刺激性大导致支气管痉挛。

（二）临床表现

雾化吸入过程中出现胸闷，呼吸困难，不能平卧，口唇、颜面发绀，表情痛苦，甚至烦躁、大汗等。

（三）预防及处理措施

（1）雾化吸入时根据病情取坐位或半卧位，使膈肌下降，以利于呼吸；同时辅以叩背（肿瘤患者忌叩背），鼓励其咳嗽排痰，保持呼吸道通畅。

（2）控制雾化吸入的时间，1 次雾化吸入时间不超过 20min。

（3）单纯做雾化吸入的患者，氧气湿化瓶内不需要放湿化水，以防液体进入雾化器内将药液稀释。

（4）雾化过程中持续吸氧，以免雾化过程中血氧分压下降。

（5）严重阻塞性肺疾病或哮喘持续状态等患者，雾化吸入时间控制在 5 ~ 10min，及时吸出湿化的痰液，以免阻塞呼吸道，引起窒息。

（6）一旦出现呼吸困难，立即停止雾化并报告医生。

（7）遵医嘱给予抗过敏和对症处理，密切观察病情变化。

（8）与医生协商选择刺激性小的雾化液。

（9）给予患者心理护理。

四、缺氧及二氧化碳潴留

（一）发生原因

（1）雾化吸入雾的冲力比空气中氧的冲力大，加上吸入气体氧含量低于正常呼吸时吸入气体氧含量，导致缺氧。

（2）雾滴过低的温度刺激，使呼吸道痉挛进一步加重，导致缺氧。

（3）大量雾滴短时间内冲入气管，使气道阻力增加，呼吸变得浅促，呼吸末气道内呈正压，二氧化碳排出受阻，造成缺氧和二氧化碳潴留。

（4）慢性阻塞性肺气肿患者的通气及换气功能障碍时，大量雾化吸入不仅影响正常的氧气进入，也不利于二氧化碳的排出，加重了缺氧和二氧化碳潴留。

（二）临床表现

（1）患者主诉胸闷、气短。

（2）查体示呼吸浅快，皮肤、黏膜发绀，心率加快，血压升高。

（3）血气分析示氧分压下降，二氧化碳分压升高。

（三）预防及处理措施

（1）使用以氧气为气源的氧气雾化吸入，氧流量为 6 ~ 8L/min，氧气雾化器的外面可用热毛巾包裹，以提高雾滴的温度，避免因吸入低温气体引起呼吸道痉挛。

（2）对于缺氧严重者（如慢性阻塞性肺气肿患者）必须使用雾化剂，雾化的同时给予吸氧或带氧雾化吸入。

（3）由于婴幼儿的喉及气管组织尚未发育成熟，呼吸道的缓冲作用相对较小，对其进行雾化时雾量应较小，为成年人的1/3 ~ 1/2，且以面罩吸入为佳。

（4）缺氧及二氧化碳潴留严重者，遵医嘱给予患者使用呼吸机辅助呼吸。

五、呼吸暂停

（一）发生原因

（1）患者对雾化吸入的药液过敏，导致喉头水肿、支气管痉挛，引起呼吸困难、呼吸暂停。

（2）雾量过大使整个呼吸道被占据，氧气不能进入呼吸道而导致缺氧状态。

（3）大量低温气体突然刺激呼吸道，反应性引起患者呼吸道血管收缩导致呼吸道痉挛，使有效通气量减少，加重了缺氧而引起窒息。

（4）蛋白溶解酶的应用和气体湿度增加使气道内黏稠的痰液溶解和稀释，体积增大，如不能及时排出，可造成气道阻塞。

（二）临床表现

雾化过程中突然出现呼吸困难、皮肤和黏膜发绀，严重者可致呼吸、心搏骤停。

（三）预防及处理措施

（1）使用抗生素及生物制剂做雾化吸入前应详细询问过敏史。雾化过程中严密观察，防止因过敏引起支气管痉挛。

（2）首次雾化及年老体弱者先从少量雾量开始，待适应后，再逐渐增加雾量。

（3）雾化前机器需预热 3min，避免低温气体刺激气道。

（4）出现呼吸暂停立即给予呼吸气囊加压给氧辅助通气，心搏骤停者做心肺复苏，同时报告医生，进行抢救。

六、呃逆

（一）发生原因

大量气雾微粒刺激引起膈肌痉挛收缩。

（二）临床表现

患者出现顽固性呃逆，频繁发作时伴随有胸痛不适等症状。

（三）预防及处理措施

（1）雾化时雾量减少。

（2）减少雾化时间，1 次药量分多次雾化。

（3）发生呃逆时，避免同患者交谈与治疗无关且引起情绪激动的话题，分散患者注意力，终止呃逆；也可在患者胸锁乳突肌上端压迫膈神经或嘱患者饮冷开水 200mL，亦可行颈部冷敷。

（4）经上述处理无效，遵医嘱使用氯丙嗪或甲氧氯普胺等药物治疗。

七、哮喘发作或加重

（一）发生原因

（1）患者对所吸入的某种药物发生过敏。

（2）原有哮喘的患者，吸入低温气体诱发支气管痉挛。

（3）哮喘持续状态的患者，因雾化气体氧含量较低，缺氧而诱发病情加重。

（二）临床表现

雾化吸入过程中或雾化吸入停止短时间内，患者出现喘息或喘息加重，口唇、颜面发绀，双肺听诊有哮鸣音。

（三）预防及处理措施

（1）哮喘状态持续的患者，雾量不宜过大，一般氧气雾量为 1～1.5L/min 即可；雾化时间不宜过长，以 5min 为宜。

（2）湿化液的温度以 30～60℃为宜。

（3）一旦发生哮喘立即停止雾化，取半坐卧位并吸氧，严密观察病情变化；若有痰液堵塞立即清理，保持呼吸道通畅。

（4）经上述处理病情不能缓解，缺氧严重者，应予以气管插管，进行人工通气。

八、咽喉疼痛

（一）发生原因

（1）长期使用糖皮质激素药物雾化。

（2）咽喉部有破损、红肿等。

（3）雾化方法不正确。

（二）临床表现

患者咽喉部红肿、疼痛。

（三）预防及处理措施

（1）根据患者病情，尽量取坐位或半卧位行吸入疗法。

（2）每次雾化完毕用清水漱口。

（3）遵医嘱给予患者咽喉痛处局部喷药。

第三节　经口/鼻腔吸痰法操作并发症的预防及处理规范

一、低氧血症

（一）发生原因

（1）吸痰过程中供氧中断，导致缺氧。

（2）吸入氧浓度降低。

（3）吸痰操作过程反复，刺激咽喉部引起咳嗽，使呼吸频率下降，引起缺氧。

（4）患者原有缺氧性疾病，吸痰前未将吸氧浓度提高，吸痰时可带走氧气，致使吸痰后缺氧。

（5）吸痰时负压过高、时间过长、吸痰管外径过粗、置管过深等均可造成低氧血症。

（6）使用呼吸机的患者，在吸痰过程中脱离呼吸机的时间过长。

（二）临床表现

初期表现为呼吸加深加快、脉搏加强、脉率加快、血压升高、肢体协调能力差等；缺氧加重时，表现为疲劳、精细动作失调、注意力减退、反应迟钝、思维紊乱似醉酒者；严重时，出现头痛、发绀、眼花、恶心、呕吐、耳鸣、全身发热，不能自主运动和说话，很快出现意识丧失、心跳减弱、血压下降、抽搐、张口呼吸，甚至呼吸、心跳停止，导致临床死亡。

（三）预防及处理措施

（1）选择适当的吸痰管，使其既能够将痰液吸出，又不会阻塞气道。

（2）吸痰过程中患者若有咳嗽，可暂停操作，让患者将深部痰液咳出后再继续吸痰。

（3）刺激气管隆脊处易引起患者的咳嗽反射，不宜反复刺激。

（4）每次吸痰时间 < 15s，间歇 3 ~ 5min，连续吸引的总时间不得超过 3min，以免造成患者缺氧。

（5）吸痰不宜深入至支气管处，否则易堵塞呼吸道。

（6）使用呼吸机者（无创），不宜脱机时间过长，一般应少于 15s。

（7）吸痰前后给予高浓度氧，可给予 95% 氧 3min，以提高血氧浓度。

（8）尽量避免出现因护士工作繁忙而未及时给患者吸痰导致的严重后果。

（9）吸痰时密切观察患者心率、心律、血压和血氧饱和度的变化。

（10）已经发生低氧血症者，立即加大吸氧流量或给予面罩加压吸氧，酌情适时静脉注射阿托品、氨茶碱、地塞米松等药物，必要时进行机械通气。

二、呼吸道黏膜损伤

（一）发生原因

（1）吸痰管质量差，管径过大。

（2）操作不当、缺乏技巧，例如动作粗暴、插管次数过多、插管过深、用力过猛、吸引时间过长、负压过大或带负压插管等。

（3）吸痰管开口正对气道壁。

（4）烦躁不安、不合作患者。

（5）呼吸道黏膜有炎症水肿及炎性渗出，黏膜相对脆弱，易受损。

（二）临床表现

气管黏膜受损可吸出血性痰；纤维支气管镜检查可见受损处黏膜糜烂、充血、肿胀、渗血，甚至出血；口唇黏膜受损，可见表皮破溃，甚至出血。

（三）预防及处理措施

（1）使用优质、前端钝圆且有多个侧孔、后端有负压调节孔的吸痰管，吸引前可用灭菌蒸馏水或生理盐水润滑导管。

（2）选择型号适当的吸痰管，成人一般选用 12 ~ 14 号，婴幼儿多选用 10 号，新生儿常用 6 ~ 8 号，如从鼻腔吸引尽量选用 6 号。

（3）插入时动作应轻柔，特别是从鼻腔插入时，不要用力过猛，禁止带负压插管；抽吸时，吸痰管必须旋转向外拉，严禁提插，边吸边退。

（4）每次吸痰的时间不宜超过 15s；若吸痰 1 次未吸尽，可暂停 3 ~ 5min 再次抽吸。吸痰间隔时间应视痰液黏稠程度、患者病情及痰量而定。

（5）每次吸痰前应调节合适的吸引负压，一般成人 40.0 ~ 53.3kPa，儿童小于 40.0kPa，婴幼儿 13.3 ~ 26.6kPa，新生儿小于 13.3kPa。在吸引口腔分泌物时，通过手控制负压孔，打开、关闭反复进行，直至吸引干净。

（6）对于不合作的患儿，告知家属吸痰的必要性，取得家长的合作，固定好患儿的头部，避免头部摇摆；对于烦躁不安和极度不合作者，可给予口咽 / 鼻咽通气导管帮助开放气道，必要时吸痰前可酌情予以镇静。

（7）对患者行口腔护理时，仔细观察口腔黏膜有无损伤，牙齿有无松脱，如发现口腔黏膜糜烂、渗血等，可用复方氯己定、口泰、1% 过氧化氢、2% 碳酸氢钠溶液口腔护理以预防感染。松动的牙齿及时提醒医生处置，以防脱落引起误吸。

（8）对于呼吸道感染的患者，应积极治疗呼吸道的疾病。

（9）鼻腔黏膜损伤者，可外涂四环素软膏。

（10）发生气管黏膜损伤时，遵医嘱进行超声雾化吸入。

三、感染

（一）发生原因

（1）没有严格执行无菌技术操作：①没有戴无菌手套；②使用的一次性吸痰管外包装破裂致使吸痰管被污染；③吸痰液更换不及时；④用于吸口咽 / 鼻咽与吸气管分泌物的吸痰管混用等。

（2）经口 / 鼻腔吸痰时空气加温作用丧失。

（3）各种导致呼吸道黏膜损伤的原因，严重时均可引起感染。

（4）原发呼吸系统疾病未得到有效控制，患病期间患者机体抵抗力下降。

（二）临床表现

（1）口鼻局部黏膜感染时，出现局部黏膜充血、肿胀、疼痛，甚至有脓性分泌物。

（2）肺部感染时出现寒战、高热、痰多、黏液痰或脓痰，听诊肺部有湿啰音。

（3）X 线检查可发现肺部散在或片状阴影，痰培养可找到致病菌。

（三）预防及处理措施

（1）吸痰时严格遵守无菌技术操作原则，采用无菌吸痰管，使用前认真检查其外包装有无破损等。准备两套吸痰管，一套用于吸气管内分泌物，另一套用于吸口腔及鼻咽腔分泌物，两者不能混用。如用一套吸痰管，则应先吸气管内的痰后吸口腔、鼻咽腔分泌物。吸痰管及用物固定专人使用，放置有序。吸痰前洗手、戴无菌手套，吸痰管一次性使用，冲洗吸痰管的溶液用生理盐水或灭菌蒸馏水。冲洗液每 24h 更换 1 次。吸引瓶内吸出液应及时倾倒，不超过其高度的 80%。

（2）条件许可时，采用密闭式吸痰管，一般 24～48h 予以更换。

（3）痰液黏稠者，遵医嘱行沐舒坦雾化吸入后吸痰。

（4）加强医护人员的责任感，防止漏吸。吸痰过程中，认真观察吸出液体的颜色、气味、性状及呼吸状况的变化，发现误插或误吸，应立即更换吸痰管再行插管。

（5）加强口腔护理，一般常规使用复方氯己定或 0.9% 氯化钠溶液。当培养出致病菌，根据药物敏感试验结果，选择适当的抗生素局部应用。

（6）预防呼吸道黏膜损伤。

（7）发生局部感染者，予以对症处理。出现全身感染时，行血培养，做药物敏感试验，根据药物敏感试验结果选择抗生素静脉用药。

四、心律失常

（一）发生原因

（1）吸痰过程中，反复吸引时间过长，造成患者短暂性呼吸道不完全阻塞及肺不张引起缺氧和二氧化碳蓄积。

（2）吸引分泌物时吸痰管插入较深，吸痰管反复刺激气管隆起引起迷走神经反射，严重时致呼吸、心搏骤停。

（3）吸痰的刺激，使儿茶酚胺释放增多或导管插入气管刺激其感受器所致。

（4）患者有原发性心脏疾病，吸痰导致的低氧血症加重了心肌的缺氧。

（5）各种导致低氧血症的原因，严重时均可引起心律失常甚至心搏骤停。

（二）临床表现

吸痰过程中患者出现各种快速型或缓慢型心律失常。轻者可无症状，重者可影响血流动力学而致乏力、头晕等症状。原有心脏病者可因此而诱发或加重心绞痛或心力衰竭。听诊心律不规则，脉搏触诊间歇脉搏缺如；严重者可致心搏骤停，确诊有赖于心电图检查。

（三）预防及处理措施

（1）因吸痰所致的心律失常几乎都发生在低氧血症的基础上，所有防止低氧血症的措施均适合于防止心律失常。

（2）如发生心律失常，应立即停止吸引，退出吸痰管，并给予吸氧或加大吸氧浓度。

（3）一旦发生心搏骤停，立即施行准确有效的胸外心脏按压，开放静脉通道，同时行静脉推注肾上腺素或气管内滴注复苏药物。持续心电监测，及时进行电除颤。心搏恢复后予以头部冰敷，以保护脑细胞。留置导尿管，采取保护肾功能的措施，纠正酸碱平衡失调和水、电解质紊乱。

五、阻塞性肺不张

（一）发生原因

（1）吸痰管外径过大，吸引时氧气被吸出的同时，进入肺内的空气过少。

（2）吸痰时间过长、压力过高。

（3）痰痂形成阻塞吸痰管，造成无效吸痰。

（二）临床表现

阻塞性肺不张的临床表现轻重不一，急性大面积的阻塞性肺不张，可出现咳嗽、喘鸣、咯血、脓痰、畏寒和发热，或因缺氧出现唇、甲发绀。胸部 X 线呈现肺叶、肺段分布的致密影。

（三）预防及处理措施

（1）根据患者的年龄、痰液的性质选择型号合适的吸痰管。

（2）采用间歇吸引的方法：用拇指交替按压和放松吸痰管的控制口，可以减少对气道的刺激。

（3）每次操作最多吸引 3 次，每次持续 10～15s，同时避免压力过高，吸痰管拔出应边旋转边退出，使分泌物脱离气管壁，可以减少肺不张和气道痉挛。

（4）随时检查吸痰管是否通畅，防止无效吸引。

（5）每 1～2h 协助患者翻身 1 次，翻身的同时给予自下而上、自边缘至中央的叩背治疗，使痰液排出。翻身时可以仰卧、左侧卧、仰卧、右侧卧位交替翻身，使痰液易于通过体位引流进入气道，防止痰痂形成。还可利用超声雾化吸入法湿化气道，稀释痰液。

（6）吸痰前后听诊肺部呼吸音的情况，并密切观察患者的呼吸频率、呼吸深度、血氧饱和度、血气分析结果及心率的变化。

（7）阻塞性肺不张一经明确，根据引起的原因采取必要的措施，如及时行气管切开，以保证进行充分的气道湿化和吸痰，有时需借助纤维支气管镜对阻塞性肺不张的部位进行充分吸引、冲洗，以排除气道阻塞，并嘱患者深呼吸以促进肺复张。

（8）阻塞性肺不张常合并感染，需酌情应用抗生素。

六、气道痉挛

（一）发生原因

（1）吸痰负压过高。

（2）气道吸入过敏性物质。

（3）有哮喘病史且长期发作的患者，因插管刺激使气道痉挛。

（二）临床表现

气道痉挛常表现为呼吸不畅、胸闷、喘鸣和咳嗽。

（三）预防及处理措施

（1）对于气道高度敏感的患者，可遵医嘱于吸引前用1%利多卡因少量滴入，或给予组胺拮抗剂如氯苯那敏4mg口服，每天3次。

（2）避免接触鲜花、粉尘、虫螨等易致过敏的物质。

（3）气道痉挛发作时，应暂停气道吸引，给予β受体兴奋剂（如沙丁胺醇等）吸入。

七、窒息

（一）发生原因

（1）黏稠的痰液易形成痰痂阻塞咽喉部，导致窒息。

（2）口鼻腔分泌物多，若先吸气管内分泌物，后吸鼻腔分泌物，可能导致口鼻腔分泌物呛入气道而引起窒息。

（3）痰液黏稠，阻塞咽喉部引起窒息。

（4）吸痰管过粗，吸痰时插管动作粗暴，损伤患者咽喉部造成喉头水肿，导致窒息。

（二）临床表现

躁动不安、大汗、呼吸困难、呼吸活动度大、呼吸时发出较大的声音、发热、呛咳、脉搏加快等，血氧饱和度急剧降低，严重者可致心搏骤停。

（三）预防及处理措施

（1）加强气道湿化，定期评估并及时调整痰液引流和气道湿化措施。

（2）先吸口鼻腔分泌物，更换吸痰管后再吸气管内分泌物；先吸气管套管内分泌物，再吸气管深部的分泌物；以防止口鼻腔分泌物呛入气道引起的窒息。吸痰过程中必须注意观察吸痰管是否通畅，防止无效吸痰。

（3）气道湿化与吸痰过程中，严密观察患者面色、呼吸频率、呼吸节律、血氧饱和度的变化。

（4）根据患者的年龄、痰液的性质选择型号合适的吸痰。

（5）吸痰管插入时动作轻柔，不要用力过猛。

（6）备好氧气、吸引器、气管插管、呼吸机、心脏起搏器等。如发现患者出现窒息症状，立即清理呼吸道，必要时行紧急气管切开吸痰。及时报告医生，进行心肺复苏抢救及必要的措施。

八、误入食管

（一）发生原因

（1）操作者插管技术欠熟练，将吸痰管插入食管。

（2）昏迷患者的舌根后坠，插管时遇阻力，易误入食管。

（二）临床表现

部分患者在插管时出现恶心、呕吐；插管后可抽吸出少量食物残渣或黄绿色胃液，呈酸味。

（三）预防及处理措施

（1）加强医护人员的操作技术培训。

（2）为昏迷患者吸痰前，先将患者床头抬高 30°，头偏向一侧。

（3）吸痰过程中，认真观察吸引出液体的颜色、气味、性质及患者呼吸状况的变化。

（4）发现误入食管，立即更换吸痰管再行插管。

九、吸痰管拔出困难

（一）发生原因

气管插管患者痰液黏稠，导致吸痰管被紧紧吸附在气管插管内壁而无法拔出。

（二）临床表现

从吸痰管内抽吸不出痰液，负压抽吸后吸痰管管腔变扁平，常规方法不能顺利拔出吸痰管。

（三）预防及处理措施

（1）对于气管插管痰液黏稠者，用无菌生理盐水充分湿润吸痰管后，再将吸痰管插入气管插管内吸痰。还可采用持续雾化吸入法湿化。

（2）根据医嘱给予呼吸机辅助通气治疗，积极行抗感染、解除痉挛、祛痰、补液等治疗。

（3）如出现吸痰管拔出困难，立即报告医生，遵医嘱进行相关处理，先沿气管插管内壁注入无菌生理盐水 1mL 湿化痰液，然后将气管插管气囊放气，气囊上的痰液松脱落入呼吸道，吸痰管出现松动，立即边吸引边旋转将吸痰管拔出。

第四节 经气管插管 / 气管切开吸痰法操作并发症的
预防及处理规范

一、气道黏膜损伤

（一）发生原因

（1）吸痰管质地较硬、粗糙，管径过大。

（2）操作不当、动作粗暴、插管次数过多、插管过深、用力过猛、吸引时间过长、负压过大或带负压插管等。

（3）烦躁不安、不合作患者，由于头颈部难固定，在插入吸痰管过程中，吸痰管的头部容易戳伤气管黏膜。

（4）气道黏膜有炎症水肿及炎性渗出，黏膜相对脆弱，易受损。

（二）临床表现

（1）气管黏膜受损可吸出血性痰，纤维支气管镜检查可见受损处黏膜糜烂、充血、肿胀、渗血甚至出血。

（2）造瘘口黏膜受损，可见表皮破溃，甚至出血。

（三）预防及处理措施

（1）使用优质、前端钝圆且有多个侧孔、后端有负压调节孔的吸痰管，吸引前先蘸无菌蒸馏水或生理盐水使其润滑。

（2）选择型号适当的吸痰管，选择吸痰管外径小于1/2气管套管内径的吸痰管。

（3）吸痰管的插入长度应适宜，有气管插管／气管切开者，如感到有阻力，则应将吸痰管后退1～2cm，避免插入过深损伤黏膜；插入时动作应轻柔，禁止带负压插管；抽吸时，吸痰管必须旋转向外拉，严禁提插，边吸边退。

（4）每次吸痰的时间不宜超过15s。若吸痰1次未吸尽，可暂停3～5min再次抽吸。吸痰间隔时间应视痰液黏稠程度、患者病情及痰量而定。

（5）每次吸痰前应调节合适的吸引负压，一般成人40.0～53.3kPa，儿童小于40.0kPa，婴幼儿13.3～26.6kPa，新生儿小于13.3kPa。在吸引口腔分泌物时，通过手控制负压孔，打开、关闭反复进行，直至吸引干净。

（6）对于不合作的患儿，告知家属吸痰的必要性，取得家长的合作，固定好患儿的头部，避免头部摇摆。对于烦躁不安和极度不合作者，吸痰前可酌情予以镇静。

（7）对患者行口腔护理时，仔细观察口腔黏膜有无损伤，牙齿有无松脱，如发现口腔黏膜糜烂、渗血等，可用复方氯己定、口泰、1%过氧化氢、2%碳酸氢钠溶液行口腔护理以预防感染。松动的牙齿及时提醒医生处置，以防脱落引起误吸。

（8）发生气管黏膜损伤时，遵医嘱进行超声雾化吸入。

（9）气管切开造瘘口周围黏膜损伤者，及时提醒医生处置，可用敷料覆盖。

二、感染

（一）发生原因

（1）没有严格执行无菌技术操作：①没有戴无菌手套；②使用的一次性吸痰管外包装破裂致使吸痰管被污染；③吸痰液更换不及时；④用于吸口咽／鼻咽与吸气管分泌物的吸痰管混用等。

（2）气管切开后，由于失去了鼻腔对空气的加温、清洁、加湿等作用，特别是黏膜中的海绵状血管，当冷空气流经鼻腔时则发生热交换，将气流的温度提高，未加温的空气直接进入下呼吸道，致使黏膜血管收缩，血供减少，局部抵抗力下降导致感染；失去了鼻腔对空气的清洁作用，致使空气中的细菌进入肺内；失去了鼻腔对空气的加湿作用，致使下呼吸道分泌物黏稠，使纤毛运动障碍，分泌物不易咳出、结痂，可致下呼吸道炎症改变。

（3）各种导致呼吸道黏膜损伤的原因，严重时均可引起感染。

（4）温热交换器被污染，更换不及时。

（二）临床表现

（1）口鼻局部黏膜感染时，出现局部黏膜充血、肿胀、疼痛，甚至有脓性分泌物。

（2）肺部感染时出现寒战、高热、痰多、黏液痰或脓痰，听诊肺部有湿啰音。

（3）X线检查可发现肺部散在或片状阴影，痰培养可找到致病菌。

（三）预防及处理措施

（1）吸痰时严格遵守无菌技术操作原则，采用无菌吸痰管，使用前认真检查其外包装有无破损等。准备两套吸痰管，一套用于吸气管内分泌物，另一套用于吸口腔及鼻咽腔分泌物，两者不能混用。如用一套吸痰管，则应先吸气管内的痰后吸口腔、鼻咽腔分泌物。吸痰管及用物固定专人使用，放置有序。吸痰前洗手、戴无菌手套，吸痰管一次性使用，冲洗吸痰管的溶液用生理盐水或灭菌蒸馏水。冲洗液每24h更换1次。吸引瓶内吸出液应及时倾倒，不超过其高度的80%。

（2）条件许可时，采用密闭式吸痰管，一般24~48h予以更换。

（3）痰液黏稠者，可行超声雾化吸入，应用生理盐水40mL加庆大霉素8万U加糜蛋白酶4000U行超声雾化吸入，每天3次，必要时根据患者的症状给予地塞米松或氨茶碱，以便稀释痰液，易于排痰或吸痰。

（4）加强口腔护理，一般常规使用生理盐水和1:2000氯己定溶液。当培养出致病菌时，可根据药物敏感试验结果，选择适当的抗生素局部应用。

（5）加强医护人员的责任感，吸痰过程中，认真观察吸出液体的颜色、气味、性状及呼吸状况的变化，发现误插或误吸，应立即更换吸痰管再行插管。

（6）积极治疗原发呼吸系统疾病，密切观察体温与血象变化，做好痰培养，以便选择敏感抗菌药物。

（7）防止呼吸道黏膜损伤，吸痰所致的感染几乎都发生在呼吸道黏膜损伤的基础上，所有防止呼吸道黏膜损伤的措施均适合于防止感染。

（8）发生局部感染者，予以对症处理。出现全身感染时，行血培养，做药物敏感试验，根据药物敏感试验结果选择抗生素静脉用药。

三、气道痉挛

（一）发生原因

（1）吸痰负压过高。

（2）有哮喘病史且长期发作的患者，因插管刺激使气道痉挛。

（二）临床表现

气道痉挛常表现为呼吸不畅、胸闷、喘鸣和咳嗽。

（三）预防及处理措施

（1）对于气道高度敏感的患者，可遵医嘱于吸引前用 1% 利多卡因少量滴入，或给予组胺拮抗剂如氯苯那敏 4mg 口服，每天 3 次。

（2）气道痉挛发作时，应暂停气道吸引，给予 B 受体兴奋剂（如沙丁胺醇等）吸入。

四、低氧血症

（一）发生原因

（1）吸痰过程中供氧中断，导致缺氧或低氧血症。

（2）气管黏膜受到吸痰管的直接刺激，使巨噬细胞释放炎性介质，迷走神经兴奋，以及在吸痰过程中，患者易产生剧烈咳嗽，均可导致气管痉挛狭窄，使气体经过吸痰管周围进入肺内的阻力增加而发生低氧血症。

（3）吸痰中断了机械通气的正压，加之气道抽吸出现负压，将肺内富含氧的气体吸出，因此从吸痰管周围进入肺泡气体的氧浓度远低于机械通气时或空气中的氧浓度，使肺泡内气体氧浓度降低。

（4）吸痰操作使肺泡内的正压消失，肺泡萎陷而致肺容积下降，氧合面积减少。肺萎陷、肺容积减少导致通气不足，肺内分流增加，即便由于胸内负压及胸腹压差的改变，使回心血量及肺血流量增加，亦可因通气 / 血流比例失调导致低氧血症。

（5）患者原有肺癌、肺纤维化等影响肺换气功能的器质性疾病，以及气道肿物、慢性阻塞性肺病等影响肺通气功能疾病，原发病本身即易导致低氧血症，吸痰时则可加重缺氧。

（6）吸痰时负压过高、时间过长、吸痰管外径过粗、置管过深等均可造成低氧血症。

（7）使用呼吸机的患者，在吸痰过程中脱离呼吸机的时间过长。

（二）临床表现

根据缺氧程度的不同，其临床表现也有差别。初期表现为呼吸加深加快、脉搏加强、脉率加快、血压升高、肢体协调能力差等；缺氧进一步加重时，表现为疲劳、精细动作失调、注意力减退、反应迟钝、思维紊乱似酒醉者；严重时，出现头痛、发热、眼花、恶心、呕吐、耳鸣、全身发热，不能自主运动和说话，很快出现意识丧失、心搏减弱、血压下降、抽搐、张口呼吸甚至呼吸停止，继而心搏骤停，导致临床死亡。

（三）预防及处理措施

（1）吸痰前，通过提高患者吸入气体的氧浓度，以提高机体的血氧饱和度，增加机体的氧储备，补偿吸痰引起的暂时性缺氧，尤其是对于原有肺换气与肺通气功能疾病者。因此，在吸痰前后分别给患者吸入氧浓度为100%的气体1～2min，或在吸痰前后吸入气体氧浓度高于原吸氧浓度20%以上，均能有效预防吸痰导致的低氧血症。

（2）把握吸痰的时机。应根据患者需要进行适时吸痰，如患者有咳嗽或有憋气时、床旁听到气道内有痰鸣音时、呼吸机气道内压力升高或报警时、氧分压或血氧饱和度突然下降时，立即进行吸痰。

（3）选择适当的增氧调节方式。对于机械通气的患者，临床上应用的多数呼吸机有瞬时高浓度氧的供气功能，能提供2～3min的纯氧或根据病情设置高浓度氧。吸痰前后只需将开关设置在这一模式即可给患者提供所设置的氧浓度，给氧后呼吸机会自动返回原设氧浓度。

（4）给机械通气患者吸痰时，应避免断开呼吸机管路。可应用密闭式吸痰管，与人工气道、呼吸机管路连成一个系统，保持稳定的气道压力，维持通气和供氧；亦可采用半密闭式吸痰，即在人工气道和呼吸回路之间连接一个带吸痰孔的可伸缩式延长管，吸痰时将保护帽打开，吸痰管由该吸痰孔插入，无须分离人工气道和呼吸回路，不中断机械通气，可有效避免气管内吸痰时患者血氧饱和度下降。

（5）合理调节呼气末正压（PEEP）。PEEP的调节范围可根据应用目的选择，预防性应用维持肺泡膨胀，增加功能残气量，可选择1～5cmH$_2$O；升高氧浓度至60%仍不能使动脉血氧分压保持在60mmHg以上者，可调节PEEP至5～20cmH$_2$O。但因PEEP对循环影响较大，须注意使用时间不宜过长。

（6）选择适宜型号的吸痰管。成人可选用12～16号，婴幼儿可选用6～10号的硅胶吸痰管，其既能够将痰液吸出，又不会阻塞气道。对于机械通气的患者，为避免肺不张的发生，应尽可能使用更小的吸痰管，吸痰管的外径不能超过气管插管内径的1/2。

（7）吸痰时注意吸力大小。每次吸痰前，先将吸痰管放于无菌生理盐水中，以测试导管是否通畅和吸引力是否适宜，吸引负压不宜过大。

（8）严格掌握吸痰时间。每次吸痰时间<15s，间歇3～5min，连续吸引的总时间不得超过3min，以免造成患者缺氧。

（9）注意吸痰管插入的深度。应为插入吸痰管直到遇到阻力再上提1～2cm或者测量气管插管深度作为吸痰管应进入气道的深度指标。根据患者的年龄、身高及性别不同，气管插入长度存在个体差异，可将患者胸骨角上2～3cm到气管插管或气管切开套管在体外开端（或加上连接器）的距离作为吸痰管的插入长度。

（10）使用呼吸机的患者，在吸痰过程中不宜使患者脱离呼吸机的时间过长，一般应少于15s。对于1次不能吸净者，应连接呼吸机辅助呼吸，待血氧饱和度回升后再吸痰。亦可应用充氧式吸痰管吸痰，充氧式吸痰管在吸痰管（长60cm）的内侧壁黏合1根外径3mm的细塑料管作为充氧管，充氧管下端突出吸痰管下端3cm，顶端能与吸氧管连接。吸痰时充氧管与吸氧装置相接，在吸痰过程中持续供给氧气，从而减少或避免低氧血症的发生。

（11）吸痰过程中患者若有咳嗽，可暂停操作，让患者将深部痰液咳出后再继续吸痰。

（12）吸痰过程中，须密切监测患者的呼吸频率和节律、心率、心律、动脉血压和血氧饱和度等的变化。

（13）已经发生低氧血症者，立即加大吸氧流量或给予面罩加压吸氧，酌情适时给予阿托品、氨茶碱、地塞米松等药物，必要时进行机械通气。已行机械通气的患者，则使用呼吸机临时高浓度吸氧功能。

五、心律失常

（一）发生原因

（1）吸痰过程中，反复吸引时间过长，造成患者短暂性呼吸道不完全阻塞及肺不张引起缺氧和二氧化碳蓄积。

（2）吸引分泌物时吸痰管插入较深，吸痰管反复刺激气管隆起引起迷走神经反射，严重时致呼吸、心搏骤停。

（3）吸痰的刺激，使儿茶酚胺释放增多或导管插入气管刺激其感受器所致。

（4）各种导致低氧血症的原因，严重时均可引起心律失常甚至心搏骤停。

（二）临床表现

吸痰过程中患者出现各种快速型或缓慢型心律失常。轻者可无症状，重者可影响血流动力学而致乏力、头晕等症状。原有心脏病者可因此而诱发或加重心绞痛或心力衰竭。听诊心律不规则，脉搏触诊间歇脉搏缺如；严重者可致心搏骤停，确诊有赖于心电图检查。

（三）预防及处理措施

（1）因吸痰所致的心律失常几乎都发生在低氧血症的基础上，所有防止低氧血症的措施均适合于防止心律失常。

（2）如发生心律失常，应立即停止吸引，退出吸痰管，并给予吸氧或加大吸氧浓度。

（3）一旦发生心搏骤停，立即施行准确有效的胸外心脏按压，开放静脉通道，同时行静脉推注肾上腺素或气道内滴入复苏药物。持续心电监测，及时电除颤器。心搏恢复后予以头部冰敷，以保护脑细胞。留置导尿管，采取保护肾功能的措施，纠正酸碱平衡失调和水、电解质紊乱。

六、阻塞性肺不张

同第五章第三节相关内容。

七、窒息

（一）发生原因

（1）痰液过于黏稠。黏稠的痰液易形成痰痂阻塞咽喉部，吸痰时难以吸出或无效吸痰，导致窒息。

（2）吸痰次序不当。口鼻腔分泌物多的患者，若先吸气管内分泌物，后吸口鼻腔分泌物，可能导致口鼻腔分泌物呛入气道而引起窒息。

（3）痰液黏稠患者湿化过度。过度湿化可导致干痂分泌物湿化后突然膨胀，阻塞咽喉部引起窒息。

（4）吸痰过程中造成喉头水肿。吸痰管外径过粗，吸痰时插管动作粗暴，损伤患者咽喉部造成喉头水肿，导致窒息。

（二）临床表现

躁动不安、大汗、呼吸困难、呼吸活动度大、呼吸时发出较大的声音、发热、呛咳、脉搏加快等，血氧饱和度急剧降低，严重者可致心搏骤停。

（三）预防及处理措施

（1）加强气道湿化。①定期评估并及时调整痰液引流和气道湿化措施，建议布地奈德1mg，异丙托溴铵0.5mg，2～3次/d雾化吸入；可结合盐酸氨溴索30mg静脉注射，2～3次/d，以利于排痰。②对人工气道进行机械通气的患者，主动湿化时，湿化水平在33mg/L和44mg/L，Y形口处气体温度在34～41℃，保持相对湿度为100%。③有创机械通气使用被动加湿时，建议热湿加湿器提供至少30mg/L的湿度。④建议所有气管切开术患者使用主动加热加湿或被动热湿交换器、盐水雾化器、喷雾器加湿。⑤使用0.45%氯化钠持续氧气雾化吸入。

（2）掌握吸痰的顺序。先吸口鼻腔分泌物，更换吸痰管后再吸气管内分泌物；先吸气管套管内口分泌物，再吸气管深部的分泌物，以防止口鼻腔分泌物呛入气道引起的窒息。吸痰过程中必须注意观察吸痰管是否通畅，防止无效吸痰。

（3）气道湿化与吸痰过程中，严密观察患者面色、呼吸频率、呼吸节律、血氧饱和度的变化。

（4）根据患者的年龄、痰液的性质选择型号合适的吸痰管。

（5）吸痰管插入时动作轻柔，不要用力过猛，应用轻柔旋转式吸痰法。

（6）备好氧气、吸引器、气管插管、呼吸机、心脏起搏器等。如发现患者出现窒息症状，立即清理呼吸道，用口咽通气管吸痰法或在纤维支气管镜下将口咽部痰液吸出，必要时行紧急气管切开取痰。给予高流量面罩吸氧，及时报告医生，进行心肺复苏抢救及必要的措施。

八、误入食管

同第五章第三节相关内容。

九、吸痰管拔出困难

同第五章第三节相关内容。

第五节 气管切开术后护理操作并发症的预防及处理规范

一、气管内套管阻塞

（一）发生原因

（1）患者有呼吸道炎症、病变或伤口感染，呼吸道分泌物多且黏稠，吸痰不及时或不彻底，气管内套管未及时清洗等，导致气管内套管阻塞。

（2）气管切开后呼吸道水分丢失增加可达 800mL/d，若湿化不充分，易造成痰液干燥、结痂并阻塞气管内套管。

（3）使用的气管内套管质地过于柔软，气囊充气过多致使压力过高，压迫气管内套管，使套管内径变小，产生呼吸道梗阻。

（4）吸痰动作粗暴或插入不洁气管内套管，使气管柱状上皮遭受破坏，导致痂皮形成，若有黏液黏附于痂皮上，易阻塞气管内套管。

（二）临床表现

患者出现呼吸困难和发绀。气道阻力高，吸痰管插入受阻，检查气管内套管均见有痰痂阻塞。

（三）预防及处理措施

（1）对于呼吸道炎性病变或伤口感染患者，发现患者咳嗽、气管中有痰鸣音时，及时吸痰，每次吸痰应尽量吸尽，避免反复抽吸。如果痰液黏稠不易吸出，可注入 0.9% 氯化钠 100mL 加沐舒坦 30mg 稀释液 3～5mL 后再行吸出，同时选择有效敏感的抗生素。气管内套管定时清洗，每天更换切口敷料 2～3 次，被分泌物污染时更换敷料。

（2）加强气道湿化：给予温热交换器，增加吸入气体湿度。对机械通气患者应开启电热湿化器，并及时添加湿化液，湿化首选用无菌注射用水，气体湿化温度控制在 37℃；对痰液黏稠者定时行雾化吸入达到稀释痰液、控制气道感染的作用。

（3）定时翻身、叩背，正确吸痰，动作轻柔，以保持呼吸道通畅，并注意观察痰液的量、颜色、气味和黏稠度，根据痰液性质配湿化液。

（4）气管切开行机械通气者每4h用气囊压力监测表测气囊内压力1次，保持气囊压力在 25~30cmH_2O。

（5）若发现痰液阻塞气管内套管，可行吸引或用钳夹取痰痂，如无效，则更换内套管。

二、气管内套管脱出或旋转

（一）发生原因

（1）气管内套管系带固定太松，患者烦躁不合作、剧烈咳嗽或术后皮下气肿逐渐加重。

（2）气管内套管型号选择不当。

（3）支撑呼吸机的支架调节不当等原因导致脱出或旋转。

（二）临床表现

气管内套管全部脱出气管外，患者出现不同程度的缺氧和二氧化碳潴留及其相应的症状。

（三）预防及处理措施

（1）对气管切开患者应加强巡视，床旁应备无影灯、气管切开包。因气管切开后2~3d尚未形成良好窦道，如发生脱管，再次置管较为困难。

（2）根据患者年龄、胖瘦选择长度、弯度、型号适当的气管内套管。气管内套管脱出需要更换气管内套管，而气管内套管发生旋转，则只需嘱患者平卧，将气管内套管复位即可恢复气道通畅。

（3）气管切开术后应抬高床头30°~45°，头部位置不宜过高或过低，给患者翻身时应使其头、颈、躯干处于同一轴线，防止气管内套管旋转角度太大，影响通气而致窒息。

（4）每天检查套管系带是否牢固，松紧以能容纳一指为宜。随时依体位调节呼吸机管道支架，妥善固定呼吸机管道，使气道内套管承受最小牵拉，防止牵拉过度致气管内套管脱出。

（5）不合作或烦躁者应约束双上肢，并给予适量镇静剂。

三、感染

（一）发生原因

（1）操作时无菌技术执行不严格或消毒不彻底均可导致切口感染：①消毒不严格；②未及时更换敷料；③吸痰时将带菌的痰液溅到切口上而引发感染。

（2）气管切开破坏了呼吸道的防御功能，吸痰时未严格执行无菌操作，将外部或口咽部细菌带入肺部，造成肺部感染。

（3）病室空气消毒不严格，使病室内各种细菌、病毒增多，增加感染机会。

（二）临床表现

切口感染时表现为局部红、肿、有分泌物，创面愈合不良，窦道形成延迟。严重者套管松动，容易脱出，管周漏气。肺部感染时有发热、咳嗽、咳脓痰的症状，严重时可致呼吸衰竭。肺部 X 线可见浸润性阴影。

（三）预防及处理措施

（1）严格遵守消毒、隔离制度，吸痰时严格进行无菌操作，吸痰用具每次更换。常规每天 3 次更换切口敷料，用 0.5% 碘附消毒切口，然后用无菌纱布覆盖，分泌物多时需随时更换，保持伤口敷料干燥。

（2）及时清除呼吸道分泌物，定时变更卧位、翻身、叩背，促进分泌物的引流。气囊排气，吸尽口鼻咽部分泌物，并定时清除气囊上的分泌物，防止误吸。每天更换湿化瓶、吸氧管，防止细菌繁殖。

（3）加强机械通气时的口腔护理。

（4）加强环境监测，保持空气通畅，每天病房定时通风，中央空调定期清洗。

（5）发生感染者，根据细菌培养及药物敏感试验结果，合理使用抗生素，缩短用药时间。

四、气管食管瘘

（一）发生原因

（1）气管内置管放置时间过长、管径过粗或套管气囊压迫，气管内膜受力不均匀，受力大的地方易导致该处黏膜出血、坏死、破溃，而致瘘管形成。

（2）吸痰或取放气管内套管、消毒时动作粗暴，使外套管移位，压迫、摩擦气管后壁引起局部溃疡及感染。

（二）临床表现

气管内分泌物明显增多并呈唾液性状，提示瘘管形成。胃食管反流患者可能出现呛咳并在吸痰时出现胃液或食物，并伴相应症状。

（三）预防及处理措施

（1）选择适当套管，避免气管内膜的机械性损伤，将呼吸道管道置于支架上，避免过度移位和牵拉，给患者翻身或更换床单时注意调节呼吸机管道，避免头颈过度活动引起气管内膜损伤。避免气管内膜局部血液循环长期受阻，每 4h 用气囊压力监测表测气囊内压力 1 次，保持气囊压力在 25 ～ 30cmH$_2$O。

（2）若发生气管内套管移位，应及时纠正。

（3）出现气管食管瘘后应暂时禁食，使用特殊的双气囊胃管，可注入少量的食物和药物，每次注入量不超过 50mL。

（4）气管食管瘘一般愈合困难，必要时施行手术缝合。

五、呼吸道出血

（一）发生原因

（1）切口感染，侵犯切口周围组织，使小血管破裂。

（2）套管选用不合适，使气管壁受到损伤。

（3）吸痰操作不正确，损伤气管黏膜。

（二）临床表现

出血量少者吸痰可见血性痰，量大者可见鲜血从气管插管内或管周溢出。

（三）预防及处理措施

（1）术前根据患者年龄、胖瘦选择合适的气管套管，最好能备 2 套以供更换。患者烦躁时，给予适当镇静，以防套管旋转损伤气管壁及血管。

（2）正确吸痰。首先要掌握好恰当的吸痰时机，一般是在床旁听到患者咽喉部有痰鸣音或患者出现咳嗽等情况时给予吸痰；吸痰时选用外径不超过内套管内径的 1/2、管壁平滑、带有侧孔的硅胶吸痰管；先将吸痰管插入气道超过内套管 1~2cm，再开启吸痰器，左右旋转，边退边吸，切忌在同一部位长时间反复提插式吸痰；吸痰负压不能过大，一般在 33.3~40.4kPa，以防损伤患者气道黏膜。

（3）长期机械通气者，应选用高容量、低压型气囊导管，气囊充气以不漏气为宜，每 4h 监测气囊内压力 1 次，保持气囊压力在 25~30cmH$_2$O，以减轻气囊对气道黏膜的压迫，防止缺血、坏死。

（4）预防和积极治疗切口感染。每天至少 3 次消毒气管切开伤口处，覆盖纱布污染随时更换，若有切口感染应增加换药次数。

六、皮下气肿、纵隔气肿和气胸

（一）发生原因

（1）皮下气肿的发生多因术中软组织分离过多，人为造成皮下间隙开放，自气管套管周围逸出的气体沿切口进入皮下组织间隙并蔓延，可达头部、胸腹及大腿内侧。

（2）术后剧烈呛咳。

（3）切口缝合过紧及切口油纱条堵塞过紧。

（4）患者呼吸困难，用力吸气，胸内负压增高，手术时未行气管插管，没有有效缓解或解除气管阻力，空气顺创面进入颈部筋膜组织，吸入深筋膜形成纵隔气肿，进入浅筋膜形成皮下气肿。

（二）临床表现

（1）皮下气肿可见皮下组织肿胀，触之有海绵样感觉、捻发音及握手感。

（2）纵隔气肿的症状轻重不一，主要与纵隔气肿发生的速度、纵隔积气量的多少、是否合并张力性气胸等因素有关。少量积气患者可完全无症状，仅于胸部 X 线检查见纵隔气肿的征象。积气较多、压力较高时，患者可感胸闷不适，咽部梗阻感，胸骨后疼痛并向两侧肩部和上肢放射。纵隔内大量积气或合并有张力性气胸者，临床表现危重，严重呼吸困难，发绀明显，烦躁不安，意识模糊甚至昏迷。部分患者心前区闻及与心搏一致的咔嗒声。

（3）气胸症状的轻重取决于起病快慢、肺压缩程度和肺部原发疾病的情况。主要表现为突发性胸痛，继之有胸闷和呼吸困难，并可有刺激性咳嗽。

（三）预防及处理措施

（1）一旦发现皮下气肿，应立即报告医生，剪除创口缝线，避免气肿区域扩大。皮下气肿可与纵隔气肿、气胸同时发生，故应细心观察患者呼吸、循环变化。

（2）术后 1 周内不做过多、频繁的深部吸痰，如果必须做深部吸痰，则应暂时打起套管上的气囊，封闭气管与套管间的间隙，即使剧烈呛咳也不会有过多的气体到达创面。

（3）如果出现皮下气肿，每班用甲紫在气肿边缘画标记以观察进展情况。同时重视患者的不适主诉，若诉说颈部压迫感或窒息感，应及时通知医生处理；出现剧烈呛咳时，给予镇咳处理。大量皮下气肿者可行多部位针刺排气或小切口排气。酌情使用抗生素以预防或控制感染。

（4）发生纵隔气肿者，应根据积气量多少和临床症状轻重决定治疗方案。积气量少、症状不明显者无须特殊治疗，气体在 2 周内常可自行吸收。对积气量大、压力高且出现呼吸困难症状和颈部静脉淤血表现者，则应及时做纵隔切开引流术或穿刺排气。

（5）对于气胸患者，应绝对卧床休息，尽量少讲话，使肺活动减少，有利于气体吸收。给予持续吸入高浓度氧疗法，必要时予胸膜腔穿刺抽气或胸腔闭式引流。

第六节　气管插管术后护理操作并发症的预防及处理规范

一、声门受损

（一）发生原因

经喉插管保留数天以上的患者，容易发生不同程度的黏膜损伤。多数患者可以恢复，仅极少数遗留永久性狭窄。

（二）临床表现

（1）症状通常于拔管后 1～6 周出现，这种滞后现象取决于气道受损部位的恢复过程及瘢痕组织形成的情况。80% 在拔管后 3 个月内出现症状。

（2）声门充血肿胀致气道阻塞出现吸入性呼吸困难。根据阻塞程度的不同，呼吸困难可表现为重体力活动时的轻微呼吸受限或轻体力活动和讲话时感到气短，这类患者存在不能清除呼吸道分泌物而窒息的危险。

（3）声门病变会引起声音改变，插管后喉损伤和狭窄的患者会有不同程度的声音嘶哑或失声。

（三）预防及处理措施

（1）插管时不宜盲目粗暴操作，避免损伤，如病情允许，宜及早拔除导管，有条件者，尽量选用经鼻气管插管。

（2）噤声：无论声带有无出血，噤声是必须的首要措施。患者在 3d 内不宜说话，更不宜勉强发声。声带休息是康复的重要条件。

（3）声带周围注射药物。

（4）药物超声雾化吸入。

（5）重度狭窄可威胁患者生命，须急诊处理。应立即吸入湿化氧气，使用可减轻炎症及水肿的药物，包括肾上腺素雾化吸入、静脉应用糖皮质激素或糖皮质激素雾化吸入等。

（6）声门下或气管狭窄可择期处理，包括定期扩张、激光切除、内置扩张支架、分期成形气管重建、永久性气管造口术。

（7）给予营养神经药物。

二、气管插管脱出

（一）发生原因

（1）患者原因：因对气管插管不耐受或疾病本身，患者处于烦躁、谵妄状态，头部大幅度摆动，气管插管易脱出，也可出现患者自行拔管的情况。

（2）护理过程中的失误：由于医务人员操作不当，如为患者做口腔护理或更换气管插管的固定胶布时，没有采取确实可靠的措施来防止气管插管脱出；为患者翻身或抬高、放低床头时，幅度过大，又没有相应地移动呼吸机导管而致气管插管脱出。

（二）临床表现

随气管插管脱出的程度（部分或全部脱出）不同可出现呼吸困难和缺氧表现。轻者呼吸急促、发绀；重者呼吸浅慢或急促，血氧饱和度迅速下降，心率逐渐减慢直至心搏骤停。

（三）预防及处理措施

（1）对烦躁、谵妄者给予充分镇静，必要时使用约束带固定双上肢。

（2）行口腔护理、更换气管插管的固定胶布时，必须用手固定气管插管，以防脱出；为患者翻身及做其他涉及变动患者体位的操作时，必须使呼吸机导管随之相应移动，以免气管插管被牵拉脱出。

（3）气管导管脱出后应评估患者是否有必要再插管，如果部分脱出，可由医生尝试重新插入，如尝试失败或者气管导管完全脱出，应马上拔出气管插管，使用呼吸气囊面罩给氧，或根据患者病情决定是否重新插入气管导管。

三、气管导管误入食管

（一）发生原因

由操作人员操作不当引起。

（二）临床表现

（1）插管后患者的缺氧状态没有得到改善反而进行性加剧，出现明显发绀。

（2）插管后呼吸球囊加压给氧出现腹部明显膨胀，听诊双肺无呼吸音。

（3）气管插管内吸出胃液或食物。

（三）预防及处理措施

（1）利用喉镜在可视状态下进行操作。

（2）对于喉头水肿或者各种原因引起的喉镜下看不到声门的，可用纤维喉镜在可视状态下进行操作。

（3）出现气管导管误入食管时应立即拔出导管，充分给氧后重新插入。

（4）气管插管长度不宜过深，一般经口插管长度为（22±2）cm，经鼻插管长度为（27±2）cm。

（5）气管插管后记录插管深度，妥善固定，防止患者躁动导致气管导管误入一侧支气管内。

（6）定时检查气管插管深度，每次固定均以首次记录的深度为标准。

四、窒息

（一）发生原因

（1）患者原因：因对气管插管不耐受或疾病本身，患者处于烦躁状态，咬扁气管插管导致窒息。

（2）护理过程中的失误：患者气道分泌物多、痰液黏稠，护理人员未及时为患者清除气道分泌物或吸引不彻底，痰栓形成导致窒息。

（二）临床表现

患者突然出现严重的呼吸困难，面色、肢端发绀，血氧饱和度急剧下降，呼吸、心跳停止。

（三）预防及处理措施

（1）经口气管插管的患者固定时要和硬质牙垫一同固定，以免患者咬扁气管插管导致窒息。

（2）保持气管导管通畅，及时湿化吸痰。

（3）一旦发现患者出现窒息临床表现，应立即检查气管导管是否通畅，根据情况处理。

（4）因牙垫脱出，患者咬扁气管导管所致窒息的应与患者沟通，取得配合后塞入牙垫重新固定；如患者不配合可适当给予镇静剂，药物起效后塞入牙垫重新固定。

（5）由痰液或者异物堵塞所致窒息应立即拔出气管导管，充分给氧后重新气管插管，呼吸、心跳停止立即行心肺复苏。

五、气管食管瘘

（一）发生原因

气管插管放置时间过长、管径过粗或气囊压迫，气管内膜受力不均匀，受力大的地方易导致该处黏膜出血、坏死、破溃，而致瘘管形成。

（二）临床表现

气管内分泌物明显增多并呈唾液性状，提示瘘管形成。胃食管反流患者可能出现呛咳并在吸痰时出现胃液或食物，并伴相应症状。

（三）预防及处理措施

（1）选择合适型号的气管插管。避免气管内膜的机械性损伤，将呼吸道管道置于支架上，避免过度移位和牵拉，给患者翻身或更换床单时注意调节呼吸机管道，避免头颈过度活动引起气管内膜损伤。

（2）避免气管内膜局部血液循环长期受阻，每 4h 用气囊压力监测表测气囊内压力 1 次，保持气囊压力在 25～30cmH$_2$O。

（3）出现气管食管瘘后应暂时禁食，可使用特殊的双气囊胃管注入少量的食物和药物，每次注入量不超过 50mL。

（4）气管食管瘘一般愈合困难，必要时施行手术缝合。

第七节　机械通气技术操作并发症的预防及处理规范

一、呼吸机相关性肺炎

（一）发生原因

（1）未及时更换呼吸机管道及清除集水瓶的冷凝水。

（2）进行吸痰、气管插管、气管切开等气道护理操作时，未严格遵守无菌操作原则，增加了污染机会。

（3）人工气道的建立使气管直接向外开放，失去正常上呼吸道的过滤及非特异性免疫保护作用，病原体可直接进入下呼吸道。

（4）患者痰液分泌多且黏稠，痰液清理不及时、不彻底。

（5）肠内营养患者，如鼻饲时速度过快、量过多易造成反流误吸。

（6）潮气量和气道峰压的大小设置对呼吸机相关性肺炎（VAP）的发生有影响。

（7）患有肺水肿、肺微血栓形成、肺缺血、肺淤血的患者，使用呼吸机易致细菌感染。

（8）营养状况差、内环境紊乱（如低镁血症）的患者机体免疫防御功能降低，是 VAP 发生的危险因素。

（二）临床表现

行机械通气治疗 48h 后患者出现发热，体温 > 37.5℃，呼吸道分泌物增多；查体有肺部实变体征和（或）肺部听诊可闻及湿啰音。VAP 的诊断主要依靠胸部 X 线片及痰培养结果。

（三）预防及处理措施

（1）抬高床头 30°～40°，卧位呈头高脚略低位。

（2）呼吸机通气环路中的冷凝水是高污染物，细菌主要来自患者口咽部。因此集水瓶要始终放在呼吸机通气环路的最低位，并及时倒去瓶内的冷凝水。

（3）所有接触呼吸道的操作要求严格无菌，吸痰管每用 1 次即更换。呼吸机管道及配件按要求送供应室消毒。呼吸机管路及湿化器常规每月更换 1～2 次。如果管路污染或损坏时随时更换。

（4）加强病房消毒管理，有条件者住单间病房，每天使用纯动态空气消毒机消毒，每天坚持用含氯消毒液擦拭室内地面、病床、床头柜等设施，严格执行探视制度，出入病区更换衣物、鞋，接触患者前后、操作前后均应严格洗手。

（5）机械通气的患者加强翻身、叩背、排痰，每天肺部行物理治疗，吸痰前要加大氧浓度，防止脱机吸痰时氧饱和度下降过快。吸痰时机掌握要适当，出现吸痰指征时再操作，以减少外界细菌侵入。

（6）掌握正确的鼻饲技术，患者行肠内营养时，床头抬高 30°～45°，鼻饲时速度不宜过快，防止反流，密切观察患者病情变化。

（7）每 4～6h 用氯己定行 1 次口腔护理，操作前充足气囊防止误吸。

（8）根据患者的个体差异设置合适的潮气量和气道峰压。

（9）年老、体弱、肺部有基础疾病者，适当加强营养及免疫支持治疗，必要时予以免疫球蛋白、氨基酸等药物以提高机体抵抗力。

（10）严密观察患者的体温、脉搏、呼吸、血气变化，发现异常及时报告医生处理。

（11）已发生 VAP 者，根据细菌培养、药物敏感试验结果，使用针对性较强的窄谱抗生素。

二、肺不张

（一）发生原因

（1）气管插管时，导管插入过深，导管进入单侧支气管。

（2）气道湿化不足或吸痰不及时、方法不正确，痰痂堵塞。

（3）呼吸机正压通气本身以及吸痰操作，均可导致肺不张。

（4）长时间吸入高浓度氧气，致肺泡萎陷，形成吸收性肺不张。

（二）临床表现

（1）肺不张的体征：同侧胸廓较扁平，呼吸运动受限。双肺听诊呼吸音明显不对称。

（2）胸部 X 线示纵隔和气管影像均向患侧移位，肺纹理增多、致密。

（3）低氧血症。

（三）预防及处理措施

（1）应用呼吸机过程中，严密观察管道有无松脱、漏气，观察患者呼吸情况，监测血氧变化。

（2）加强气道湿化，根据痰液的性状、量及管路积水情况，及时了解湿化效果，正确吸引。

（3）鼓励患者早期床上活动，指导有效咳嗽和深而长的胸腹式呼吸，协助患者排痰。

（4）在应用呼吸机通气过程中，可间隔一定时间适当使用叹气功能。

（5）吸入氧浓度限制在 50% 以下，防止氧中毒所致肺不张。

（6）肺不张一经明确，需尽快去除基础病因：立即采用必要的措施，使患者取头低脚高位，患侧向上，以利引流；帮助患者翻身、拍背及吸痰，对肺不张的肺区（尤其是左上肺、右下肺）加强体位引流；有时需借助纤维支气管镜对肺不张的部位进行充分吸引；若是导管插入一侧支气管，可适当将导管外拔，直至双肺呼吸音相等，并行床边胸部 X 线检查予以证实。

三、呼吸道堵塞

（一）发生原因

（1）分泌物在导管端部形成痰栓。

（2）套囊开放时吸入口咽部潴留的分泌物或气囊密闭不佳致误吸。

（3）误吸胃液导致支气管痉挛，是呼吸机使用过程中病情突变的重要原因。

（4）气管套囊滑脱、气囊固定不紧密并移到气囊管套口，充气后阻塞气道。

（5）系带固定过松、患者烦躁不合作、导管扭曲或被压扁、患者剧烈咳嗽、支持呼吸机管道的支架调节不当等原因造成导管脱位或旋转。

（6）切口感染、糜烂，切口过低损伤动脉，套管不合适或旋转损伤管壁，不正确吸痰等致气道大出血引起窒息。

（7）插管过深触及隆突。

（8）严重颈部大面积皮下气肿对气道产生压迫。

（二）临床表现

患者出现焦虑、烦躁、发绀等低氧血症及高碳酸血症的表现；呼吸窘迫，呼吸频率大于 30 次 /min，吸气时出现胸骨上、锁骨上及肋间凹陷，不能平卧，呼吸时产生不正常的噪声；梗阻严重可致窒息、心动过速，继而心动过缓、心律失常、心搏骤停。下呼吸道梗阻时，听诊两侧呼吸音不对称，一侧有反常呼吸音（哮鸣音等）。

（三）预防及处理措施

（1）保持呼吸道通畅，及时清除口腔、鼻腔、咽喉部分泌物及反流的胃液。开放套囊之前，务必吸净口咽分泌物。加强气道湿化，及时、正确吸痰，防止痰栓形成。

（2）气囊使用前，必须检查有无漏气，并妥善固定。

（3）若吸入胃内容物导致支气管痉挛，可用 0.9% 氯化钠溶液经纤维支气管镜反复灌洗，然后用支气管扩张剂。

（4）使用呼吸机前，先检查呼吸机装置是否完好。使用过程中，随时检查套管固定是否牢靠，患者翻身时应使头、颈、躯干处于同一轴线上，防止套管旋转角度太大，造成窒息；随时调节呼吸机支架，妥善固定呼吸机管路，防止牵拉过度导致导管脱出。对不合作者，适当约束，并给予适量镇静剂。

（5）严密观察吸痰颜色、性状及量，发现异常，及时报告，及时处理；积极控制切口感染，增加换药次数。

（6）如因插管过深引起，可将导管后退 2～3cm。

（7）严密观察患者的呼吸、血氧饱和度变化，备好基本抢救设备，包括氧气、呼吸气囊、面罩、气管插管设备以及吸引装置。

（8）若为痰栓阻塞导管端部，可在纤维支气管镜下去除液态或固态梗阻物。

（9）导管、套管、气囊引起的堵塞，应及时予以更换。

（10）如为皮下气肿压迫气管所致，必要时切开减压和排气。

四、肺气压伤

（一）发生原因

（1）压力性损伤。

（2）肺容积伤。

（3）使用呼吸机时做胸外按压、颈内静脉或锁骨下静脉穿刺等均可能直接损伤脏层胸膜，引起气胸。

（4）肺大疱患者肺泡破裂，引起气胸。

（5）气体经气管切开处进入纵隔。

（二）临床表现

（1）张力性气胸表现为呼吸减慢或呼吸暂停、发绀、低血压和心排血量减少、心动过速或过缓、一侧叩诊呈轻音或胸部运动不对称。

（2）纵隔气肿是肺气压伤的重要征象，患者主诉胸痛，50%出现纵隔摩擦音。

（3）低氧血症和高碳酸血症。

（4）心包气肿时心脏压塞是唯一征象。

（5）空气栓塞时将出现血压下降、心肌梗死、中风、肠梗死等。

（三）预防及处理措施

（1）机械通气时尽量使用较小的潮气量，同时降低吸气压峰值，使用镇静剂和肌松药，维持血容量正常。

（2）避免用高的PEEP和持续气道正压通气，以减少呼吸无效腔。

（3）单肺疾病引起的气压伤或单侧原发性肺气压伤可使用不同步单侧肺通气，降低呼吸频率和机械呼吸的吸气峰压。

（4）肺气压伤合并急性呼吸窘迫综合征（ARDS）、脓毒血症、肺内感染时应避免增加PEEP水平。

（5）使用呼吸机过程中，避免胸部有创操作，如穿刺等。

（6）允许性高碳酸血症。清醒患者不易耐受，需使用镇静、麻醉肌松剂，而对脑水肿、脑血管意外和颅内高压患者则列为禁忌。

（7）积极治疗原发病，改善肺力学机制。

（8）一旦空气进入血管内立即采取左侧卧位，如为气压伤诱导的空气栓塞出现在心脏左侧，不宜采取左侧卧位。如空气量是非致死量，且患者情况稳定，可行高压氧治疗。情况紧急时可应用急诊体外循环以挽救生命。

五、氧中毒

（一）发生原因

长期高浓度吸氧，导致组织细胞损伤和功能障碍。

（二）临床表现

氧中毒的早期表现为气管刺激症状，如难以控制的干咳、呼吸急促、血压下降、胸骨后疼痛、肺泡 – 动脉血氧分压差增大等，早期肺功能可无异常，18h后出现肺活量降低继而肺顺应性下降。48h内可伴发ARDS，发生肺间质和肺泡内液体渗出。由于肺部毛细血管上皮受损，可有咯血的临床表现。3d后肺泡细胞受影响，肺泡表面活性物质减少，胸部X

线片可见到双侧弥散性浸润灶，可有肺不张。晚期表现为肺间质纤维化及多脏器受损。

（三）预防及处理措施

（1）目前尚无有效逆转氧中毒的方法，适当补充维生素 C 和维生素 E 可配合预防其发生。

（2）预防氧中毒的主要措施是尽量避免吸入氧浓度＞50%。

（3）对需要机械通气的患者在氧浓度的选择上应有的放矢，不能因低氧血症而盲目提高氧浓度，应用支气管扩张药、积极排痰、应用强心药及利尿剂等，使吸氧浓度能保持在产生氧中毒以下的水平，同时使动脉血氧分压能达到 60mmHg 的水平。

（4）吸氧过程中，经常做血气分析，动态观察氧疗效果。一旦发现患者出现氧中毒，立即降低吸氧流量，并报告医生，给予对症处理。

六、通气不足

（一）发生原因

（1）分泌物排出不畅。

（2）气道堵塞。

（3）患者自主呼吸与呼吸机对抗导致通气不足。

（4）呼吸机参数设置不当，潮气量过低或吸呼气时间比设置的吸气时间不妥。

（二）临床表现

当二氧化碳潴留至一定程度时，患者可出现烦躁、呼吸困难、乏力、气促、呼吸频率变慢、颜面潮红、发绀、头痛、胸闷、血压下降，严重时出现昏迷。血气分析结果二氧化碳分压＞50mmHg，有些患者可伴不同程度的低氧血症。

（三）预防及处理措施

（1）如分泌物黏稠不易排出，可加强气道湿化和充分吸引。如存在支气管痉挛，可应用支气管扩张剂。如导管或套管移位应及时调整位置，必要时及时更换。

（2）调整呼吸机的参数，如引起通气不足的患者方面因素已去除，动脉血气分析仍提示二氧化碳潴留，应适当调整呼吸机参数。

七、低血压

（一）发生原因

（1）机械通气所形成的气道内正压，经肺组织传送到胸腔、肺内血管和心脏导致：①胸腔内压力增高，外周静脉回流障碍；②血管壁受压，右心后负荷增加；③心脏和大血管受压，心脏舒张受限，产生类似心脏压塞的作用。这些因素综合作用可导致心排血量减少，动脉血压降低，严重时引起心、脑、肾等脏器灌注不足。

（2）患者存在血容量不足和（或）心功能不全，机械通气对循环的抑制更为显著。

（二）临床表现

机械通气过程中，血压＜ 90/60mmHg 或原有高血压者血压明显下降至影响重要器官血流灌注的水平。患者常感到精神萎靡不振、头痛、头晕、心前区隐痛或不适、四肢酸软无力等。

（三）预防及处理措施

（1）若患者血压下降幅度较大（舒张压下降＞ 30mmHg），持续时间长，或发生重要脏器灌注不良征象，须核定呼吸机参数，尽量降低气道平均压。

（2）适当补充血容量，使静脉回流量增加，恢复正常的心排出量。

（3）必要时可应用增强心肌收缩的药物。

八、呼吸机依赖

（一）发生原因

（1）原发疾病未得到改善或继发某些并发症，可能导致撤机困难。

（2）慢性阻塞性肺疾病患者，撤机困难是呼吸衰竭的诱因或加重因素。

（3）呼吸机使用时间过长，呼吸驱动力不足或呼吸肌疲劳。

（4）营养不良或水、电解质平衡失调。

（5）患者从心理上对呼吸机产生依赖。

（6）撤机时机掌握不准，方法不当。

（二）临床表现

试行撤机后患者出现呼吸困难、心跳加快、血压下降、意识障碍；血气分析结果显示低氧血症或二氧化碳潴留。

（三）预防及处理措施

（1）有效控制原发疾病，驱除呼吸衰竭诱因。

（2）改善患者营养，保持内环境平衡。

（3）消除患者顾虑，树立信心。

（4）选择恰当的撤机方式，合理应用同步间歇指令通气和压力支持通气模式。

（5）对一般症状的患者，采用序贯通气方式，即在有创机械通气 2d 后，根据患者临床表现改为无创机械通气。

（6）对部分上机前就考虑到无撤机可能的患者，要严格选择适应证。

（7）应用双水平气道正压通气（BiPAP）可改善慢性阻塞性肺疾病患者的呼吸肌力量。BiPAP 撤机是呼吸机依赖患者的一种有效撤机模式。

九、腹胀

（一）发生原因

（1）多因气囊充气不足，吸入气体可从气囊旁经口鼻溢出，引起吞咽反射亢进，导致胃肠胀气。

（2）无创通气时，如果通气模式选择不当，设置的潮气量和吸气压力过大，产生的气流量过大过猛，气体在进入呼吸道的同时，也有部分进入消化道，发生胃肠胀气。

（二）临床表现

清醒患者示意腹部胀痛。体检时患者腹部膨隆，叩诊呈鼓音。

（三）预防及处理措施

（1）密切观察气管插管或气管套管的位置，如有疑问及时通知医生。

（2）使用气囊测压表监测气囊内的压力，及时发现异常情况。

（3）无创通气时，嘱患者闭住口唇，用鼻呼吸，减少吞咽动作；调节呼吸机相关参数时，注意起始压力不能过大，待患者适应后逐渐增加到理想目标值，以防压力大于食管括约肌的张力。

（4）发生腹胀给予腹部按摩（按肠蠕动的方向进行按摩），以及腹部热敷，同时采取半卧位，以减轻腹胀时对膈肌的压力。

（5）必要时进行胃肠减压、肛管排气或遵医嘱给予促进肠蠕动的药物。

十、呼吸性碱中毒

（一）发生原因

实施机械通气时呼吸机参数设置不当，每分通气量过高和辅助通气时患者自主呼吸频率过快，或者是吸呼气时间比设置不妥，吸气时间过长，造成过度通气。

（二）临床表现

呼吸性碱中毒时心排血量下降、心律失常、脑血管收缩、组织氧耗增加，机体内环境碱化，出现躁动、抽搐等，对病情影响较为严重。

（三）预防及处理措施

（1）去除过度通气原因。

（2）调整呼吸机参数。

十一、面部压伤

（一）发生原因

多发生于长期进行无创通气的患者，由于固定带过紧或固定方法不妥，长期压迫导致局部皮肤缺血、缺氧，出现皮肤破损。

（二）临床表现

患者鼻梁处，两侧额骨处皮肤红肿、疼痛，甚至出现破溃。

（三）预防及处理措施

（1）适当调节固定带的松紧度，以无明显漏气的最小张力为宜，不能过紧。

（2）在患者鼻梁及额骨处使用减压贴或海绵垫以减少压迫。

（3）每次上机 6～8h 取下面罩休息 5～10min，对压迫部位进行局部轻轻按摩。

（4）已经发生破溃者，根据患者病情适当停用无创呼吸机，用 0.5% 的碘消毒，保持局部清洁，严重者定时换药，防止继发感染。

十二、刺激性结膜炎

（一）发生原因

因无创通气时固定带过紧、面罩不合适等引起的面罩鼻根部漏气，刺激双眼，导致双眼结膜充血、干燥。

（二）临床表现

患者双眼出现流泪、眼痒、烧灼感等，甚至眼睑肿胀。

（三）预防及处理措施

（1）调节固定带的松紧度，尽量选择组织相容性及密闭程度好的面罩并根据患者的颜面形态大小、胖瘦、是否张口呼吸等情况选定面罩。

（2）一般情况下，脸型较宽或意识不清、张口呼吸者，应选择口鼻面罩，面部较瘦或无牙者应选择鼻罩通气。

（3）加强吸入气体的湿化。

（4）如患者出现结膜炎，可用抗生素眼药水滴眼治疗。

第六章

患者营养护理技术操作并发症的预防及处理规范

第一节　鼻胃管鼻饲法操作并发症的预防及处理规范

一、腹泻

（一）发生原因

（1）鼻饲液过多引起消化不良性腹泻。

（2）流质内含脂肪过多引起脂肪性腹泻。

（3）鼻饲液配置过程中未严格执行无菌操作，食物被细菌污染，导致肠道感染。

（4）灌注速度太快，浓度过高，温度不适宜，刺激肠蠕动增加。

（5）对牛奶、豆浆不耐受者，使用部分营养液易引起腹泻。

（二）临床表现

患者大便次数增多，部分出现排水样便，伴或不伴有腹痛、肠鸣音亢进。

（三）预防及处理措施

（1）鼻饲液配置过程中应防止污染，每天应配置当天量，并置于4℃冰箱内保存，食物及容器应于每天煮沸消毒后使用。

（2）鼻饲液温度以38～42℃最为适宜。室温较低时，有条件者可使用加温器或把输注皮管压在热水袋下以保持适宜的温度。

（3）注意浓度、容量与滴速，浓度由低到高，容量由少到多，滴速开始为40～80mL/h，3～5d后增加到100～125mL/h，直到满足患者的营养需求为宜。

二、胃食管反流、误吸

（一）发生原因

（1）体弱、年老或有意识障碍的患者反应差，贲门括约肌松弛而造成反流。

（2）患者胃肠功能减弱、鼻饲速度过快、胃内容物潴留过多，腹压增高而引起胃食管反流。

（3）吞咽功能障碍使分泌物及食物误吸入气管和肺内，引起呛咳及吸入性肺炎。

（二）临床表现

在鼻饲过程中，出现呛咳、气喘、心动过速、呼吸困难、咳出或经气管吸出鼻饲液。吸入性肺炎患者体温升高，伴咳嗽，肺部可闻及湿啰音和水泡音，胸部 X 线显示有渗出性病灶或肺不张。

（三）预防及处理措施

（1）选用管径适宜的胃管，坚持匀速、限速滴注原则。

（2）昏迷患者翻身应在管饲前进行，以免胃内因受机械性刺激而引起反流。

（3）危重患者，鼻饲前应吸净气道内痰液，以免鼻饲后吸痰憋气使腹内压增高引起反流。鼻饲时和鼻饲后取半坐卧位，借重力和坡床作用可防止反流。

（4）肠内营养时遵医嘱辅以胃肠动力药可解决胃轻瘫、反流等问题，一般在喂养前半小时由鼻饲管注入。在鼻饲前先回抽，检查胃潴留量。鼻饲过程中保持头高位 30°~40°或抬高床头 20°~30°，能有效防止反流，注意勿使胃管脱出。

（5）误吸发生后，立即停止鼻饲，取头低右侧卧位，吸除气道内吸入物，气管切开者可经气管套管内吸引，行胃肠减压。有肺部感染迹象者遵医嘱及时应用抗生素。

三、便秘

（一）发生原因

（1）长期卧床，胃肠蠕动减弱。

（2）鼻饲食物中含粗纤维量减少。

（二）临床表现

大便次数减少，甚至秘结，患者出现腹胀。

（三）预防及处理措施

（1）调整营养配方，增加含膳食纤维丰富的蔬菜和水果的摄入，食物中可适量加入蜂蜜和香油。必要时，使用开塞露或遵医嘱灌肠、服用导泻药物。

（2）老年患者因肛门括约肌较松弛，加上大便干结，往往灌肠效果不佳，需人工取便，即用手指由直肠取出嵌顿的粪便。

四、鼻、咽、食管黏膜损伤和出血

（一）发生原因

（1）反复插管或因患者烦躁不安自行拔出胃管损伤鼻、咽及食管黏膜。

（2）长期留置胃管对黏膜产生的刺激，引起口、鼻黏膜糜烂及食管炎。

（二）临床表现

咽部不适，疼痛，吞咽障碍，鼻腔流出血性液体；部分患者有感染症状，如发热。

（三）预防及处理措施

（1）对清醒患者做好解释说明，取得患者的充分合作，置管动作要轻柔。

（2）对长期留置胃管者，选用质地软、管径小的胃管，可以减少插管对黏膜的损伤，对需手术的患者，可在麻醉后插管。

（3）长期鼻饲者，每天用液体石蜡滴鼻2次，防止鼻黏膜干燥、糜烂。

（4）保持口腔清洁，每天行口腔护理3次，按产品说明书更换胃管，拔出后从另一鼻孔插入。

（5）鼻腔黏膜损伤引起的出血量较多时，可用冰盐水和去甲肾上腺素浸湿的纱条填塞止血；咽部黏膜损伤，遵医嘱用药，以减轻黏膜充血、水肿；食管黏膜损伤出血可给予制酸、保护黏膜药物。

五、胃出血

（一）发生原因

（1）重型颅脑损伤患者因脑干、自主神经功能障碍，胃肠血管痉挛，黏膜坏死，发生神经源性溃疡致消化道出血。

（2）注入食物前抽吸过于用力，使胃黏膜局部充血，微血管破裂导致胃出血。

（3）患者躁动不安，体位不断变化，胃管的反复刺激引起胃黏膜损伤。

（二）临床表现

轻者胃管内可抽出少量鲜血，出血量较多时血液呈陈旧性咖啡色，严重者血压下降、脉搏细速、出现休克。

（三）预防及处理措施

（1）重型颅脑损伤患者可预防性使用制酸药物，鼻饲时间间隔不宜过长。

（2）注入食物前抽吸力量适当。

（3）牢固固定胃管，躁动不安的患者可遵医嘱适当使用镇静剂。

（4）胃出血时暂停鼻饲，做胃液潜血试验，遵医嘱用药。

（5）患者出血停止48h后，无腹胀、肠麻痹，能闻及肠鸣音，胃空腹潴留液＜100mL时，方可慎重开始喂养，初始量宜少。

六、胃潴留

（一）发生原因

1 次鼻饲的量过多或间隔时间过短，患者因胃肠黏膜出现缺血、缺氧，影响胃肠道正常消化，胃肠蠕动减慢，胃排空障碍，营养液潴留于胃内。

（二）临床表现

腹胀，鼻饲液输注前抽吸胃液可见胃潴留量＞150mL，严重者可引起胃食管反流。

（三）预防及处理措施

（1）每次的鼻饲量不超过 200mL，间隔时间不少于 2h。

（2）每次鼻饲完后，可协助患者取高枕卧位或半坐卧位，以防止潴留于胃内的食物反流入食管。

（3）在患者病情许可的情况下，鼓励其多进行床上及床边活动，促进胃肠功能恢复，并可依靠重力作用使鼻饲液顺肠腔运行，预防和减轻胃潴留。

（4）胃潴留的重症患者，遵医嘱给药。

七、呼吸、心搏骤停

（一）发生原因

（1）患者既往有心脏病、高血压等病史或合并有慢性支气管炎的老年患者，当胃管进入咽部即产生剧烈的咳嗽反射，重者可致呼吸困难，进而诱发严重心律失常。

（2）插管时恶心、呕吐较剧烈，引起腹内压骤升，内脏血管收缩，回心血量骤增，导致心脏负荷过重，引起心搏骤停。

（3）插管时胃管刺激咽部，使迷走神经兴奋，反射性地引起患者屏气和呼吸道痉挛，致通气功能障碍；同时患者出现呛咳、躁动等，使机体耗氧量增加，进一步加重脑缺氧。

（4）处于高度应激状态的患者对插胃管这一刺激反应增强，机体不能承受，导致功能进一步衰竭，使病情恶化。

（二）临床表现

插管困难，患者突发恶心、呕吐、抽搐、双目上视、意识丧失、面色发绀、血氧饱和度下降，继之大动脉搏动消失，呼吸停止。

（三）预防及处理措施

（1）有心脏病史的患者插胃管需谨慎小心。

（2）患者生命垂危、生命体征极不稳定时，应避免插胃管，防止意外发生。如因病情需要必须进行，要持谨慎态度，操作前备好抢救用物，在医生的指导下进行。

（3）必要时在胃管插入前在咽喉部黏膜行表面麻醉，操作要轻稳、快捷、熟练，尽量1 次成功，避免反复刺激。操作中严密监测生命体征，如发现异常，立即停止操作，并采取相应的抢救措施。

（4）对合并有慢性支气管炎的老年患者，插管前 10min 可选用适当的镇静剂或阿托品行肌内注射，床旁备好氧气，必要时给予氧气吸入。

八、血糖紊乱

（一）发生原因

（1）高血糖：患者自身疾病的影响，如重型颅脑损伤患者，机体处于应激状态，肾上腺素水平增高，代谢增加，血糖升高；再者，大量鼻饲高糖溶液也可引起血糖增高。

（2）低血糖：长期鼻饲饮食忽然停止，但未以其他形式加以补充。

（二）临床表现

高血糖表现为餐后血糖高于正常值。低血糖可出现出汗、头晕、恶心、呕吐、心动过速等。

（三）预防及处理措施

（1）鼻饲配方尽量不加糖或由营养师配制。对高血糖患者可补给胰岛素或改用低糖饮食，也可注入降糖药，同时加强血糖监测。

（2）为避免低血糖的发生，应缓慢停用要素饮食，同时补充其他糖，一旦发生低血糖，立即静脉注射高渗葡萄糖。

九、水、电解质紊乱

（一）发生原因

（1）患者由饥饿状态转入高糖状态或因渗透性腹泻引起低渗性脱水。

（2）尿液排出多，盐摄入不足，鼻饲液的营养不均衡。

（二）临床表现

（1）低渗性脱水患者早期出现周围循环衰竭，特点是直立性低血压、后期尿量减少、尿比重低、血清钠小于 135mmol/L、脱水征明显。

（2）低钾血症患者可出现神经系统症状，表现为中枢神经系统抑制和神经－肌肉兴奋性降低的症状，早期烦躁，严重者意识淡漠、嗜睡、软弱无力、腱反射减弱或消失和软瘫等。循环系统可出现窦性心动过速、心悸、心律不齐、血压下降。血清电解质检查示血钾低于 3.5mmol/L。

（三）预防及处理措施

（1）严格记录出入量，以调整营养液的配方。

（2）监测血清电解质的变化及尿素氮的水平。

（3）尿量多的患者除给予含钾高的鼻饲液外，必要时给予静脉补钾，防止出现低钾血症。

十、食管狭窄

（一）发生原因

（1）鼻饲时间过长，反复插管及胃管固定不当或因咳嗽等活动的刺激造成食管黏膜损伤发生炎症、萎缩导致食管狭窄。

（2）胃食管反流导致反流性食管炎，严重时发生食管狭窄。

（二）临床表现

拔管后出现饮水呛咳、吞咽困难。

（三）预防及处理措施

（1）尽量缩短鼻饲的时间，尽早恢复正常饮食。

（2）做好管道评估，插管时动作要轻、快、准，避免反复插管。插管后牢固固定或二次固定，咳嗽或剧烈呕吐时可将胃管先固定以减少因胃管上下活动而损伤食管黏膜。

（3）拔管前让患者带管训练喝奶、喝水，直到吞咽功能完全恢复即可拔管。

（4）发生食管狭窄者行食管球囊扩张术，术后饮食从流质、半流质饮食逐渐过渡。

第二节　造瘘口管饲法操作并发症的预防及处理规范

一、感染

（一）发生原因

（1）操作过程中未严格执行无菌操作原则，未及时更换造瘘口敷料，导管部位长期污染导致细菌过度生长。

（2）应用的营养液未做到现配现用，被致病菌污染。

（3）患者营养不良，机体抵抗力差。

（二）临床表现

（1）造瘘口不愈合，造瘘口周围红、肿、热、痛；严重者出现寒战、高热、腹泻等全身感染症状。

（2）外周血象检查示白细胞计数升高。

（三）预防及处理措施

（1）严格遵守操作规程，加强无菌操作观念，规范更换相关管道，灌注前消毒横切面，同时更换所有喂饲用品。

（2）保持造瘘口敷料干净，每天更换敷料，如有污染随时更换。每天用碘醋消毒造瘘口周围皮肤，严密观察置管处有无红、肿、热、痛及分泌物。

（3）每 4h 监测体温 1 次，发现不明原因的发热或血象升高，要注意是否有管道感染。

（4）管饲食物必须新鲜配制，储存时间不得超过 6h。夏季须现配现用。

（5）每天输完营养液后用无菌纱布包裹造瘘管开口端。

（6）已发生感染者，查明引起感染的原因。如为造瘘口周围皮肤化脓感染，可穿刺或切开排脓，每天换药，用无菌纱布覆盖，脓液送细菌培养；若为造瘘管管腔污染引起，则应更换造瘘管，同时加用抗生素行抗感染治疗，密切观察体温变化，高热者予以物理或药物降温，擦干汗液，更换衣被；腹泻者予以对症处理。

第三节　全胃肠外营养法操作并发症的预防及处理规范

一、空气栓塞

（一）发生原因

（1）所连接的输液器内未排尽气体或输液器密闭不全；输液过程中输液管脱落或加压输液时无人看守导致气体进入；输液结束封管时未用肝素帽塞住针头，致使气体进入体内。

（2）当患者处于低血量状态时，穿刺前又未取头低位，穿刺进入静脉后一旦注射器脱落与大气相通时，随着心脏的舒张，空气被吸入心脏。

（二）临床表现

（1）轻重程度的表现与进入气体的量和速度有关。轻者无症状，进入气体量大者感到胸部异常不适。

（2）听诊心前区可闻及响亮、持续的水泡声。

（3）重者可发生呼吸困难、严重发绀，甚至因缺氧而立即死亡。

（三）预防及处理措施

（1）每次输注营养液、更换液体前认真检查输液器质量，连接是否紧密，肝素帽、三通管等有无松脱；穿刺前排尽输液管及针头内的空气。

（2）巡视病房，密切观察导管固定是否牢固，有无脱出等；及时更换液体，防止滴空。

（3）发生空气栓塞时，空气量少时可通过深静脉导管抽出含气泡的血液。大量气体进入时立即置患者于左侧卧位和头低足高位，以利于气体浮向右心室尖部，避免阻塞肺动脉入口，必要时行胸外按压使气泡变小，驱使其进入并通过肺循环，促使气泡逐渐被吸收。

（4）立即给予高流量吸氧，提高患者的血氧浓度，纠正缺氧状态。同时严密观察患者病情变化，如有异常及时对症处理。

（5）严重者遵医嘱应用表面张力活性剂。

二、导管堵塞

（一）发生原因

（1）输注脂肪乳等大分子溶液后未用生理盐水冲管，药液沉积于管壁造成管腔堵塞。

（2）输液结束后未按规定用肝素封管或方法错误，导致回血在管腔内形成血凝块而堵塞管腔。

（3）利用留置针抽血，抽出后未注入肝素盐水，致使留置针被血凝块堵塞。

（二）临床表现

（1）输注不畅。

（2）溶液外渗。

（三）预防及处理措施

（1）在输注过程中，妥善固定导管，同时严密观察导管是否通畅，如不通畅立即寻找原因。每次输注结束先注入生理盐水冲洗导管，再推入 3～5mL 肝素，防止返流血凝块堵管。

（2）指导患者避免做使静脉压增高的动作，如用力憋气、负重、大幅度运动等。翻身时注意不要压迫血管。

（3）导管内不宜输血、血浆及抽取血标本。每班抽回血 1 次，以检查管道是否通畅，严格交接班。

（4）建议使用孔径为 0.22μm 的终端过滤输液器，提高安全性，预防堵管。

（5）当输液不畅或液体外渗时，及时查找原因，及时排除使输液不畅的因素。

（6）若血栓堵塞，可用尿激酶法或肝素法溶栓，然后用三通法将溶解后的血凝块回抽出来，切忌将其推入静脉造成静脉栓塞。

（7）必要时拔除导管另行穿刺。

三、糖代谢紊乱

（一）发生原因

（1）葡萄糖或高渗溶液输注过多或过快，超越机体能耐受的限度，促发高渗性无酮高糖尿血症，严重者导致高渗性非酮性高血糖性昏迷。

（2）糖尿病患者进行静脉营养治疗时，未及时给予足量的外源胰岛素。

（3）应用胃肠外营养治疗一段时间后，体内胰岛素分泌增加，机体对糖的耐受也增加，未及时停用或调整外源性胰岛素的用量。

（4）由于胰岛素的作用可维持数小时，静脉营养液静滴速度过慢、静脉输注管道堵塞或突然停用含糖的静脉营养液，改用无糖的液体，有可能导致血糖急剧下降，发生低血糖反应，严重者可致昏迷，甚至死亡。

（二）临床表现

（1）高糖血症：早期或轻者没有特殊的临床表现，只是在检测血糖时发现血糖＞11.1mmol/L；后期或症状较重者，出现大量尿糖、恶心、呕吐、腹泻、精神迟钝、意识障碍、头痛、嗜睡等；严重者出现抽搐、昏迷，甚至死亡。

（2）高渗性非酮性高血糖昏迷：意识改变，如烦躁、嗜睡、定向力障碍，甚至昏迷；脱水征明显，血压下降，病理反射阳性；血糖＞33.3mmol/L；有效血浆渗透压＞320mmol/L；尿酮体（－）或（＋）~（＋＋）。

（3）低血糖：肌肉无力、焦虑、心悸、饥饿、软弱、出汗、心动过速、收缩压升高、舒张压降低、震颤、意识障碍，甚至昏迷；血糖＜3.9mmol/L。

（三）预防及处理措施

（1）所有静滴的高渗液体应均匀分配在24h内输入，输入一般从少量开始，可根据葡萄糖总量调节其摄入速率，开始阶段应控制在0.5g/（kg·h）以内，并测定血糖和尿糖进行监测。在机体产生适应后，逐步增加到1~1.2g/（kg·h）。

（2）可使用输液泵控制输液速度。一般标准静脉营养液以125mL/h的速度输入，一般不超过200mL/h。

（3）肠外营养时，用脂肪乳剂满足部分能量需求，减少葡萄糖用量；若葡萄糖总量较大，超越能自然耐受的限度，则需加用外源胰岛素协助调节。

（4）在全胃肠外营养法（TPN）实施过程中，密切观察血糖的变化，并根据血糖的变化来调节胰岛素的用量。

（5）为避免输液袋及输液管道对胰岛素的吸附而致剂量偏差，胰岛素应以皮下注射为妥，或建立另一专用通道缓慢静脉滴注或泵入胰岛素。

（6）对糖尿病患者应及时给予足量的外源胰岛素，防止高血糖和高渗性非酮性高血糖昏迷的发生。

（7）严格掌握葡萄糖的使用，密切注意出入水量，防止造成脱水。当血糖高于22.2mmol/L或持续多尿超过100mL/h，需积极纠正失水，停用高渗葡萄糖液并加用适量胰岛素治疗，以防止高渗性非酮性高血糖昏迷的发生。

（8）对于有糖尿病、胰腺炎、胰腺手术、肝病、全身感染及使用糖皮质激素者要特别注意防止高血糖及高渗性非酮性昏迷。

（9）对于已经发生高渗性非酮性高血糖性昏迷的患者，治疗以纠正脱水为主，降低血糖为辅。给予大量低渗盐水纠正高渗透压状态，同时加用适量的胰岛素。

（10）及时治疗，以防止中枢神经系统发生不可逆的改变，但也应注意防止水分摄入过多、过快，以致走向另一极端，出现脑水肿。

（11）在 TPN 实施过程中，每 4～6h 床旁测量并记录血糖水平。血糖正常患者至少 24h 行床旁血糖监测，检测时机依据临床状况而定。无糖尿病病史患者，若血糖 < 7.8mmol/L，在达到预期热量 48h 内未接受胰岛素治疗，可停止床旁血糖监测；血糖 > 7.8mmol/L 且持续（12～24h）需要胰岛素校正的患者需要行胰岛素治疗。

（12）在 TPN 实施过程中，切忌突然换用无糖溶液。如果暂不需要静脉输入营养液，应该输入等渗糖溶液作为过渡。当需停止 TPN 治疗时，输液速度应在 48h 内逐渐减慢。

（13）发生低血糖者，仔细查找原因。如因营养液输注速度过慢引起，立即加快输液速度，迅速补充葡萄糖；如胰岛素使用过量，则调整胰岛素用量。

（14）做好患者心理护理，使其积极配合治疗，迅速纠正低血糖状态。

四、代谢性酸中毒

（一）发生原因

氨基酸制剂含有赖氨酸和精氨酸的盐酸盐，TPN 过程中，氨基酸用量过大，在体内代谢后释放的盐酸将导致代谢性酸中毒。酸中毒时肾小管上皮细胞排 H^+ 增多，竞争性的抑制排 K^+，是高钾血症的机制之一。

（二）临床表现

患者口唇呈樱桃红、呼吸加深加快、心率较快、心音减弱、血压降低、头疼头晕、嗜睡，严重者可发生昏迷。血 pH 值低于 7.35，二氧化碳结合力降低，尿呈酸性反应。

（三）预防及处理措施

（1）根据患者的病情，合理配置 TPN 营养液。输液过程中，严密监测水、电解质及酸碱平衡情况，防止酸中毒的发生。

（2）积极防治引起代谢性酸中毒的原发病。纠正水、电解质紊乱，恢复有效循环血量，改善组织血液灌流状况，改善肾功能。

（3）严重酸中毒危及生命时，要及时补充碱性溶液治疗。临床上常用 5%$NaHCO_3$ 以补充 HCO_3^- 去缓冲 H^+。乳酸钠也可以用，不过在肝功能不全或乳酸酸中毒时不宜使用，因为乳酸钠经肝脏代谢方能生成 $NaHCO_3$。

（4）酸中毒常伴有高钾血症，酸中毒纠正后常可恢复正常。如血钾升高严重，应在给碱纠正酸中毒的同时处理高钾血症。可静脉输入高渗葡萄糖液及胰岛素，可使 K^+ 随糖原合成进入细胞。

五、电解质紊乱

（一）发生原因

多由需要量增加而供应量不足或过量导致，以低钾血症最常见。另外胃肠外营养制剂一般不含磷酸盐和钙，长期进行胃肠外营养支持治疗易发生低磷、低钙的情况。

（二）临床表现

低钾血症表现为肌肉软弱无力、肠道功能减弱、心动过速、心悸、血压下降等。低磷血症早期症状为四肢无力和关节痛、区域性或肢端麻木、言语模糊不清，最后可发生意识不清和昏迷。低钙血症表现为下肢肌肉痉挛或抽搐等。

（三）预防及处理措施

（1）定期监测电解质、血糖、血微量元素的变化。由于高渗糖的代谢和蛋白质的合成都需要钾的参与，所以必须补充足够的钾。但也需要注意防止过量，造成高钾血症，危及生命。

（2）电解质需要量应根据机体丢失量及摄取不足量补充。一般每天应补充钠 40～160mmol、钾 60～100mmol、钙 4～5mmol、镁 2～10mmol、磷 4～9mmol。微量元素和多种维生素也可在每天的全营养混合液中补充。

（3）由于胃肠外营养制剂一般不含磷酸盐和钙，实施 TPN 10d 后就可能出现低磷血症，因此需补充更多的磷酸盐，同时给予浓维生素 A、维生素 D。低钙在临床上较易发现，可静滴或静推 10% 葡萄糖酸钙或氯化钙纠正。因钙与磷混合易发生沉淀反应，故两者不可混在一起输入。

（4）准确记录 24h 出入水量，收集 24h 内的尿液及其他排泄物标本，及时送检。

六、必需脂肪酸缺乏所致的高脂血症、高氨血症

（一）发生原因

（1）全营养混合液配制不当，长期使用未加脂肪乳剂的静脉营养，造成必需脂肪酸摄入不足。

（2）持续输注大量葡萄糖而引起高胰岛素血症，发生肝内糖原和脂肪蓄积过多，导致肝功能损害。

（二）临床表现

婴幼儿可见皮肤脱屑、毛发稀疏、免疫力下降、血小板减少等症状。成人多表现为血液生化方面的改变，如血中出现甘油三烯酸、三烯酸与花生四烯酸的比值升高等。

（三）预防及处理措施

（1）医务人员配制全营养混合液时，注意处方中各成分配比。由脂肪和糖提供的"双能源"，其热量一般为 1∶1。血脂偏高者可适当降低脂肪占有比例，因阳离子可中和脂肪颗

粒上磷脂的负电荷，使脂肪颗粒相互靠近，发生聚集和融合，导致水油分层，影响吸收。

（2）持续输注葡萄糖时可给予小剂量胰岛素，以促进糖的利用。

（3）在静脉营养中注意给予补充脂肪乳，每周给予脂肪乳剂 500～1000mL。

七、脂肪肝、肝功能异常、淤胆型肝炎、高氯性酸中毒、肠黏膜萎缩和肠细菌移位

（一）发生原因

（1）淤胆型肝炎主要与营养液中非蛋白质热卡过高有关。

（2）施行 TPN 治疗的患者，因长期禁食可致肠黏膜萎缩、变稀、皱褶变薄，使肠黏膜功能受损而减退，肠道内环境改变，导致菌群失调。

（二）临床表现

（1）实验室检查发现谷丙转氨酶、谷草转氨酶和血清胆红素增高。

（2）患者心悸、畏寒、发热、自觉乏力等。

（3）长期施行 TPN 治疗的患者全身感染且证实非导管源性因素应考虑细菌移位。

（三）预防及处理措施

（1）配制营养液时根据患者情况，选择适当的脂肪乳剂和氨基酸。

（2）对高脂血症、免疫功能低下、急性肝炎或胰腺炎患者慎用或不用脂肪乳剂。

（3）定期检查患者肝功能情况，必要时行肝脏 B 超检查以调整治疗方案。

（4）可利用少量一过性肠内营养，消除肝内胆汁淤积和肠黏膜萎缩。

（5）如果病情允许，应尽早恢复肠内营养。

（6）根据病情控制或调整脂肪乳氨基酸的种类和剂量。

（7）控制输注速度，肝功能异常时辅以静脉滴注护肝药等。

（8）对于肠细菌移位的患者进行抗干扰治疗。

八、穿刺部位感染、导管感染

（一）发生原因

与置管技术、导管使用及导管护理有密切关系。

（二）临床表现

（1）穿刺部位或穿刺臂沿导管方向红、肿、热、痛。

（2）全身可表现为寒战、高热，呈稽留热或弛张热，脉速、呼吸急促、头痛、烦躁不安等。

（3）实验室检测示白细胞计数明显增高、核左移，血细菌培养可呈阳性。

（三）预防及处理措施

（1）选择一次性的中心静脉导管，穿刺前对穿刺包的密封度、有效期进行仔细检查。

（2）严格对穿刺部位周围皮肤进行消毒，严格执行无菌操作，每天更换输液接头及输液管。

（3）做好导管护理，如静脉穿刺点每周更换敷料 2 次，有污染或潮湿及时更换，观察并记录局部有无渗血、红、肿、热、痛、脓性分泌物等。

（4）建议使用孔径为 0.22μm 的终端过滤输液器，阻挡病毒以外的所有微生物和各种微粒，提高安全性，预防感染。

（5）如穿刺臂局部感染，可进行局部消毒，勤更换敷料。

（6）辅以理疗或使用透明贴、莫匹罗星软膏等外敷。

（7）如患者出现高热，却找不到原因，应及时拔除中心静脉导管，剪下管尖端，常规送细菌培养及药物敏感试验。

（8）一般拔管后不必用药，发热可自退。若 24h 后发热仍不退，则应选用抗菌药物。

第七章

患者排泄护理技术操作并发症的
预防及处理规范

第一节　导尿术后护理操作并发症的
预防及处理规范

一、尿道黏膜损伤

（一）发生原因

（1）操作者未充分掌握男、女性尿道的解剖特点，女性患者未充分暴露尿道口，男性患者存在弯曲和狭窄部位，也存在着个体差异，不易掌握插管深度。

（2）操作者未与患者做好沟通，导致患者因害羞、担心、焦虑、恐惧等不良心理，精神高度紧张，不与操作者配合，插入导尿管时出现尿道括约肌痉挛。

（3）操作时导尿管前端未充分润滑，操作者动作粗暴。

（4）下尿路有病变时，尿道解剖发生变化。如前列腺增生症，由于前列腺各腺叶有不同程度的增生，使前列部尿道狭窄、扭曲变形，此时插入导尿管易致尿道损伤。

（5）导尿完毕后宣教不到位，患者难以忍受导尿管所致的膀胱、尿道刺激而自行拉扯导尿管甚至强行拔管；导尿管未妥善固定，活动时牵拉引起尿道损伤。

（6）未根据患者的情况选择合适的导尿管，或使用质地僵硬的橡胶导尿管，导尿管置入时易引起尿道黏膜的损伤，反复插管引起尿道黏膜水肿、损伤出血。

（7）使用气囊导尿管时，导尿管末端未完全进入膀胱或刚进入膀胱即向气囊内注水，此时导尿管虽有尿液流出，但气囊部分仍位于后尿道部，胀大的气囊压迫了后尿道。

（二）临床表现

（1）患者主诉尿道内疼痛，排尿时加重伴局部压痛。

（2）尿道外口出血，有时伴血块，甚至出现血尿。

（3）部分病例拔管后有排尿困难甚至发生尿潴留，有严重损伤时可有会阴血肿、尿外渗，甚至形成瘘管。

（三）预防及处理措施

（1）操作者应掌握男、女性尿道的解剖特点，与患者做好沟通，取得配合，保证环境安全，保护患者隐私，嘱患者放松，插入导尿管时嘱患者张口哈气，以免肌肉紧张。女性患者充分暴露尿道口，男性患者注意弯曲和狭窄部位，动作轻柔。

（2）根据患者情况选择粗细合适、质地软的导尿管，插管前充分润滑导尿管，尤其是气囊处的润滑，以减少插管时的摩擦力，操作时手法宜轻柔，速度要缓慢。切忌强行插管，不要来回反复插管。

（3）对于下尿路不全梗阻的患者，导尿前可先用少许润滑止痛胶润滑导尿管前端和尿道外口。

（4）对于前列腺增生症患者，遇插管有阻力时，先吸入液体灭菌石蜡 5～10mL，由导尿管末端快速注入，借助其润滑作用将导尿管迅速插入。

（5）插管时延长插入长度，见尿液流出后继续前进 5cm 以上，充液后再轻轻拉回至有阻力感触，一般为 2～3cm，这样可以避免导尿管末端进入膀胱，气囊充液膨胀而压迫、损伤后尿道。

（6）耐心解释，如患者精神过度紧张，可遵医嘱在插管前肌内注射安定 10mg、阿托品 0.5～1mg，待患者安静后再进行插管。

（7）导尿所致的黏膜损伤，轻者无须处理或经止血、镇痛等对症治疗即可痊愈。偶有严重损伤者，需要行尿路改道、尿路修补等手术治疗。

二、尿路感染

（一）发生原因

（1）操作者未严格按照无菌技术操作原则，无菌物品被污染。

（2）操作者的技术不熟练，反复多次插管导致尿道黏膜损伤，破坏了尿道黏膜的屏障作用，导致细菌逆行进入尿道和膀胱，引起感染。

（3）随着年龄的增加，男性常有前列腺肥大，易发生尿潴留，增加了感染的机会。女性患者术后未保持会阴的清洁卫生，导致感染。

（二）临床表现

（1）主要表现为膀胱刺激征，患者主诉尿频、尿急、尿痛、尿不尽。

（2）当感染累及上尿道时可有寒战、发热，尿道口可有脓性分泌物，有时尿液颜色发生改变。

（3）行尿液检查可见红细胞、白细胞，细菌培养可见阳性结果。

（三）预防及处理措施

（1）用物必须严格灭菌，插管时严格执行无菌操作，动作轻柔，避免损伤尿道黏膜。

导尿管被污染立即更换。

（2）如有留置导尿管，应与家属及患者讲解留置导尿的目的及护理方法，取得患者和家属的配合。应经常清洗会阴部，更换被服及会阴垫，保持清洁干燥，尿道口及导尿管每天消毒两次，每周更换集尿袋1~2次，集尿袋固定在床下低于膀胱位置，以免尿液反流引起感染。

（3）使用材质柔软的导尿管。根据导尿管材质按时更换导尿管。

（4）留置导尿管期间注意患者的主诉并注意观察尿液颜色，有无浑浊、沉淀、结晶等，及时处理。每周可行尿常规检查1次。当尿路感染发生时，必须尽可能拔除导尿管，并根据病情采用合适抗菌药物进行治疗。

（5）加强健康宣教，指导合理饮食，增强免疫力，预防感染。病情允许的患者鼓励每天摄入水分2000mL以上，以达到冲洗尿路的目的。

三、尿道出血

（一）发生原因

（1）导致尿道黏膜损伤的原因，严重时均可引起尿道出血。

（2）口服抗凝药物或凝血机制障碍。

（3）药物引起尿道黏膜充血、水肿，易导致尿道机械性损伤。

（4）严重尿潴留导致膀胱内压升高的患者，如大量放出尿液，膀胱内突然减压，使黏膜急剧充血、出血而发生血尿。

（二）临床表现

导尿术后出现肉眼血尿或镜下血尿，同时排除血尿来自上尿道，即可考虑为导尿损伤所致。

（三）预防及处理措施

（1）操作时动作轻柔，防止尿道黏膜损伤而导致尿道出血。

（2）凝血机制严重障碍的患者，导尿术前应尽量予以纠正。

（3）对有尿道黏膜充血、水肿的患者，尽量选择口径较小的导尿管，插管前充分做好尿道润滑，与患者做好沟通，取得配合，操作轻柔，尽量避免损伤。

（4）插入导尿管后，放出的尿液不宜过快，第一次不超过1000mL。

（5）镜下血尿一般无须特殊处理，如血尿较为严重，遵医嘱使用止血药。

四、虚脱

（一）发生原因

患者膀胱过度充盈，突然大量快速放出尿液，使腹腔内压力突然降低，血液大量潴留腹腔血管内，导致血压下降而虚脱。

（二）临床表现

患者突然出现恶心、头晕、面色苍白、呼吸表浅、全身出冷汗、肌肉松弛、周身无力，往往突然瘫痪倒在地，有的伴有意识不清。

（三）预防及处理措施

（1）对于膀胱高度膨胀且又极度虚弱的患者，放出尿液时应让尿液缓慢流出，第一次不应超过 1000mL。

（2）发现患者虚脱，应立即取平卧位或头低脚高位。症状较轻者给予温开水或糖水饮用，并用手指掐压人中、内关、合谷等穴位。严重者立刻通知医生抢救，给氧，建立静脉通道，遵医嘱给药。

五、尿潴留

（一）发生原因

（1）长期留置导尿管开放引流，未进行膀胱功能训练。

（2）泌尿系感染时，尿路刺激症状严重者，可影响排尿致尿潴留。

（3）气囊充盈不充分，在外力作用下导尿管容易向外滑脱离开膀胱而不能引流尿液。

（4）由于导尿管对尿道黏膜的压迫，导致充血、水肿、排尿疼痛，括约肌敏感性增加，发生痉挛导致导尿管拔除后出现排尿困难甚至尿潴留。

（二）临床表现

患者有尿意，但无法排出。严重时，下腹疼痛难忍，膀胱明显充盈胀大。

（三）预防及处理措施

（1）加强健康教育，指导长期留置导尿患者训练膀胱反射功能。夹闭导尿管，每 3 ~ 4h 开放 1 次，或采用个体化放出尿液的方法，根据患者的尿意和膀胱充盈度决定放尿时间。

（2）对留置导尿管的患者的护理，除观察尿液颜色、尿量外，还应定时检查患者膀胱区有无膨胀情况。

（3）对于绝对卧床和某些手术后拔管后的患者有计划地训练床上排尿，某些手术后的患者，尽可能早地拔除导尿管，鼓励尽早下床，自行排尿。如无法自行排尿，可诱导排尿，比如听流水声或用温水冲洗会阴部；也可用热敷、按摩等方法协助排尿。

（4）拔除导尿管后及时做尿液分析及培养，对有菌尿或脓尿的患者使用致病菌敏感的抗生素；对尿路刺激症状明显者，给予口服碳酸氢钠以碱化尿液。

（5）必要时遵医嘱用药。

（6）经上述措施，患者尿潴留仍无法解决者需导尿或重新留置导尿管。

六、导尿管拔除困难

（一）发生原因

（1）操作者未充分抽吸完气囊内的气体或液体。

（2）气囊导尿管变性老化，气囊及注、排气接头与埋藏于导尿管壁内的约 1.5cm 内径的细管相连，此细小通道经常可因脱落的橡皮屑或其他沉淀物堵塞而使气囊内空气或液体排除困难，易造成拔管困难。

（3）插管前未认真检查导尿管的气囊，将气囊排气不畅的导尿管插入，可造成拔管困难。

（4）患者精神极度紧张，尿道平滑肌痉挛。

（5）尿垢形成使导尿管与尿道紧密粘连。

（6）长期留置导尿管的患者，导尿管前端易有结石附着，造成拔管困难。

（二）临床表现

抽不出气囊内液体或气体、拔除导尿管有阻力。拔出导尿管时患者感尿道疼痛，常规方法不能顺利拔除导尿管。

（三）预防及处理措施

（1）选择合适的导尿管，导尿前认真检查气囊的注、排气情况。

（2）留置导尿管期间尽量让患者多饮水。

（3）采用硅胶导尿管，每次放尿液前要按摩患者下腹部或让患者翻身，使沉渣浮起，利于排出，还可使用超滑导尿管减少尿垢沉积。

（4）女性患者可经阴道固定气囊，用麻醉套管针头刺破气囊，拔出导尿管。

（5）气囊腔打入可致结晶的液体，形成结晶堵塞致导尿管不能拔出，可于尿道口处剪断导尿管，如气囊腔堵塞位于尿道口以外的导尿管段，气囊内的水流出后即可顺利拔出，用手指压迫气囊有助于排尽气囊内水，如气囊腔因阀门作用只能注入而不能抽回，则可强行注水胀破气囊，或在 B 超引导下行耻骨上膀胱穿刺，用细针刺破气囊拔出导尿管。

（6）采用输尿管导管内置导丝经气囊导管插入刺破气囊，将导尿管拔出。

（7）给予心理护理。适当给予镇静剂或阿托品解除平滑肌痉挛。

七、导尿管误入阴道

（一）发生原因

（1）女性患者生理解剖特殊，尿道阴道相邻，未充分暴露尿道口。

（2）老年妇女由于会阴部肌肉松弛，阴道肌肉萎缩牵拉，使尿道口陷于阴道前壁中，造成尿道外口异位。

（3）操作前未充分沟通，患者紧张、恐惧、不配合。

（二）临床表现

导尿管插入后无尿液流出，查体见患者膀胱充盈、膨胀。

（三）预防及处理措施

（1）操作前应与患者做好沟通，保证环境安全，打开双腿，充分暴露会阴部。

（2）操作者熟练掌握女性生理结构，仔细找准尿道口位置。寻找方法：常规消毒外阴，戴手套，左手示指、中指并拢，轻轻插入阴道 1.5～2cm 时，将指端关节屈曲，然后将阴道前壁拉紧、外翻，在外翻的黏膜中便可找到尿道口，变异的尿道口一般不深。

（3）导尿管误入阴道，应更换导尿管重新正确插入。

八、引流不畅

（一）发生原因

（1）导尿管受压，折叠。

（2）泌尿系统手术后出血的患者，由于出血凝集导致导尿管引流腔堵塞。

（3）引流袋位置过高或过低，拉力过大，导尿管受牵拉变形，直接影响尿液流畅。

（4）导尿管折断。

（5）气囊充盈过度，压迫刺激膀胱三角区，引起膀胱痉挛，造成尿液外溢。

（二）临床表现

无尿液引出或尿液引出减少，导致不同程度尿潴留。

（三）预防及处理措施

（1）妥善固定导尿管，防止受压、折叠等。引流袋要低于膀胱位置，导尿管不宜牵拉过紧。

（2）长期留置导尿期间应指导患者活动，病情允许下，应鼓励多饮水，成人饮水量每天宜在 2000mL 以上。根据导尿管的材质按时更换导尿管。遵医嘱行膀胱冲洗，清除膀胱内的血凝块、黏液等。

（3）运用无菌技术注射生理盐水疏通引流腔，如仍不通畅，则需更换导尿管。

（4）根据导尿管的说明书以及患者情况适量注入气囊气体。

（5）导尿管折断者，可经尿道镜用异物钳完整取出。

（6）有膀胱痉挛者，给予安慰，遵医嘱使用解痉药物。

第二节　膀胱冲洗法操作并发症的预防及处理规范

一、感染

（一）发生原因

（1）留置导尿管破坏了泌尿系统局部的防御机制，尿道分泌物无法排除，细菌在局部繁殖，逆行感染。

（2）膀胱冲洗破坏了引流系统的封闭状态，增加了逆行感染的机会。

（3）没有严格遵守无菌操作原则。

（4）引流管的位置过高，致使尿液倒流回膀胱，引起逆行感染。

（5）冲洗液被细菌感染。

（二）临床表现

排尿时尿道有烧灼感，常有尿频、尿急、尿痛、排尿不畅、下腹部不适等膀胱刺激症状，急性尿失禁，膀胱区压痛，尿常规检查可见脓尿、血尿，尿细菌培养呈阳性。

（三）预防及处理措施

（1）留置导尿管的时间尽可能缩短，尽可能不冲洗膀胱。

（2）严格遵守无菌操作原则。

（3）密切观察冲洗情况，使冲洗管的位置低于患者膀胱位置 15～20cm。

（4）严禁使用过期的冲洗液，检查冲洗液有无变质、沉淀，包装是否完好。

（5）病情允许可停止使用膀胱冲洗，能进食的患者嘱其大量饮水，每天饮水量大于3000mL。

（6）留取尿标本，选择敏感抗生素局部或全身应用。

（7）加强心理护理。

二、血尿

（一）发生原因

（1）插入导尿管时损伤尿道。

（2）冲洗液灌入过多并停留时间过长后放出，导致膀胱内突然减压，使黏膜急剧充血而引起血尿，一般常见于昏迷患者。

（3）继发于膀胱炎患者。

（二）临床表现

尿液外观呈洗肉水状，甚至有血凝块，尿常规检查示每高倍镜视野红细胞多于 5 个。

（三）预防及处理措施

（1）留置导尿管时避免各种因素引起尿道黏膜损伤。

（2）导尿术前纠正凝血机制障碍。

（3）对有尿道黏膜充血、水肿的患者，尽量选择口径小的导尿管，插管前充分做好尿道润滑，操作轻柔。

（4）插入导尿管后放尿液不宜过快，第一次不超过 1000mL。

（5）每次灌注的冲洗液以 200～300mL 为宜，停留时间以 5～10min 为宜。

（6）镜下血尿一般无须特殊处理，如血尿较为严重，适当使用止血药，继续膀胱冲洗，根据尿色调整冲洗速度，无肉眼血尿再冲洗 24h 停止。

三、膀胱刺激症状

（一）发生原因

（1）泌尿系统感染。

（2）冲洗液温度过低。

（二）临床表现

患者出现尿频、尿急、尿痛等症状。

（三）预防及处理措施

（1）如由感染引起，给予适当的抗感染治疗。

（2）碱化尿液对缓解症状有一定作用，使用 2.5% 碳酸氢钠冲洗膀胱。

（3）遇寒冷气候，冲洗液应加温至 38～40℃，以防冷刺激膀胱。

四、膀胱痉挛

（一）发生原因

（1）膀胱内有异物（如血凝块）阻塞导尿管致使引流不畅，导致膀胱压力过高。

（2）冲洗液选择错误。如尿道前列腺电切术后的患者，由于手术部位疼痛，愈合不良，膀胱充盈欠佳，这时如选用无菌生理盐水冲洗会导致膀胱痉挛。

（3）膀胱手术后进行冲洗的速度过快（或温度过低）刺激手术伤口而引起。

（4）手术创伤。

（5）引流管的刺激。

（6）前列腺增生患者由于长期膀胱出口部梗阻，膀胱逼尿肌代偿性增生、肥厚，膀胱内压增高，以致出现膀胱高敏性、不稳定膀胱及膀胱顺应性降低，手术切除后易出现逼尿肌无抑制性收缩。

（7）患者精神紧张。

（二）临床表现

膀胱区或尿道阵发性痉挛性疼痛，肛门坠胀感，尿意强烈，导尿管旁有尿液流出，患者焦躁不安。

（三）预防及处理措施

（1）做好心理护理，缓解患者的紧张情绪，术前对患者进行疾病的详细讲解，使患者对疾病有充分的认识，同时保持良好的心态；术后引导患者转移注意力。

（2）在病情允许的情况下尽早停止膀胱冲洗，使患者减轻痛苦。

（3）冲洗时密切观察，保持管道通畅，注意冲洗液的温度（以 20℃为宜）和速度（以 80 ～ 120 滴 /min 为宜），并根据个体差异进行适当调节，以防对膀胱造成刺激而痉挛。

（4）必要时给予镇静剂、止痛剂以减轻患者痛苦。

（5）操作动作要轻柔，减轻患者痛苦。

（6）酌情减少导尿管气囊内的气体（或液体），以减轻膀胱三角区的刺激。

（7）教会患者应对膀胱痉挛的方法，如深呼吸法、屏气呼吸法等。

（8）术前选用光滑、组织相容性强、型号合适的硅胶导尿管。

五、膀胱麻痹

（一）发生原因

某些冲洗液如呋喃西林冲洗液被吸收后，可干扰神经组织的糖代谢，引起周围神经炎，导致膀胱麻痹。

（二）临床表现

既往无排尿困难，拔出导尿管后意识清醒的患者不能自行排尿，出现明显的尿潴留症状和体征，并能排除尿路梗阻。

（三）预防及处理措施

（1）重新导尿，必要时留置导尿管。

（2）停用某些膀胱冲洗液，如呋喃西林冲洗液，改用温生理盐水冲洗膀胱。

（3）采用局部热敷、针灸等治疗。

第三节　大量不保留灌肠法操作并发症的预防及处理规范

一、肠道黏膜损伤

（一）发生原因

（1）肛门插管引起了肠道的摩擦，液体石蜡润滑不够，常会遇到插管困难，若强行插入，易造成肠道黏膜损伤。

（2）使用的肛管粗细不合适或质地较硬，反复插管会引起肠道黏膜水肿、损伤、出血。

（3）患者不配合，精神紧张可致肛提肌收缩和外括约肌痉挛，造成插入困难而致损伤。

（4）患者因不能忍受肛管对肠道的刺激，自行拔除，动作粗暴而致损伤。

（5）年老体弱、身体一般情况较差、便秘的患者。因患者高龄，腹肌及肠肌力减退，盆底松弛，直肠前突，直肠前壁紧贴于肛管上部，容易造成患者直肠前壁损伤。

（二）临床表现

肛门疼痛，排便时加剧伴局部压痛；损伤严重时可见肛门外出血或粪便带血丝，甚至排便困难。

（三）预防及处理措施

（1）插管前，向患者详细解释其目的、意义，使之接受并配合操作。

（2）插管前常规用液体石蜡润滑肛管前端，以减小插管时的摩擦力；操作时顺应肠道解剖结构，手法轻柔，进入要缓慢，忌强行插入，不要来回及反复插管。

（3）选择粗细合适、质地软的肛管。

（4）插入深度要适宜，不要过深。成人插入深度 7~10cm，小儿插入深度 4~7cm。

（5）肛门疼痛和已发生肠出血者，立即停止灌肠，密切观察患者面色、意识、腹痛、便血等情况，监测生命体征，遵医嘱予以止痛、止血等对症治疗。

二、肠道出血

（一）发生原因

（1）患者有痔疮、肛门或直肠畸形、凝血机制障碍等异常情况，插管时增加了肛门的机械性损伤。

（2）当患者精神紧张，不予以理解、配合时，出现肛门括约肌痉挛，插管时损伤了肠道黏膜。

（3）肛管未予润滑，插管动作粗暴。

（4）操作者不熟悉肠道解剖结构，操作时不能顺应解剖结构，强行插入，损伤肠道黏膜，引起疼痛和出血。

（二）临床表现

肛门滴血，或排便带有血丝、血凝块。

（三）预防及处理措施

（1）全面评估患者身心状况，有无禁忌证。

（2）做好宣教工作，加强心理护理，解除患者的思想顾虑及恐惧心理。

（3）操作时，用屏风遮挡，保护个人隐私。

（4）插管前必须用液体石蜡润滑肛管，插管动作要轻柔，忌用力过大。

（5）发生肠道出血应仔细查看肛管头端有无血迹，追踪观察患者排便情况，必要时进行纤维结肠镜检查，既可明确诊断，又可进行救治。应根据病情应用止血药物或行局部治疗。

三、肠穿孔、肠破裂

（一）发生原因

（1）操作时动作粗暴，用力过猛，穿破肠壁。

（2）肛管质地粗硬或反复多次插管。

（3）灌入液量过多，肠道内压力过大。

（二）临床表现

灌肠过程中患者突然觉得腹胀、腹痛，查体可见腹部有压痛或反跳痛。腹部 B 超检查可发现腹腔积液。

（三）预防及处理措施

（1）选用质地适中，大小、粗细合适的肛管。

（2）插管时动作应轻缓，避免重复插管。

（3）当遇到阻力时，可稍移动肛管或嘱患者变动一下体位。

（4）液体灌入速度适中，灌肠袋液面高于患者肛门 45 ~ 60cm。

（5）若患者发生肠穿孔、肠破裂，立即转外科行手术治疗。

四、水中毒、电解质紊乱

（一）发生原因

（1）反复用清水或盐水等灌肠液灌肠时，大量液体经大肠黏膜吸收。

（2）灌肠后排便异常增多，丢失过多的水、电解质致脱水或低钾血症或低钠血症。

（二）临床表现

（1）早起表现为烦躁不安，继而嗜睡、抽搐、昏迷，查体可见球结膜水肿。

（2）脱水患者诉口渴，查体见皮肤干燥、心动过速、血压下降、小便减少、尿色加深。

（3）低钾血症者诉软弱无力、腹胀、肠鸣音减弱、腱反射迟钝或消失，可出现心律失常，心电图可见 ST-T 段改变和出现 U 波。

（三）预防及处理措施

（1）全面评估患者的身心状况，对患有心、肾等疾病的患者及老年人、小儿应特别注意。

（2）清洁灌肠前，嘱患者合理饮食（肠道准备前 3～5d 进无渣流质饮食），解释饮食对灌肠的重要性，使患者配合，为顺利做好肠道准备打好基础。

（3）清洁灌肠时禁用一种液体（如清水或盐水）反复多次灌洗。

（4）灌肠时可采用膝胸体位，便于吸收，以减少灌肠次数。

（5）腹泻不止者可给予止泻剂、口服补液或静脉输液。低钾血症、低钠血症者可以口服或静脉补充。

五．虚脱

（一）发生原因

（1）年老体弱、全身状况差或患有严重心肺疾病者，灌肠时易发生虚脱。

（2）灌肠液温度过低，致使肠道痉挛。

（3）灌肠次数过多，速度过快，液量过大。

（4）灌肠后排便异常增多，丢失过多的水、电解质使患者发生虚脱。

（二）临床表现

患者突然感恶心、头晕、面色苍白、全身出冷汗甚至晕厥。

（三）预防及处理措施

（1）灌肠液温度应稍高于体温，一般为 39～41℃，不可过高或过低（高热患者行灌肠降温除外）。

（2）灌肠速度应根据患者的身体状况、耐受力调节。

（3）灌肠过程中注意观察患者是否出现恶心、头晕、面色苍白、全身出冷汗等现象，一旦发生应立即平卧休息，给予温开水或糖水饮用，并用手指掐压人中、内关、合谷等穴位，或是针刺合谷、足三里等穴位。

（4）腹泻不止者可给予止泻剂、口服补液或静脉输液。

六、排便困难

（一）发生原因

（1）由于排便活动受大脑皮质的控制，插管的不适可导致排便中枢受抑制。

（2）插管过程中，肛管插入粪便内，使肛管堵塞，导致灌肠失败。

（3）对于大便干结的患者，注入的灌肠液短时间内不能使粪便软化、溶解，因此尽管灌肠液进入患者肠腔，但直肠内干结的粪便堵塞肛门及直肠，患者仍感排便困难。

（4）插管过程中，肛管紧贴肠壁或进入粪块中，阻力增大，如强行插管，患者不能耐受，导致插管失败。

（二）临床表现

患者常有头痛、乏力、食欲不佳、腹痛及腹胀等症状。

（三）预防及处理措施

（1）插管前常规用液体石蜡润滑肛管前端，以减少插管时的摩擦力。

（2）根据灌肠目的，选择不同的灌肠液和量，常用溶液有清水、生理盐水、肥皂水及降温用的冷水或冰水。成人用量为 500 ~ 1000mL，小儿用量不得超过 500mL。

（3）灌肠时将肛管自肛门插入 2 ~ 4cm 后打开灌肠夹，在灌肠液流入肠腔的同时将肛管轻轻插入直肠内一定深度（10 ~ 15cm），使灌肠液缓缓流入肠腔。

（4）提供适当的排便环境和排便姿势以减轻患者的心理负担。

（5）插管过程中，若肛管插入粪便内堵塞肛管，可更换肛管重新再插，改变肛管插入的方向。若患者有顽固性便秘、大便干结，可先用液体石蜡润滑手指后把干燥粪便抠出，再行灌肠，或在直肠镜下取便。

（6）若为非器质性便秘，可协助患者建立正常排便习惯，在饮食中增加水果、蔬菜、粗粮等促进排泄的食物，增加液体摄入量，适当增加运动量及使用一些缓泻药物。

七、肠道感染

（一）发生原因

（1）肛管反复多次使用，易致交叉感染。

（2）灌肠术作为一种侵袭性操作常可致肠道黏膜损伤，导致患者抵抗力降低，从而引发感染。

（3）人工肛门、肠造瘘口患者清洁肠道时易发生感染。

（二）临床表现

腹痛，大便次数增多，大便的量、颜色、性状有所改变。

（三）预防及处理措施

（1）灌肠时应做到一人一液一管，一次性使用，不得交叉使用和重复使用。

（2）临床上可使用一次性输液器插入装有灌肠液的液体瓶内，排气后一端接适宜的肛管，润滑肛管前端，然后插入肛门达灌肠所需深度即可。这样既可减少交叉污染，同时也可避免对肠道黏膜造成损伤。

（3）尽量避免多次、重复插管，大便失禁时注意肛门、会阴部位的护理。

（4）肠造瘘口的患者需肠道准备时，可用 16 号一次性双腔气囊导尿管，插入 7~10cm，注气 15~20mL，回拉有阻力后注入灌肠液，夹紧，保留 5~10min，这样可避免肠道及造瘘口部位发生感染。此法也适用于人工肛门的灌肠。

（5）遵医嘱将 20% 甘露醇与庆大霉素、甲硝唑或其他药物联合应用肠道准备。

（6）根据大便化验和致病微生物情况，遵医嘱应用合适的抗生素。

八、大便失禁

（一）发生原因

（1）长时间留置肛管，降低了肛门括约肌的反应，甚至导致肛门括约肌永久性松弛。

（2）清洁灌肠时，患者心情紧张，造成排便反射控制障碍。

（3）操作粗暴，损伤肛门括约肌或其周围的血管和神经。

（二）临床表现

大便不由自主地由肛门排出。直肠指诊、内镜检查、排粪造影等检查可发现肛门括约肌闭合不紧，肛周皮肤有湿疹，直肠指诊及括约肌收缩减弱。

（三）预防及处理措施

（1）肛管排气一般不超过 20min。必要时可隔 2~3h 后重复插管排气。

（2）消除患者紧张不安的情绪，鼓励患者加强意识以控制排便。必要时适当使用镇静剂。

（3）帮助患者重建控制排便的能力，鼓励患者尽量自己排便，协助患者逐步恢复对肛门括约肌的控制能力。

（4）如肛管直肠有炎症，可对症服用抗生素。如肛周皮肤有炎症，应经常保持肛周清洁，使其保持干燥或外用药涂擦。

（5）已发生大便失禁者，床上铺橡胶（或塑料）单和中单或一次性尿布，每次便后用温水洗净肛门周围及臀部皮肤，保持皮肤干燥。必要时，肛门周围涂擦软膏以保护皮肤，避免破损感染。

（6）如发生肛门括约肌损伤引起的大便失禁，可经手术修复括约肌或重建括约肌来恢复肛门括约肌的功能。

九、肛门皮肤擦伤

（一）发生原因

长期卧床或年老体弱患者灌肠后排便次数增多，或便器摩擦致使肛周皮肤损伤。

（二）临床表现

肛周皮肤破溃、红肿。

（三）预防及处理措施

（1）患者大便后将肛周及时洗净擦干，保持患者肛周局部清洁、干燥。

（2）使用便盆时，应协助患者抬高臀部，不可硬塞、硬拉，必要时在便盆边缘垫以软纸、布垫，防止擦伤皮肤。

（3）皮肤破溃时按伤口换药处理。

第四节　保留灌肠法操作并发症的预防及处理规范

保留灌肠法操作也可引起肠道黏膜损伤、肠道出血、肠穿孔等并发症，其发生原因、临床表现及预防处理与大量不保留灌肠法操作所致并发症基本相同，此处不予重复叙述。

第八章
引流管护理技术操作并发症的
预防及处理规范

第一节　胸腔闭式引流护理技术操作并发症的
预防及处理规范

一、皮下气肿

（一）发生原因

（1）引流不畅，使胸腔内压力升高。

（2）切口过小，引流管与胸壁组织间隙过大，皮肤缝合过紧，使气体沿引流管周围间隙进入皮下。

（3）剧烈咳嗽导致胸膜腔内压急剧增高，使胸腔内气体沿引流管进入皮下。

（4）引流管部分滑出胸腔。

（二）临床表现

皮下气肿主要与胸腔内压力有关，压力越高越易导致皮下气肿。表现为患者面部、颈部、胸部及腹部皮下组织出现捻发感，有胸闷憋气，甚至压迫感。

（三）预防及处理措施

（1）保持引流通畅。

（2）引流管的粗细要适宜，切口大小要适当。

（3）频繁咳嗽者给予止咳治疗。

（4）轻度皮下气肿，无须特殊处理可自行吸收。

（5）中重度皮下气肿，可利用消毒的大号针头刺入气肿处皮肤，并用双手向针头方向挤压以排出气体，也可多处行皮肤切开排气。

（6）顽固性皮下气肿可采用皮下置引流管行闭式负压引流术，持续引流气体。

（7）妥善固定引流管，并留有足够长度，以防翻身及摆动时脱出胸腔。

二、疼痛

（一）发生原因

（1）引流管压迫肋间神经。

（2）引流管与壁层胸膜摩擦。

（3）患者体形消瘦或肋间狭窄者易出现。

（4）引流管移动。

（二）临床表现

由于引流管与壁层胸膜摩擦或压迫肋间神经导致出现疼痛感。

（三）预防及处理措施

（1）注意病情观察，置管期间做好患者疼痛评估及心理护理。

（2）定期评估置管位置，将保持正确体位的重要性告知患者。

（3）对体形消瘦者置管时，选择粗细适宜的引流管，采取最佳位置放置并注意固定牢固。

（4）适当地调整引流管的位置或应用止痛药可缓解疼痛。

（5）经上述处理仍不能缓解时，使用局部封闭可减轻疼痛。

（6）按医嘱行镇痛处理。

三、引流管堵塞

（一）发生原因

（1）引流管滑脱或引流管置入深度不够。

（2）引流管折叠或扭曲。

（3）引流管部分或完全被堵塞。

（二）临床表现

引流管不通畅，水封瓶水柱无波动。

（三）预防及处理措施

（1）观察水封瓶内玻璃管水柱是否随呼吸上下波动，定时挤压引流管，保持引流通畅。

（2）若水柱不波动，患者有胸闷、气急可能是引流管堵塞，应及时检查引流管有无扭曲受压、有无血凝块堵塞，如有血凝块堵塞应及时通知医生处理。

（3）鼓励患者尽早下床活动，平时多做深呼吸，进行有效咳嗽。必要时每 2～4h 叩背 1 次。

（4）发生堵塞，胸部 X 线显示肺复张良好，夹管 24h 内没出现异常，可拔管。

（5）如症状未缓解，挤捏引流管或适当调整引流管方向，无效时则考虑用 50mL 无菌注射器针筒抽吸排除阻塞。

四、纵隔摆动

（一）发生原因

（1）医护人员操作不当，放气、放液过快或过多均会导致此并发症的发生。

（2）剧烈咳嗽。

（3）引流管脱落形成开放性气胸。

（二）临床表现

引流过快、过多或剧烈咳嗽使气体过快排出胸腔所致，主要表现为急性呼吸循环障碍，如气促、呼吸困难、发绀，甚至休克。

（三）预防及处理措施

（1）大量积液、积气引流时应控制引流速度，一般放 500mL 后夹管 5～10min，根据患者的情况再放 500mL，再夹管。避免一次性放气、放液过多、过快。

（2）剧烈咳嗽者嘱其勿用力过度，必要时应用镇静、镇咳药。

（3）纵隔摆动是胸腔闭式引流术最危重的并发症，做好预防工作尤为重要。

（4）一旦 1 次放气超过 1000mL，患者出现纵隔摆动，如患者出现呼吸困难、休克及心搏骤停，应迅速抢救并通知医生，配合医生进行救治。

五、引流管脱出

（一）发生原因

（1）引流管固定不牢固、不得当。

（2）患者意识不清楚，躁动不安，不主动配合治疗。

（二）临床表现

由于外力牵拉，突发引流管脱落出切口处。

（三）预防及处理措施

（1）妥善固定引流管，并留有足够长度，以防翻身、活动时脱出胸腔。

（2）严格交接班，做好活动指导。

（3）嘱患者屏气，迅速用手捏紧引流口周围皮肤（不触及伤口），使引流口的创缘闭合，再用凡士林纱布及厚层无菌纱布按压伤口，并立即通知医生。

（4）如按压后患者迅速出现呼吸困难、气管移位、皮下气肿等症状，应揭开纱布，使气体逸出，护士在医生到场前不能离开患者。

六、胸腔内感染

（一）发生原因

（1）年老体弱者抵抗力下降，易并发胸腔内感染。

（2）引流管留置，时间越长，风险越大。

（3）有引流液逆流的危险。

（4）各项相关操作中未遵守无菌操作原则。

（二）临床表现

患者出现发热、气促等感染症状。

（三）预防及处理措施

（1）手术时应按规程操作，胸腔闭式引流位置应低于胸腔 60cm。

（2）搬动患者时，切勿将引流瓶提至高于引流管的胸腔出口水平面，应先用止血钳夹闭，搬动完毕再松开以防引流液倒流入胸膜腔。

（3）更换引流瓶时应严格执行无菌操作，引流瓶、引流管都应灭菌后使用。切口敷料应 1～2d 更换 1 次，如有脱落或污染应及时更换。引流管一旦脱落，决不能将原引流管再插入，以免感染。

（4）密切观察患者体温变化。

（5）当患者出现发热、胸痛等感染症状时，应根据医嘱立即应用抗生素，并给予支持疗法以控制感染。

七、血胸

（一）发生原因

（1）引流管固定不够牢固，摩擦血管而造成损伤。

（2）患者活动幅度过大，牵拉引流管导致血管破裂。

（3）手术部位活动性出血。

（二）临床表现

表现为引流量增多，且为血性，患者出现冷汗、脉细。

（三）预防及处理措施

（1）避免引流管固定不牢及患者躁动不安或频繁变换体位导致管道摩擦损伤血管而出血。

（2）指导患者活动时注意保护引流管，避免强拉引流管。

（3）引流过程中应密切观察引流液的色、质、量。如为血性、量突然增多或患者出现休克等症状，应考虑活动性出血的发生。

（4）一旦出现血胸，立即建立静脉通路并通知医生进行处理，严密观察患者的血压和心率，休克者积极行抗休克治疗。

（5）进行止血、扩容、抗感染等处理后如出血仍未控制，行手术止血准备。

八、肺不张

（一）发生原因

术后未做有效咳嗽、咳痰，或引流不畅。

（二）临床表现

（1）患者出现胸闷、呼吸困难、体温升高，并伴有不同程度的发绀。

（2）听诊呼吸音明显减弱或消失，局部叩诊呈浊音，气管移向患侧。

（三）预防及处理措施

（1）应做好术前健康教育，解释术后咳嗽、咳痰对肺扩张的重要性。

（2）术后生命体征平稳后取半卧位，第2天鼓励患者尽早下床活动。

（3）鼓励患者做有效咳嗽、咳痰，避免剧烈咳嗽，定时翻身拍背。

（4）鼓励患者做吹气球的动作，以利于肺部扩张。

（5）若胸部X线检查示明显肺不张，叩经鼻导管吸痰或应用支气管镜吸痰，必要时行气管切开，以利于引流液的排出及肺部扩张。

九、复张性肺水肿

（一）发生原因

患侧肺或双肺在短时间（数分钟至数小时）内得以复张。

（二）临床表现

剧烈咳嗽，咳出或吸出大量白色或粉红色泡沫样痰或液体。

（三）预防及处理措施

（1）肺长时间压缩的患者，首次排液量≤1000mL，抽液在500mL左右，尽可能少量、多次、间断性引流。

（2）大量排气、排液或术后要密切观察病情，凡在短时间内发生胸闷、气促、心悸、持续或频繁咳嗽，立即停止有关操作，报告医生并处理。

第二节 T 管引流护理技术操作并发症的 预防及处理规范

一、T 管脱落

（一）发生原因

（1）搬运患者过程中 T 管脱落。

（2）患者躁动时 T 管脱出。

（3）术后患者因麻药等因素发生精神障碍后自行拔管。

（4）患者改变体位时，引流管因固定在病床上被患者忽略而脱出。

（5）患者由于长期带管，皮肤固定线脱落带动 T 管一起滑脱。

（6）医生拔出腹腔引流管时误将 T 管作为腹腔引流管拔出。

（二）临床表现

T 管意外滑出或拔出。

（三）预防及处理措施

（1）妥善固定和保护 T 管，尤其对全麻术后尚未完全清醒的患者更要重视。

（2）对长期带管患者要嘱其注意观察和保护皮肤固定线。

（3）做好健康教育，要注意防止患者体位改变时牵拉管。

（4）腹部引流管标识清楚，拔出时一定要分清 T 管与腹腔引流管，避免误拔。

（5）引流管脱出立即用凡士林纱布及无菌纱布按压置入口，并立即通知医生予以重置。

二、T 管堵塞

（一）发生原因

（1）术中因素：T 管选择不当，管壁厚、管腔小的管易被小碎石片或泥沙结石凝结阻塞；T 管放置不当，如扭曲、折叠等；胆总管或左右肝管残留结石。

（2）术后因素：T 管被血块、蛔虫阻塞；T 管引流时间长，泥沙结石凝结于管内。

（二）临床表现

T 管引流液突然减少或中断，部分患者出现呕吐、腹胀。

（三）预防及处理措施

（1）选择合适的 T 管。

（2）保持引流管通畅，勿使引流管扭曲、受压。

（3）对于胆汁浑浊、泥沙性结石，应用生理盐水冲洗。

（4）结石堵塞者用抗生素溶液低压冲洗。

（5）凝血块用肝素溶液冲洗。

三、胆道逆行感染

（一）发生原因

（1）更换引流袋时无菌操作不严。

（2）经管向胆道注入药物（如造影剂、抗生素等）时污染。

（二）临床表现

T 管患者出现寒战、高热、黄疸，可有感染性休克和神经精神症状。

（三）预防及处理措施

（1）T 管的护理过程要严格遵守无菌操作原则。

（2）保持引流管周围皮肤清洁、干燥。

（3）定期更换引流袋。平卧时引流袋应低于腋中线；站立或活动时，引流袋不高于腹部引流口平面，防止胆汁逆流造成逆行性感染。

（4）术后 1 周内，勿用加压冲洗引流管。

（5）给予解痉、镇痛、利胆，纠正休克，进行抗感染治疗。

四、胆瘘

（一）发生原因

（1）患者体质因素：年老体弱、营养欠佳、低蛋白血症、糖尿病等患者，使得窦道形成慢且不牢固。

（2）手术因素：术中损伤胆总管血供，导致胆道壁缺血坏死。

（3）T 管修剪不当，两短臂过粗，合并后的宽度大大超过单一管腔的大小，拔管时造成窦道破裂。

（4）拔管时间过早。

（二）临床表现

一般出现在拔出 T 管后，胆瘘量少，无腹膜炎体征；T 管引流术后外敷料黄染或出现腹痛，伴有腹膜炎刺激征，腹穿有胆液即可明确诊断。

（三）预防及处理措施

（1）年老体弱、营养欠佳、低蛋白血症、糖尿病患者，在拔管前，应改善其肝功能、降低血糖、纠正贫血及低蛋白血症等，并延迟拔管时间 6~8 周。

（2）正确修剪 T 管，要求两臂不要过粗，中央应剪成 V 形，对折后应与长臂的宽度基本相等，以保证拔管时不会损伤窦道。

（3）术后带管期间，严密观察生命体征，观察有无发热、腹痛，观察腹腔引流管有无胆汁引出，若有则提示患有胆瘘可能，应立即报告医生。

（4）严格掌握拔管指征，拔管时动作应轻柔，用力均匀，切忌动作粗暴。

（5）拔管后要严密观察腹痛情况。

（6）若发生胆瘘，重新手术放置管引流。

（7）常规拔管后发生局限性腹膜炎患者，插入导尿管引流。

第三节　脑室引流管护理技术操作并发症的预防及处理规范

一、引流管脱出

（一）发生原因

（1）患者烦躁，过度翻身。

（2）引流管长度受限，管道牵拉。

（3）固定引流管的头皮缝线脱落。

（二）临床表现

（1）引流管内液柱无波动或无液体流出。

（2）引流液自放置引流管部位渗出。

（3）可出现颅内压增高的症状，如头痛、呕吐，甚至瞳孔、意识状态发生改变。

（三）预防及处理措施

（1）操作前告知患者并进行心理护理。向患者说明更换的目的、可能出现的并发症及注意事项，消除其紧张心理，取得患者的配合。

（2）对躁动患者给予适当约束及镇静。

（3）留出足够的引流管长度，防止过度牵拉。

（4）报告医生并配合医生重新缝合固定。

（5）如引流管部分脱出、侧孔外漏有液体流出，立即用无菌纱布吸收渗液，并立即通知医生，协助医生换药拔管，取引流管尖端的引流液送细菌培养。

（6）如引流管完全脱出，检查残端是否完整，检查伤口有无裂口，并协助医生换药清创。

（7）根据患者情况重新置管。

二、脑室出血

（一）发生原因

（1）引流瓶（袋）入口高度过低。

（2）更换引流装置前未将引流管夹闭。

（3）引流过快、过多造成的低颅压导致脑皮质塌陷或继发脑血管损伤引起再出血。

（二）临床表现

（1）引流液突然变成鲜红色，外流速度加快，引流量增多。

（2）CT 或 MRI 检查可见脑室出现新高密度灶，脑室变形扩大。

（三）预防及处理措施

（1）更换引流装置前将引流管夹闭，后调整引流瓶（袋）入口处至高于侧脑室角10～15cm，妥善固定后开放引流。

（2）开放引流早期注意引流速度，避免引流过快。

（3）及时调整引流瓶（袋）入口高度，并立即报告医生。

三、颅内感染

（一）发生原因

（1）更换引流瓶时未严格执行无菌操作。

（2）更换引流装置前未夹闭引流管，使管内引流物逆流入脑室造成逆行感染。

（3）接口处污染，未保持局部无菌。

（二）临床表现

（1）心率加快、寒战、高热（体温多在 38℃以上，甚至超过 40℃）。

（2）颈项强直，脑膜刺激征阳性。

（三）预防及处理措施

（1）更换引流瓶（袋）时应严格执行无菌操作。

（2）更换引流装置前将引流管夹闭，以免管内引流物逆流入脑室。

（3）接口处予以无菌纱布包裹，并每天更换。

（4）每次更换引流装置时留取脑脊液标本送检。

（5）严密观察脑脊液性状。如出现浑浊、呈毛玻璃状或有絮状物，提示可能发生颅内感染，立即报告医生。

（6）根据医嘱调整引流管高度以引流出感染的脑脊液，配合医生采集脑脊液标本做细菌培养和药物敏感试验。

第四节 胃肠减压术操作并发症的预防及处理规范

一、引流不畅

（一）发生原因

（1）医护人员的操作或患者的配合不当导致胃管在咽部、食管上段及胃内发生盘曲、打结。

（2）胃内容物消化不彻底，食物残渣或黏稠的胃液、血凝块等阻塞胃管。

（3）置管时间过长，胃管老化、变脆，管腔内粘连。

（4）持续负压吸引时，胃管的前端或侧孔紧贴胃壁，可能发生吸住胃壁现象。

（5）减压器故障如胃肠减压器装置漏气、失去负压等。

（6）患者烦躁不安，胶布固定胃管不牢，胃管向外滑出脱离胃内。

（二）临床表现

腹胀无缓解或加剧；无引流物引出，或引流物突然减少；注射器回抽时阻力增大；冲洗胃管，引流量明显小于冲洗量。

（三）预防及处理措施

（1）对于清醒的患者，在插管过程中，耐心地向其说明插管的目的和步骤，告知插管过程中的注意事项（如吞咽的速度、呕吐的处理办法等），医护人员的插管速度尽量与患者的吞咽速度相吻合，以免胃管在患者的口腔内盘曲。

（2）为昏迷患者插管时，插管前先撤去患者的枕头，头向后仰，以免胃管误入气管，当胃管插入 15cm 时，将患者头部托起，使下颌靠近胸骨柄，以增大咽喉部通道的弧度，便于胃管顺利通过会厌部，可防止胃管在咽部或食管上段盘旋。

（3）定期更换胃管，以防止胃液长时间腐蚀胃壁，使其变质从而发生粘连，造成胃管不通畅。胃管的材质不同，更换时间各异，具体参照使用说明书。

（4）对昏迷、烦躁的患者进行适当约束，以防胃管被意外拔出。密切观察和记录胃管置入的长度，及时发现和纠正滑出的胃管。

（5）医护人员应在确定胃管进入胃内后方可行负压引流，注意插入的长度要适中（发际到剑突的长度再插进 4 ~ 5cm）。

（6）禁止多渣、黏稠的食物、药物注入胃管内。如从胃管内注入药物和食物，需用生理盐水或温开水冲洗胃管。

（7）胃肠减压器的位置应低于胃部，以利于引流。胃肠减压装置在使用前应认真仔细检查，如发现因质量不合格而引起漏气，则更换胃肠减压器。

（8）每班交接人员应检查置入或外露胃管的长度，检查有无胃管盘曲在口腔。

（9）检查胃管是否通畅，调整胃管的置入长度。

（10）检查负压引流装置。

（11）用 0.9% 氯化钠 50mL 冲洗胃管。如食物残渣或血凝块阻塞胃管，可自胃管注入 α- 糜蛋白酶加碳酸氢钠注射液。

（12）必要时更换胃管。

二、插管困难

（一）发生原因

（1）急性肠梗阻患者，置管过程中可引发呕吐反射加剧，胃管随着呕吐冲力冲出口腔。

（2）患者精神紧张，在插管过程中出现过度换气、头后伸等动作，胃管进入咽喉部不能顺利进入食道。

（3）合并慢性支气管炎的老年患者，当胃管进入咽部，即产生剧烈的咳嗽反射，迫使操作停止。

（4）昏迷患者吞咽反射消失或减弱，插管时不能配合吞咽，胃管不易进入食管上口。

（5）胃管反复使用，硅胶老化，缺乏韧性和弹性，导致插管中途盘曲。

（6）医护人员对上消化道解剖与生理情况欠熟悉，操作技术欠熟练。

（二）临床表现

插管不能顺利进行，连续 3 次插管不成功者为插管困难。插管困难可致鼻黏膜和咽部黏膜水肿、损伤，甚至出血，反复插管引起恶心、呕吐及剧烈的咳嗽，严重者出现呼吸困难。

（三）预防及处理措施

（1）插管前做好患者心理护理，介绍插管经过、配合的要求，指导患者做有节律的吞咽动作，使护患配合默契，保证胃管顺利插入，同时插管的动作要轻柔。

（2）对呕吐剧烈者，操作者可以双手拇指按压患者双侧内关穴 3～5min，由重到轻，然后插入胃管；或嘱其张口呼吸，暂停插管让其休息；或选用适当的镇静剂或阿托品肌注，10min 后再试行插管。

（3）对合并有慢性支气管炎的患者，插管前应用镇静剂或阿托品肌注。

（4）昏迷患者可采用昏迷患者插胃管法。

（5）选用质地优良的硅胶胃管，切忌同一胃管反复使用。

（6）培训医护人员熟练掌握专业知识和专科操作技能。

（7）反复插管困难者可在胃管内置导丝协助，或在气管镜及胃镜下配合插管。

三、上消化道出血

（一）发生原因

（1）插管动作粗暴或患者剧烈恶心、呕吐时强行插管，损伤食管、胃黏膜血管。

（2）胃管附着在胃黏膜上，负压吸引使胃黏膜缺血、坏死形成溃疡伤及血管。

（二）临床表现

（1）负压引流液由墨绿色变成咖啡色、暗红色，甚至鲜红色，伴或不伴呕血。

（2）出血量较大时，患者排柏油样便，严重者有晕厥、出汗和口渴等失血过多的表现。

（3）胃液隐血和大便隐血检查呈阳性；出血量较多时，血液常规化验红细胞和血红蛋白水平下降；胃镜检查可提示食管、胃黏膜损伤。

（三）预防及处理措施

（1）插管操作动作熟练、轻柔，必要时使用带导丝的胃管，预防引起机械性损伤；患者出现剧烈恶心、呕吐时暂停插管，让患者休息片刻，待恶心、呕吐缓解后再缓缓将胃管送入，切勿强行插管。

（2）负压引流无液体引出时，要检查胃管是否通畅，如不通畅可向胃管内注入少许生理盐水后再回抽，不可盲目加大负压回抽。

（3）发现出血，及时汇报医生，准确记录引流液的色、质、量。

（4）遵医嘱给予补充血容量及制酸、止血治疗，加强口腔护理。

（5）配合医生内镜下止血，必要时行紧急外科手术止血。

四、声音嘶哑

（一）发生原因

（1）由于胃管过粗、留置时间长或反复插管致声带损伤、充血、水肿、闭合不全。

（2）胃管质地较硬，在往下插管的过程中损伤喉返神经。

（3）胃肠减压过程中，患者剧烈咳嗽、呕吐，致使胃管移动，引起局部的摩擦或胃管的机械刺激，导致喉头水肿，压迫喉返神经，造成声带麻痹、声嘶及发声无力。

（二）临床表现

声带闭合不全，发音困难，出现不同程度的声音嘶哑。

（三）预防及处理措施

（1）选择粗细合适、软硬合适、表面光滑的胃管，以减轻对局部的刺激。勿强行插管，避免反复插管。

（2）胃肠减压过程中，嘱患者少说话或噤声；呕吐时，先用手固定胃管，以防胃管上下移动。

（3）病情允许的情况下，尽量拔掉胃管，使声带得到充分的休息。

（4）剧烈咳嗽、呕吐时，使用镇咳、止吐药物，以减轻咳嗽、呕吐症状。

（5）根据病情尽早拔出胃管。

（6）加强口腔护理，保持口腔湿润。不宜迎风发声，避免受凉。

（7）物理治疗：可用超声波理疗。

（8）药物疗法：可用 B 族维生素或类固醇激素（如地塞米松）及抗菌药物行雾化吸入，以营养神经、减轻喉部水肿。

五、呼吸困难

（一）发生原因

（1）插管过程中，患者因各种原因不能配合或配合不当，导致胃管误入气管。

（2）胃管脱出，盘旋在口咽部。

（3）反复插管或长时间胃肠减压留置胃管而引起喉头水肿。

（二）临床表现

患者感到呼吸困难，呼吸的节律、频率变快及幅度加深，呼吸困难加重后呼吸变浅、面部发绀、频繁咳嗽、血氧饱和度下降，呼吸困难刺激心脏使心率加快，出现焦虑、恐惧等心理反应。

（三）预防及处理措施

（1）插管前耐心向患者解释，讲解插管的目的及配合方法，以取得其理解和配合。

（2）插管过程中，严密观察病情变化，如患者出现呛咳、呼吸困难等症状，立即停止插管，检查胃管有无盘旋在口腔内或误入气管，一旦证实立即拔出胃管，让患者休息片刻再重新插管。

（3）对于昏迷患者可按昏迷患者胃管插入法进行插管，如插管困难，可在胃管内置导丝或请医生在胃镜配合下插管。

（4）插管后确定胃管是否在胃腔内。

（5）病情允许的情况下，尽早拔出胃管。

（6）反复多次插管或长时间胃肠减压的患者可给予糜蛋白酶或地塞米松雾化。

（7）解除病因，必要时给予氧气吸入。

六、吸入性肺炎

（一）发生原因

（1）胃肠减压过程中由于咽喉部分泌物增加而患者又不敢咳嗽致吸入性肺炎。

（2）胃肠减压患者长期卧床引起胃肠道蠕动功能减弱或逆蠕动；或胃肠减压引流不畅导致胃食管反流，造成吸入性肺炎。

（3）胃肠减压期间患者禁食、禁水致使细菌在口腔内大量繁殖，口腔护理不及时，细菌向呼吸道蔓延引起肺部感染。

（二）临床表现

高热，体温可高达 40℃，面颊绯红，皮肤干燥，伴有寒战、胸部疼痛、咳嗽、痰黏稠、呼吸增快或呼吸困难；肺部听诊可闻及湿啰音及支气管呼吸音；胸部 X 线检查可见肺部有斑点状或云片状阴影；痰中可以找到致病菌；血常规检查可见白细胞增高；严重者血气分析可有呼吸衰竭的表现。

（三）预防及处理措施

（1）如患者咽喉部有分泌物聚集，鼓励患者咳嗽、排痰。咳嗽前先固定好胃管及胃肠减压装置，不能自行咳出的患者加强翻身、拍背，促进排痰。

（2）保证胃肠减压引流通畅，引流不畅时及时予以处理，以防止胃液反流。

（3）每天口腔护理 2 次，保持口腔清洁、湿润。

（4）病情允许的情况下尽早拔出胃管。

（5）卧床休息，给予氧气吸入，遵医嘱给予抗炎、祛痰等对症处理。

（6）密切观察患者生命体征、体温变化，及时处理高热。

（7）正确留取痰和血标本，及时送检。

七、低钾血症

（一）发生原因

（1）胃肠减压持续时间过长，大量胃液引出。

（2）患者禁食，钾盐补给不足。

（二）临床表现

（1）神经系统症状：早期烦躁，严重时意识淡漠或嗜睡；同时肌肉软弱无力、腱反射减弱或消失，严重时出现软瘫。

（2）消化道症状：可有口苦、恶心、呕吐和腹胀，肠鸣音减弱或消失。

（3）循环系统症状：心动过速、心悸、心律不齐、血压下降，严重时可发生心室纤颤而停搏。心电图出现 U 波，T 波降低、变宽、双向或倒置，随后出现 ST 段降低、QT 间期延长。血液化验血钾在 3.5mmol/L 以下。多见于持续胃肠减压的患者。

（三）预防及处理措施

（1）病情允许的情况下，尽量拔出胃管以减少从胃液中丢失钾离子。

（2）持续胃肠减压的患者，经常检测血钾的浓度。

（3）根据医嘱静脉补充氯化钾，严格遵循静脉补钾要求，掌握补钾的总量、浓度、速度及禁忌。

八、败血症

（一）发生原因

（1）反复插管造成食管、胃黏膜损伤。

（2）持续胃肠减压过程中，负压吸引导致胃黏膜充血、水肿，患者抵抗力低下，使寄生在胃肠道的细菌及其产物进入血液造成医源性全身感染。

（3）胃管消毒不严格或受到污染。

（二）临床表现

寒战、高热、呕吐、腹泻、烦躁不安等；实验室检查示白细胞计数增高，伴有核左移；血及胃液培养可找到致病菌。多见于糖尿病酮症酸中毒等抵抗力低下的患者。

（三）预防及处理措施

（1）使用无菌胃管进行操作，各种物品必须严格消毒。

（2）胃肠减压过程中，经常检查胃管引流是否通畅，密切观察引出液的颜色、性质及量，并做好记录。勿使胃管贴在胃壁上，以免负压损伤胃黏膜引起充血、水肿而导致感染。

（3）疑有感染者拔出胃管。

（4）根据血及胃液培养结果选择敏感的抗生素进行抗感染治疗。

（5）及时处理高热、腹泻症状，保持肛门及肛周皮肤清洁干燥。

（6）提高机体抵抗力，如输注免疫球蛋白等。

第九章
急救技术护理操作并发症的
预防及处理规范

第一节　胸外心脏按压术操作并发症的
预防及处理规范

一、肋骨骨折

（一）发生原因

（1）胸外心脏按压时，用力过大或用力不当，如冲击式猛压、按压位置不正确、用力方向与胸壁不垂直、按压动作呈摇摆样、松开按压时双手离开胸壁等，均可引起肋骨骨折。

（2）患者本身年龄较大、骨质疏松、肋骨弹性减弱，胸外心脏按压时，胸部受到前后挤压，使腋中线附近非受力部位的肋骨向外过度弯曲而发生折断。骨折多在肋骨中段，断端向外移位，易刺伤胸壁软组织，产生胸壁血肿。

（3）女性患者由于骨密度随年龄增加逐渐减小（尤其是绝经后的妇女），骨骼脆性增加，且女性肋骨较男性薄，行胸外心脏按压时，易发生肋骨骨折。

（二）临床表现

（1）局部疼痛，有时患者自己可听到或感觉到肋骨骨折处有"咯噔"的骨摩擦音或骨摩擦感。

（2）胸壁血肿、胸部疼痛及胸廓稳定性受破坏，可使胸廓扩张度受限、呼吸浅快和肺泡通气减少，患者不敢咳嗽，导致痰潴留，从而引起下呼吸道分泌物梗阻、肺实变或肺不张。伴有肺损伤时，伤后数日有痰中带血。

（3）多根肋骨骨折时出现连枷胸，当吸气时，胸腔负压增加，软化部分胸壁向内凹陷；呼气时，胸腔压力增高，损伤的胸壁浮动凸出，这与其他胸壁的运动相反，称为"反常呼吸"。

（4）按压胸骨或肋骨的非骨折部位（胸廓挤压试验）出现骨折处疼痛（间接压痛），或直接按压肋骨骨折处出现直接压痛阳性或可同时听到骨摩擦音、手感觉到骨摩擦感。

（5）胸部 X 线检查大多能够显示肋骨骨折。

（三）预防及处理措施

（1）按压部位应准确，使用快速定位法，操作者左手的掌根部放在胸骨中、下 1/3 交界处，胸骨中线与两乳头连线的中点。

（2）掌握正确的按压方法。行胸外心脏按压时，双肘关节伸直，依靠操作者的体重、肘及臂力，有节律地垂直施加压力，使胸骨下陷 3~5cm。按压应平稳、有规律且不间断地进行，不要左右摆动，不能冲击式猛压。连续按压时，在胸壁回弹期掌根部不要离开胸骨定位点，以免造成按压部位移位。

（3）根据患者的年龄和胸部弹性施加按压力量。对于老年患者、女性患者，按压时酌情降低压力，幅度以胸骨下陷 3~4cm 为宜。

（4）条件许可者，使用机械或电动心脏按压器、自动胸外按压心肺复苏器等。

（5）单处肋骨骨折的治疗原则是止痛、固定和预防肺部感染。①止痛：可口服或注射止痛剂。对疼痛较剧者，肋间神经阻滞或痛点封闭有较好的止痛效果，且能改善呼吸和有效咳嗽的功能。②局部固定制动：半环式胶布固定具有稳定骨折处和缓解疼痛的作用，方法是用 5~7cm 宽的胶布数条，在呼气状态下自后而前、自下而上作叠瓦式粘贴胸壁，相互重叠 2~3cm，两端需超过前后正中线 3cm，范围包括骨折肋骨上、下各一根肋骨。但是，因其止痛效果并不理想、限制呼吸且有皮肤过敏等并发症，故而除在转送伤员时考虑应用外，一般不应用，或应用多头胸带或弹性胸带效果更好。③预防肺部并发症：鼓励患者早期下床活动、咳嗽、排痰，或定期叹气（吹气）或深呼吸，给予抗生素和祛痰剂。必要时给予吸氧。④预防破伤风：开放性肋骨骨折者，常规应用破伤风抗毒血清。⑤清创处理：按清创处理原则进行。对于开放性肋骨骨折，清创时间可延长至 24~48h，视伤口污染情况而定。

（6）对于多根多处肋骨骨折（连枷胸）的处理，除了上述原则以外，尤其注意尽快消除反常呼吸、保持呼吸道通畅和充分供氧、纠正呼吸与循环功能紊乱、防治休克。当胸壁软化范围小或位于背部时，反常呼吸可不明显或不严重，可采用局部夹垫加压包扎。但是，当浮动幅度达 3cm 以上时可引起严重的呼吸与循环功能紊乱，当超过 5cm 或为双侧连枷胸（软胸综合征）时，可迅速导致死亡，必须进行紧急处理。首先暂时予以夹垫加压包扎，或用沙袋 / 纱布垫环状弹力包裹，然后进行肋骨牵引固定。以往多用巾钳重力牵引，方法是在浮动胸壁的中央选择 1~2 根能持力的肋骨，局麻后分别在其上、下缘用尖刀刺一小口，用巾钳将肋骨钳住，注意勿损伤肋间血管和胸膜，用牵引绳系于钳尾部，通过滑车用 2~3kg 重量牵引约 2 周。目前，已根据类似原理设计出多种牵引器，用特制的钩代替巾钳，用胸壁外固定牵引架代替滑车重力牵引，方法简便，患者能够起床活动且便于转送。

（7）须行开胸手术的患者，可同时对肋骨骨折处进行不锈钢丝捆扎和缝扎固定或用克氏针做骨髓内固定。目前已不主张对连枷胸患者一律应用控制性机械通气来消除反常呼吸，但对于伴有严重肺挫伤且并发急性呼吸衰竭的患者，及时进行气管内插管或气管切开后应用呼吸机治疗，仍有其重要地位。

二、损伤性气、血胸

（一）发生原因

胸外心脏按压时，用力过大、过猛或用力不当，导致肋骨骨折，骨折断端刺破胸腔，形成气胸；刺破胸部血管，引起血胸。

（二）临床表现

（1）气胸典型症状为突发胸痛，继而胸闷或呼吸困难，并可有刺激性干咳。

（2）伴有血胸时，有少量出血，多无明显症状；中等量以上的血胸（出血量 500～1000mL）可表现出失血性休克及呼吸、循环紊乱的症状，如面色苍白、口渴、血压下降、脉搏细速、呼吸急促、发绀、贫血等。

（三）预防及处理措施

除包含肋骨骨折预防及处理措施的（1）和（2）外，另有以下几点。

（1）若为闭合性气胸，气体量小时，无须特殊处理，气体可在 3 周内自行吸收；气体量较多时可每天或隔天行胸腔穿刺排气 1 次，每次抽气量不可超过 1L，直至肺大部分复张，余下气体可自行吸收。

（2）若为张力性气胸，可安装胸腔闭式引流装置将气体持续引出，如果针尖在深部改变方向使破裂口扩大再加上正压机械通气，气胸会急剧加重，这时应提醒外科医生尽早剖胸探查，处理肺部破裂口。

（3）给予患者氧气吸入，必要时行机械辅助通气。但需要注意，气胸患者行机械通气必须常规进行胸腔闭式引流。

（4）血、气胸在肺复张后出血多能自行缓解，若继续出血不止，应尽早行胸膜腔穿刺，尽可能将积血抽净，促进肺膨胀，以改善呼吸功能。

（5）在进行上述处理的同时，积极预防感染，如清创、应用抗生素防治感染等。

三、心脏创伤

（一）发生原因

胸外心脏按压时，前下胸壁直接接受压力撞击，可在心脏接受压力的部位或其对侧产生创伤，一般伤情较轻。

（二）临床表现

（1）心脏创伤的临床表现取决于创伤的部位和严重程度。心脏轻度创伤可不出现临床表现，少数伤员诉心前区痛；心电图检查可无异常征象。如创伤导致出现心电图改变，表现是多种多样且时常改变的，常见的为室性或室上性期前收缩，其他心律失常如房性或室性心动过速，房室传导阻滞也可见到，偶见 ST-T 段异常和心肌梗死的征象。

（2）实验室检查可见有心肌酶增高，包括肌酸磷酸激酶（CPK）、乳酸脱氢酶（LDH）等，一般升高超过正常上限两倍有临床意义。

（三）预防及处理措施

除包含肋骨骨折预防及处理措施的（1）和（2）外，另有以下几点。

（1）患者需要卧床休息，做心电监护。

（2）给予相应的抗心律失常药物治疗，纠正低钾血症。

（3）有充血性心力衰竭或心房颤动且对心室率快的患者，给予洋地黄治疗。

四、胃、肝、脾破裂

（一）发生原因

通常因胸外心脏按压时，按压位置过低、用力过重所致。

（二）临床表现

（1）胃破裂临床上极为罕见，其临床表现以腹膜炎为主。临床表现为恶心、呕吐伴持续性剧烈腹痛和明显腹膜刺激征，稍后可有体温升高、速脉、呼吸加快、血压下降等症状。

（2）肝、脾破裂少见。其临床表现以腹腔出血症状为主。患者面色苍白、出冷汗、脉搏细弱、血压下降，有时可有明显腹胀和移动性浊音。肝破裂伴有大量胆汁外溢。但有时肝或脾破裂表现为中央型（肝、脾实质深部）或被膜下（肝、脾实质周边部分）破裂，可无明显腹腔内出血表现，而在伤后数日或数周，由于被膜下血肿继续增大或继发感染，致使被膜破裂发生急性大出血导致休克。

（三）预防及处理措施

除包含肋骨骨折预防及处理措施的（1）和（2）外，另有以下几点。

（1）严密观察病情，定时监测生命体征，注意有无面色苍白、出冷汗、四肢发凉等休克症状，并了解腹痛、腹胀、呕吐及腹部体征变化。

（2）对疑有内脏破裂者，应禁食。禁食期间需要输液维持水、电解质平衡及热量供应，并记录出入液量。在未确定诊断前，禁用吗啡类药物，以免掩盖病情，延误诊断。

（3）发生胃破裂者，可行裂孔修补术或胃部分切除术。

（4）肝破裂的处理原则是彻底清创，确切止血，通畅引流。根据肝破裂范围，可采用不同的处理方法：①裂口不深或在肝缘，创缘较整齐者，在清创后可将裂口直接缝合；②裂口较大、较深，裂口内有不易控制的动脉出血，可考虑结扎肝固有动脉或其分支，结扎前先试行阻断该动脉血流，观察其止血效果，确认有效时方可进行结扎。

（5）发生脾破裂者，应做缝合修补术，严重者行切除术。

五、栓塞

（一）发生原因

胸外心脏按压发生肋骨软骨分离和肋骨骨折，使骨髓内脂肪滴进入体循环可导致血管栓塞。

（二）临床表现

潜伏期 12～36h，或更长。在潜伏期内患者可无症状。以后突然出现呼吸困难、心动过速、发热（体温可达到 39℃以上）、发绀、烦躁不安、易激动、谵妄，继之昏迷。

（三）预防及处理措施

（1）按压力量要恰当，防止发生肋骨骨折。

（2）发生栓塞后，最重要的是吸氧，一般吸氧浓度在 50% 以上，使动脉血氧分压维持在 70mmHg 以上即可。创伤后 5d 内应定时行血气分析和胸部 X 线检查。必要时可先行气管插管，长期者应作气管切开。一般供养措施若不能纠正低氧血症状态，应给予呼吸机辅助呼吸。

（3）应用糖皮质激素，临床上糖皮质激素首选甲泼尼龙，剂量为 30mg/kg，于 8h 内静脉滴入。及时使用糖皮质激素后可防止低氧血症、凝血机制异常及血小板下降。

（4）必要时进行抗凝治疗。

第二节　简易呼吸器使用技术操作并发症的预防及处理规范

一、胃胀气和胃内容物反流

（一）发生原因

（1）通气量过大。

（2）通气速度过快。

（3）气道未畅通，气体进入胃部。

（二）临床表现

表现为腹胀、腹痛、腹部膨隆、嗳气、口角有分泌物流出等。

（三）预防及处理措施

（1）避免通气量过大、通气过度过快而使气体进入胃内，导致胃胀气。

（2）抢救者位于患者头部的后方，将头部后仰，保持气道通畅，及时清理分泌物。

（3）观察胃部暖气情况，必要时插入胃管。

（4）胃部气体胀满时勿挤压腹部，让患者侧卧，同时清理呼吸道。

（5）有反流发生时，复苏者让患者侧卧，擦净流出的胃内容物，然后继续仰卧行心肺复苏。

二、误吸和吸入性肺炎

（一）发生原因

（1）气道压力过高。

（2）未清除呼吸道内异物即给予通气。

（二）临床表现

意识清楚者表现为咳嗽、气急。意识不清时常无明显症状，但 1h 后可出现呼吸困难、发绀、低血压，咳出浆液性或血性泡沫痰。严重者可发生呼吸窘迫综合征。

（三）预防及处理措施

（1）未清除胃内容物时要采取较慢的通气方式，避免过高的气道压力。

（2）发现患者有分泌物流出（胃内容物反流），应停止挤压呼吸球囊，立即吸净分泌物后再进行辅助呼吸，必要时建立高级气道，气管插管、气管切开，喉镜或者支气管镜取出异物。

（3）发生误吸，立即吸出分泌物，高浓度给氧。

（4）可用白蛋白或低分子右旋糖酐等纠正血容量不足。

（5）使用利尿剂减轻左心室负荷，防止胶体液渗漏入肺间质。

三、皮肤损伤

（一）发生原因

面罩放置不稳、按压方法不正确。

（二）临床表现

面罩放置部位的皮肤损伤。

（三）预防及处理措施

（1）将面罩按正确方向紧贴患者鼻面部，切忌过度用力按压局部皮肤，避免面罩滑动摩擦损伤皮肤。

（2）皮肤损伤处遵医嘱给予相应处理。

第三节 体外电除颤技术操作并发症的 预防及处理规范

一、心律失常

（一）发生原因

（1）在除颤过程中电脉冲与患者的心搏未保持同步。

（2）选择的电机能量和操作方法不当。

（3）与原有心脏疾病有关。

（二）临床表现

电除颤后可诱发各种类型的心律失常，如房性期前收缩、室性期前收缩、窦性心动过缓、房室交界性逸搏、窦性停搏、窦性心动过速、房性心动过速、室性心动过速、心脏传导阻滞、心室颤动等各种类型心律失常及其相应临床表现。

（三）预防及处理措施

（1）患者带有植入性起搏器，除颤时避开起搏器部位至少10cm，防止造成其功能障碍。

（2）电除颤属于心律失常的非药物治疗方法。为预防电除颤后心律失常的出现，在电除颤过程中电脉冲与患者的心搏保持同步，此时患者心电图存在R波。

（3）严密观察患者的病情变化，及时发现心律失常。

（4）24h持续多参数心电监护，严密监测患者的意识、心率、心律、血压、呼吸、血氧饱和度及心电图情况，及时发现心律失常。

（5）监测血清电解质，特别注意血钾浓度，防止血钾过高或过低再次导致心律失常而危及生命。

（6）发生心律失常的处理措施：①开放并保持静脉通道通畅；②备好急救药品、除颤器、简易呼吸器，做好随时抢救的准备；③期前收缩大多数分钟后可消失，无须特殊处理；④若为严重的室性期前收缩并持续不消退，应使用抗心律失常药物治疗；⑤若出现室性心动过速、心室颤动，可再进行电极复律；⑥若出现窦性心动过缓、窦性停搏、窦房传导阻滞或房室传导阻滞，症状能自行恢复者可不做特殊处理，必要时可使用阿托品、异丙肾上腺素以加快心率，或安装临时心脏起搏器。

二、急性肺水肿

（一）发生原因

由于电复律后左房机械性功能受到抑制，或受到肺栓塞的影响而出现肺水肿及心力衰竭。

（二）临床表现

（1）患者突发严重的呼吸困难，呼吸频率常达 30 ~ 40 次 /min，呈端坐呼吸。

（2）伴咳嗽，咳白色或粉红色泡沫痰。

（3）患者烦躁不安，口唇发绀，大汗淋漓，心率增快，两肺布满湿啰音及哮鸣音。

（4）严重者可出现意识模糊，救治不及时常危及患者生命。

（三）预防及处理措施

（1）严密观察病情变化，及时发现急性肺水肿。

（2）保持静脉通道通畅。

（3）备好急救药品、物品。

（4）发生急性肺水肿的处理措施：①取半坐卧位，两腿下垂，以减少静脉回流血量；②给予高流量吸氧，氧流量 6 ~ 8L/min，并用 20% ~ 30% 乙醇湿化；③遵医嘱给予镇静剂，皮下或肌内注射吗啡 5 ~ 10mg 或哌替啶 50mg，但昏迷、休克、严重肺部疾病患者应禁用；④遵医嘱给予利尿剂，减少回心血量；⑤遵医嘱给予血管扩张剂，降低心脏前后负荷；⑥遵医嘱给予强心剂，如缓慢静脉注射毛花苷 C 0.2 ~ 0.4mg；⑦遵医嘱给予糖皮质激素，降低毛细血管通透性，降低周围血管阻力；⑧遵医嘱给予氨茶碱，解除支气管痉挛，稀释后缓慢静脉注射；⑨及时、准确、详细地记录抢救过程。

三、栓塞

（一）发生原因

除颤易使心腔内新形成的栓子脱落，而造成栓塞。

（二）临床表现

1.肺栓塞

（1）呼吸困难、急促：约 85% 的患者出现呼吸困难症状。

（2）胸痛：75% 的肺栓塞患者表现为胸部疼痛，部分患者在发病早期即出现类似心绞痛样的疼痛。

（3）晕厥：常常是慢性栓塞性肺动脉高压的唯一或首发症状，其发生率约为 14%。

（4）休克：患者常出现大汗淋漓、焦虑、血压下降、少尿等。

（5）下肢深静脉血栓形成：可出现浅静脉怒张、深静脉压痛、双下肢不对称性水肿。

（6）咯血：多发生于栓塞 24h 内，量少，约 30mL，大咯血少见。

（7）发热：少数患者出现发热，常为低热，个别患者体温可达 39℃以上，并持续 1 周左右。

（8）肺部、心脏、深静脉血栓形成的相应体征：可闻及细湿啰音、哮鸣音，伴下肢水肿等。

2. 体循环栓塞

栓子栓塞到不同的部位可出现相应的临床表现，如脑栓塞表现为偏瘫麻木、讲话不清等。

（三）预防及处理措施

（1）密切监测呼吸、心率、血压、心电图及血气的变化，尤其注意下肢深静脉栓塞的临床表现，发现异常及时报告医生。

（2）怀疑发生栓塞时，患者取仰卧位休息，若血栓来自下肢深静脉，应忌揉捏按摩下肢。

（3）给氧：持续鼻导管吸氧，缺氧明显者可用面罩给氧，必要时用人工呼吸机或者行高频通气。

（4）止痛：可皮下注射吗啡 5～10mg（昏迷、休克、呼吸衰竭者禁用），或用哌替啶 50～100mg 肌内注射。

（5）抗休克：用多巴胺 20～40mg 和（或）间羟胺 20～40mg 加入 5% 葡萄糖 100～200mL 中静脉滴注，依据血压水平调整升压药物的浓度与滴注速度，保持收缩压在 90mmHg 左右。

（6）治疗心力衰竭：遵医嘱给予利尿剂、强心药，毒毛花苷 K 0.25mg 或者毛花苷 C 0.2～0.4mg 加入 50% 葡萄糖 20～40mL 缓慢静脉注射。

（7）支气管平滑肌痉挛明显者，给予氨茶碱缓慢静脉注射，必要时可静脉注射地塞米松 10～20mg。

（8）积极溶栓治疗。

（9）抗凝治疗：可用肝素和华法林。

（10）行外科手术摘除栓子。

四、心肌损伤

（一）发生原因

高能量电击后造成心肌损伤。

（二）临床表现

心电图上出现 ST-T 波改变，血心肌酶升高或血压下降。个别患者可出现病理性 Q 波。

（三）预防及处理措施

（1）24h 持续多参数心电监护，严密监测患者心电图、血压变化。

（2）遵医嘱检测血心肌酶。

（3）心肌损伤，轻者 5～7d 可恢复正常，无须特殊处理。持续时间较长且不见好转者，根据情况给予相应处理。

五、胸部皮肤灼伤

（一）发生原因

（1）导电胶涂抹过少或不均匀。

（2）盐水纱布不够湿润，厚度不够。

（3）电极板未紧贴皮肤。

（4）情况紧急，未涂导电胶，电极板直接接触皮肤。

（二）临床表现

电极部位皮肤出现红斑、水疱，也可呈块状、线形灼伤，水疱破损后溃烂。

（三）预防及处理措施

（1）电极板上涂满导电胶或用 4 层浸有 0.9% 氯化钠注射液的纱布包裹电极板，以保证电极板与皮肤良好接触，防止空气间隙使接触电阻增高而烧伤皮肤。

（2）保持局部皮肤清洁干燥，避免皮肤摩擦，防止皮肤破溃。

（3）根据皮肤灼伤程度对烧伤创面进行相应处理。

六、低血压

（一）发生原因

多见于高能量电击后。

（二）临床表现

大部分持续短暂，在数小时内可自动恢复。

（三）预防及处理措施

（1）减少高能量电击。

（2）如果血压持续降低，严重影响重要脏器血流灌注时，可静脉滴注升压药物。

第四节 洗胃法操作并发症的预防及处理规范

一、急性胃扩张

（一）发生原因

（1）洗胃管孔被食物残渣堵塞，造成活瓣作用，使洗胃液体只进不出。

（2）患者精神紧张、疲惫或意识障碍，反复洗胃造成大量溶液潴留在胃内。

（3）洗胃过程中未及时添加洗胃液，药液吸空或药管吸头一部分甚至全部浮出药液面，使空气吸入胃内，造成急性胃扩张。

（二）临床表现

腹部高度膨胀，呕吐反射消失，洗胃液吸出困难。

（三）预防及处理措施

（1）餐后食物中毒者，洗胃前应先刺激咽喉部，加速催吐，以防食物阻塞胃管。

（2）对昏迷患者，小剂量灌洗更为安全可靠。

（3）洗胃过程中保持灌入液量与抽出液量平衡。

（4）洗胃前备好足量药液，以防洗胃过程中因药液不足导致空气吸入胃内。

（5）采取正确的洗胃方法，洗胃液进出 3~4 个来回后应断开胃管与机器的连接，使胃管尾端低于胃部，同时逆向挤压胃部，变动胃管位置，胃内潴留的液体会随重力作用而流出。

（6）正确掌握手术切开洗胃指征，对呕吐反射减弱或消失的昏迷患者，洗胃过程中只能灌入洗胃液而不能抽出者，应立即请外科医师会诊。

（7）洗胃过程中应严密观察病情变化，如意识、瞳孔、呼吸、血压及上腹部是否膨胀等。

（8）对于已发生的急性胃扩张的患者，协助患者取半卧位，将头偏向一侧，并查找原因对症处理。如因洗胃管口被食物残渣堵塞引起，立即更换新管重新插入将胃内容物吸出；如为洗胃过程中空气吸入胃内引起，则应采用负压吸引将空气吸出等处理。

二、上消化道出血

（一）发生原因

（1）插管损伤胃黏膜血管。

（2）有慢性胃病，经毒物刺激使胃黏膜充血、水肿、糜烂。

（3）患者剧烈呕吐造成食管黏膜撕裂。

（4）当胃内容物基本吸除和排尽后，胃腔缩小，胃前后壁互相贴近，使胃管直接吸附于局部胃黏膜，极易因洗胃机抽吸造成胃黏膜破损和脱落而引起胃出血。

（5）对烦躁、不合作的患者，强行插管引起食管、胃黏膜出血。

（6）洗胃前未评估洗胃禁忌证。

（二）临床表现

洗出液呈淡红色或鲜红色，清醒患者诉胃部不适、胃痛，严重者脉搏细弱、四肢冰凉、血压下降、呕血、便血等。

（三）预防及处理措施

（1）插管动作要轻柔、快捷；插管深度要适宜，成人插至距门齿 50cm 左右。

（2）做好心理疏导，尽可能消除患者过度紧张的情绪，使其积极配合治疗，必要时加用适当镇静剂。

（3）抽吸洗胃液时负压适度。

（4）如发现吸出液混有血液应暂停洗胃，经胃管灌注胃黏膜保护剂、制酸剂和止血药，严重者立即拔出胃管，肌内注射镇静剂，用生理盐水加去甲肾上腺素 8mg 口服，静脉滴注止血药。

（5）大量出血时应及时输血，以补充血容量。

三、窒息

（一）发生原因

（1）清醒患者可因胃管或洗胃液的刺激引起呕吐反射而窒息，昏迷患者因误吸而窒息。

（2）口服毒物对咽喉部的刺激损伤造成喉头水肿，尤其是严重的有机磷农药中毒的患者，气道分泌物增多，易导致呼吸道阻塞，造成呼吸困难及缺氧。

（3）胃管的位置判断错误，插管时误入气管，洗胃液误入气管引起窒息。

（4）洗胃时患者所取体位不正确，平躺时易将口腔呕吐物及分泌物吸入气管。

（5）没有验证胃管是否进入胃内，胃管盘在口中就进行洗胃操作。

（二）临床表现

躁动不安、呼吸困难、发绀、呛咳，严重可致心搏骤停。

（三）预防及处理措施

（1）插管前在胃管上涂一层液体石蜡，以减少对喉部的摩擦和刺激。

（2）患者取左侧卧位，及时清除口腔及鼻腔分泌物，保持呼吸道通畅。

（3）熟练掌握胃管置入技术，严格使用证实胃管在胃内的 3 种方法：①用注射器抽取胃内容物，用试纸检查呈酸性；②用注射器快速注入 10 ~ 20mL 空气，同时用听诊器在胃区听到气过水声；③置胃管末端于水中，看到无气泡逸出进行检查，确认胃管在胃内后，方可进行洗胃操作。

（4）培训医护人员熟练掌握胃管置入技术，严格按照证实胃管在胃内的 3 种方法进行检查，确认胃管在胃内后，方可进行洗胃操作。

（5）洗胃过程中，严密观察面色、呼吸频率、节律、血氧饱和度。

（6）备好氧气、吸引器、气管插管、呼吸机、心脏起搏器等。如发生窒息，立即停止洗胃，及时报告医生，进行心肺复苏抢救并积极进行救治。

四、咽喉及食管黏膜损伤、水肿

（一）发生原因

（1）患者在插管过程中不合作，反复拔出后强行插管，致使咽部及食管黏膜损伤。

（2）插管过程中创伤。如胃管过粗、插管动作粗暴及操作不正确。

（二）临床表现

口腔内可见血性分泌物，洗胃后患者诉咽喉疼痛、吞咽困难。

（三）预防及处理措施

（1）提醒患者做好解释工作，尽量取得其配合。

（2）评估患者的病情，选择型号合适的胃管。

（3）培训医护人员熟练掌握插胃管技术。

（4）合理、正确使用开口器，操作必须轻柔，严禁动作粗暴。

（5）咽喉部黏膜损伤者，可给予抗感染药物雾化吸入；食管黏膜损伤者可适当使用制酸剂及黏膜保护剂。

五、吸入性肺炎

（一）发生原因

轻中度昏迷患者，因意识不清，洗胃不合作，洗胃液大量注入未被吸出，引起反射性呕吐，洗胃液被吸入呼吸道；或拔除胃管时没有捏紧胃管末端，而使胃管内液体流入气管内导致吸入性肺炎。

（二）临床表现

患者表现为呛咳或痉挛性咳嗽伴气短；意识不清者，吸入后常无明显症状，但于 1～2h 后可突发呼吸困难，出现发绀，常咳出浆液性泡沫状痰，可带血，两肺可闻及湿啰音和哮鸣音或水疱音，出现严重低氧血症，可产生 ARDS，并可伴二氧化碳潴留和代谢性酸中毒。

（三）预防及处理措施

（1）洗胃时采取左侧卧位，头稍低偏向一侧。

（2）烦躁患者可适当给予镇静剂。

（3）昏迷患者洗胃前行气管插管，将气囊充气，可避免洗胃液吸入呼吸道。

（4）洗胃过程中，保持灌入液量与抽出液量平衡，严密观察并记录洗胃出入量。

（5）一旦有误吸，立即停止洗胃，取头低右侧卧位，通知医生紧急处理，吸出气道内吸入物，气管切开者可经气管插管套管内吸引。用纤维支气管镜或气管插管将异物引出。

（6）洗胃完毕协助患者翻身、叩背，以利于痰液排出，有肺部感染迹象者及时应用抗生素。

六、低钾血症

（一）发生原因

洗胃液量大、时间长，使胃液大量丢失，钾离子、钠离子被排出，同时因脱水治疗及应用糖皮质激素和输入过多葡萄糖等，可引起或加重低钾血症。

（二）临床表现

低钾血症患者可出现恶心、呕吐、腹胀、意识淡漠和低钾血症的心电图改变，如 T 波低平或倒置、ST 段降低、QT 时间延长、U 波出现等表现。

（三）预防及处理措施

（1）可选用生理盐水洗胃。

（2）洗胃后常规检查血清电解质，及时补充钾离子、钠离子等。

（3）每次灌入量以 300~500mL 为宜，防止一次性注入太多液体使过多液体进入肠内。

七、急性水中毒

（一）发生原因

（1）洗胃时，食物残渣堵塞胃管，洗胃液不易抽出，灌入液体多、排除少，导致胃内水贮存，压力增高，洗胃液进入肠内并吸收，超过肾脏排泄能力，血液稀释，渗透压下降，从而引起水中毒。

（2）洗胃导致失钠，水分过多进入体内，使机体水盐比例失调，发生水中毒。

（3）洗胃时间过长，增加了水的吸收量。

（二）临床表现

主要表现为无力、嗜睡、恶心、水肿、抽搐、昏迷等。早期患者出现烦躁，意识由清楚转为嗜睡；重者出现球结膜水肿、呼吸困难、频繁抽搐、昏迷。肺水肿者出现呼吸困难、发作，呼吸道分泌物增多等表现。

（三）预防及处理措施

（1）选用粗胃管，对洗胃液量大的患者常规使用脱水剂、利尿剂。

（2）对昏迷患者用小剂量灌洗更为安全。洗胃时每次灌注液限为 300~500mL，并保持灌洗出入液量平衡。

（3）洗胃过程中应严密观察患者病情变化，如意识、瞳孔、呼吸、血压及上腹部变化。对洗胃时间相对较长者，应在洗胃过程中常规查血电解质，并随时观察有无球结膜水肿及病情变化等，以便及时处理。

（4）在为暂时病因不明的急性中毒者洗胃时，如相应的洗胃液不容易取得，最好先用1000~1500mL 温清水洗胃后，再换 0.9%~1% 的温盐水洗胃至抽出液清亮、无味为止，避免造成低渗体质致急性水中毒。

（5）出现急性水中毒时应及时处理，轻者经禁水可自行恢复，重者立即给予 3%~5% 高渗盐水静脉滴注，以及时纠正机体的低渗状态。

（6）如已出现脑水肿，及时应用甘露醇、地塞米松纠正。

（7）出现抽搐、昏迷者，立即用开口器、舌钳（用纱布包缠）保护舌头，同时加用镇静剂，加大吸氧流量，并应用床栏保护患者，防止坠床。

（8）肺水肿严重、出现呼吸衰竭者，及时行气管插管，给予人工通气。

八、胃肠道感染

（一）发生原因

由洗胃物品、洗胃液不洁引起。

（二）临床表现

洗胃后 1d 内出现恶心、呕吐、腹泻、发热。

（三）预防及处理措施

（1）选用无菌胃管，避免细菌污染洗胃用物及洗胃液。

（2）洗胃液可选用温开水、生理盐水，禁止使用被细菌污染的水。

（3）发生胃肠道感染后及时应用抗生素治疗。

九、虚脱及寒冷反应

（一）发生原因

洗胃过程中患者恐惧、躁动、不安、恶心、呕吐、机械性刺激迷走神经、张力亢进、心动过缓，加之保温不好、洗胃液过凉等。

（二）临床表现

患者面色苍白、口唇发绀、周身皮肤湿冷、寒战、脉搏细弱。

（三）预防及处理措施

（1）清醒患者洗胃前做好心理疏导工作，尽可能消除患者紧张、恐惧的情绪，以取得合作，必要时加用适当镇静剂。

（2）注意给患者保暖，及时更换浸湿衣物。

（3）洗胃温度应控制在 25 ~ 38℃。

十、顽固性呃逆

（一）发生原因

洗胃液温度过低刺激膈神经；胃部反复机械性冲洗影响膈肌功能。

（二）临床表现

喉间呃逆声持续不断，或声短而频频发作，令人不能自制。轻者出现数分钟或数小时，重者昼夜不停，严重影响患者的呼吸、休息、睡眠。

（三）预防及处理措施

（1）洗胃液温度要适宜，以 25 ~ 38℃为宜。

（2）一旦发生呃逆，拇指轮流按压患者攒竹穴，每侧 1min，多能缓解，或舌下含服硝苯地平 10mg。

（3）如上述措施仍不能缓解，可应用盐酸氯丙嗪 25～50mg 肌内注射。

十一、胃穿孔

（一）发生原因

（1）多见于误食强酸、强碱等腐蚀性毒物而洗胃者。

（2）患者患有活动性消化性溃疡，近期有上消化道出血、肝硬化并发食管静脉曲张等洗胃禁忌证者。

（3）洗胃管堵塞，出入液量不平衡，短时间内发生急性胃扩张，继续灌入液体，导致胃壁过度膨胀，造成破裂。

（4）医务人员操作不慎，大量气体被吸入胃内致胃破裂。

（二）临床表现

腹部隆起，剧烈疼痛，腹肌紧张，肝浊音界消失，肠鸣音消失，脸色苍白，脉细速。洗出血性液体，腹部 X 线平片可发现膈下游离气体，腹部 B 超检查可见腹腔有积液。

（三）预防及处理措施

（1）误食、误饮腐蚀性化学品者，禁止洗胃。

（2）加强培训医务人员洗胃操作技术，洗胃过程中，保持灌入与抽出液平衡，严格记录洗胃出入液量。

（3）洗胃前详细询问病史，有洗胃禁忌证者，一般不予洗胃。有消化性溃疡病史但不处于活动期者洗胃液应相对减少。

（4）电动洗胃机洗胃时频率不宜过大。

（5）洗胃过程中应严密观察病情变化，如意识、瞳孔、呼吸、血压及上腹部是否饱胀，有无烦躁不安、腹痛等。

（6）发生穿孔者应立即手术治疗。

十二、中毒加剧

（一）发生原因

（1）洗胃液选用不当，如对敌百虫中毒者用碱性洗胃液而使敌百虫转化为毒性更强的敌敌畏。

（2）洗胃液灌入过多，造成急性胃扩张，增加胃内压力，促进毒物吸收。

（3）洗胃液过热，易烫伤食管、胃黏膜或使用血管扩张，促进毒物吸收。

（二）临床表现

清醒患者意识可逐渐变模糊，昏迷患者可出现脉搏细速、血压下降等。

（三）预防及处理措施

（1）毒物理化性质不明者，选用温清水洗胃。

（2）洗胃时先抽吸胃内浓缩的毒物后再灌注洗胃液，避免毒物被稀释后进入肠道内而被吸收。

（3）保持灌入与抽出液量平衡，严格记录洗胃出入液量。

（4）洗胃液温度要适宜，以 25～38℃为宜。

（5）洗胃过程中，严密观察病情变化。若出现中毒加剧，立即查找原因，给予对症处理，配合医生积极抢救。

十三、急性胰腺炎

（一）发生原因

大量洗胃液能促进胰腺分泌、十二指肠乳头水肿、胆道口括约肌痉挛，从而使胰管阻塞导致急性胰腺炎。

（二）临床表现

中上腹疼痛、发热、恶心、呕吐，血、尿淀粉酶增高。腹部 B 超或 CT 检查可发现胰腺水肿，严重者胰腺坏死液化，出现胸腔积液、腹腔积液。

（三）预防及处理措施

（1）洗胃过程中，保持灌入与抽出量平衡，严格记录洗胃出入量。

（2）如有急性胰腺炎症状者，及时给予禁食、胃肠减压，使用抑制胰腺分泌药物和解痉止痛药物。

十四、呼吸、心搏骤停

（一）发生原因

（1）心脏病患者，可因插管而痛苦、不适、呕吐甚至挣扎，情绪紧张，心脏负荷加重，诱发心衰。

（2）胃管从口腔或鼻腔插入经食管移行处时，刺激迷走神经，反射性引起呼吸、心搏骤停。

（3）患者处于深昏迷、抽搐、呼吸衰竭状态，强行洗胃可致缺氧加重从而引起心搏骤停。

（4）有机磷农药中毒患者呼吸中枢被抑制，大量分泌物堵塞呼吸道，插管过程中因咽喉部黏膜受刺激，迷走神经兴奋，反射性引起心搏骤停。

（二）临床表现

患者意识消失，大动脉搏动和心音消失，呼吸停止。

（三）预防及处理措施

（1）昏迷及心脏病患者洗胃宜慎重。

（2）对于重度中毒患者，要反复向患者家属交代洗胃可能引起的严重并发症，尤其是诱发心搏骤停，让患者家属有充分的思想准备。

（3）洗胃过程中，予持续心电监护，严密观察呼吸、心跳情况。

（4）一旦发现呼吸、心搏骤停，立即拔出胃管，给予吸氧、气管插管，行心肺复苏，必要时行电除颤等方法进行抢救。

第十章
物理降温技术操作并发症的
预防及处理规范

第一节 冷敷法操作并发症的预防及处理规范

一、局部冻伤

（一）发生原因

（1）特殊患者，如意识不清者、老人和小孩对冷的刺激不敏感。

（2）冰袋放置的部位不准确。

（3）冰袋温度低，持续冰敷时间过长。

（4）冷敷器具直接与皮肤接触。

（二）临床表现

局部皮肤冰冷，肤色发绀，感觉麻木，局部僵硬，呈暗紫色、变黑，甚至组织坏死。

（三）预防及处理措施

（1）冷敷时间不能过长，每 3 ~ 4h 冷敷 1 次，每次 20 ~ 30min。

（2）冰袋应用治疗巾或毛巾包好，避免直接接触皮肤。

（3）对进行冷敷的患者要经常巡视，尤其是感觉迟钝者，观察冷敷局部皮肤情况，若出现肤色发绀、感觉麻木，必须停止冷敷，及时通知医生并积极配合处理。

（4）冷敷部位一般选择在头、颈、腋窝、腹股沟、胸（避开心前区）、腹或四肢，一般不选择手、足、枕后、耳郭、阴囊等处。

（5）一旦发现局部冻伤，立即停止冷敷，轻者予以保暖可逐渐恢复，重者按医嘱对症治疗。

（6）对冷刺激过敏或末梢血管功能有异常时，应禁止使用冷敷。

二、腹泻

（一）发生原因

（1）患者自身状况欠佳，如胃肠功能差。

（2）冰袋放置在患者的腹部。

（二）临床表现

患者感腹痛，大便次数增多，为糊状便或稀水便。

（三）预防及处理措施

（1）禁止将冰袋放置在患者的腹部。

（2）对胃肠功能差、有腹泻的患者可采取其他物理降温法。

三、心律失常

（一）发生原因

（1）放置在患者的心前区、足底。

（2）患者既往有心脏病病史。

（二）临床表现

患者出现心跳不规则、胸闷、呼吸困难，发生心电图改变。

（三）预防及处理措施

（1）禁止将冰袋放置在患者的心前区和足底。

（2）对心律失常的患者可采取其他物理降温法。

四、全身反应

（一）发生原因

冰敷温度过低，持续时间过长。多见于年老体弱及婴幼儿患者。

（二）临床表现

寒战、面色苍白、体温降低。

（三）预防及处理措施

定时观察并询问冷敷患者，一旦出现全身反应，立即停止冷敷，给予保暖等处理。对感染性休克、末梢循环不良患者，禁止使用冷敷，尤其对老幼患者更应慎重。

五、皮下出血

（一）发生原因

（1）血液病患者血小板减低。

（2）患者凝血功能减退。

（二）临床表现

患者酒精拭浴处出现皮下瘀点、瘀斑。

（三）预防及处理措施

（1）血小板减低的高热患者禁用酒精拭浴。

（2）拭浴时动作应轻柔。

六、局部压力性损伤

（一）发生原因

翻身时不慎将冰块、冰袋压在身体下，而冰块、冰袋硬度高、有棱角、与体表接触面积小及受压时间过长，可引起局部压力性损伤。

（二）临床表现

局部压痕，疼痛不适。

（三）预防及处理措施

（1）注意避免将冰块、冰袋压在身体下，可将冰袋吊起，使其底部接触所敷部位，以减轻压力。

（2）缩短冰敷时间，经常更换冰敷部位。

七、酒精过敏

（一）发生原因

患者对酒精过敏或为过敏体质。

（二）临床表现

皮肤瘙痒、湿疹、荨麻疹、头晕、恶心、呕吐、腹泻，甚至少数人还会发生过敏性休克。

（三）预防及处理措施

（1）事先询问患者有无过敏史。

（2）对酒精过敏的患者禁用酒精拭浴。

八、化学制冷袋药液外渗损伤皮肤

（一）发生原因

化学制冷袋药液外渗。

（二）临床表现

皮肤潮红或水疱形成。

（三）预防及处理措施

（1）使用前确保化学制冷袋完好无渗漏。

（2）使用过程中注意观察，若嗅到氨味则立即更换。

（3）皮肤潮红处用食醋外敷；出现水疱者在水疱基底部用75%乙醇消毒后，用无菌注射器抽空水疱内液，加盖无菌纱布或按外科换药处理。

九、冷过敏

（一）发生原因

少数患者为过敏体质，对寒冷刺激产生异常的免疫反应。

（二）临床表现

寒冷刺激局部引起皮肤出现红斑、荨麻疹、瘙痒、关节疼痛、肌肉痉挛等过敏症状。

（三）预防及处理措施

（1）冷疗前，询问患者的过敏史。

（2）冷疗期间，密切观察患者局部皮肤感觉、皮温、血运的情况，检查局部皮肤是否出现荨麻疹、红斑、皮疹等症状。

（3）一旦出现冷过敏，立即停止冷疗，并向医生汇报。冷过敏可按过敏反应治疗，可应用抗过敏药物进行治疗。

第二节 热敷法操作并发症的预防及处理规范

一、烫伤

（一）发生原因

（1）温度过高。

（2）热敷器具与皮肤直接接触或用太薄的布包裹热敷器具与皮肤相隔。

（3）末梢循环不良者、老年人、儿童、昏迷患者和感知反应差者很容易发生局部烫伤。

（二）临床表现

局部皮肤发红，出现大小不等的水疱。

（三）预防及处理措施

（1）治疗中向患者解释热敷的目的、意义、注意事项，保证热敷安全。

（2）实施热敷前一定要准确测量水的温度。根据患者的体质状态、局部组织对热的耐受力不同，选择适宜的水温，一般成人在60～70℃，昏迷、老年、婴幼儿、感觉迟钝、循环不良等患者，水温不超过50℃。

（3）根据患者的病情，在使用热水袋时酌情外包一层厚毛巾。

（4）热敷过程中严密观察皮肤及生命体征变化，如有皮肤发红，及时予以处理，并严格执行交接班制度。

（5）皮肤发红者立即停止热敷，并在局部涂凡士林以保护皮肤，可给予冷敷，有水疱者按浅二度烧伤治疗。

二、局部过敏反应

（一）发生原因

因对热敷的适应证掌握不当而出现一些并发症。如肌内注射青霉素后，因注射局部产生硬结，为促进药物吸收，进行局部热敷或理疗导致局部过敏反应，其过敏原可能是青霉素加热后的分解产物。青霉素的分解产物有青霉烯酸、青霉胺和青霉酸等，这些分解产物并无抗菌作用，但却有一定程度的抗原性，青霉素的分解速度随温度的增高而加快。研究证明，温度每增高10℃，青霉素的分解速度增加2～3倍。

（二）临床表现

热敷所致青霉素局部过敏反应表现为局部发红，外观酷似急性炎症表现，但不痛、不肿，仅感发痒，无感染化脓发生，停止热敷后3～5d，上述症状逐渐消退。

（三）预防及处理措施

（1）根据热敷的适应证选择正确的热敷方式。

（2）热敷所致青霉素局部过敏反应一般较轻。如停止热敷，即可逐渐自行消退。如病情需要使用青霉素，应选择在另一侧臀部进行注射。

（3）对于注射青霉素局部产生的硬结，可采用云南白药外敷法、土豆片贴敷法、冰片涂擦法及仙人掌外敷等方法。

三、大面积坏死

（一）发生原因

化疗药物外漏后热敷致使大面积坏死，其原因是热刺激降低了痛觉神经的兴奋性，可减轻局部疼痛，但它使局部血管扩张，可增加局部血流并使血管通透性增加，加重药液外渗，致使发生大面积坏死。

（二）临床表现

外渗部位局部皮肤剧痛、发热、肿胀、变色，继之出现色素沉着，皮肤感觉麻木迟钝，严重者局部皮肤发黑，发生大面积皮下组织坏死。

（三）预防及处理措施

（1）根据外渗药液的性质选择冷疗或热疗，大部分化疗药物渗出后宜采用局部冷疗；但对于依托泊苷、奥沙利铂及长春新碱类化疗药则不宜采用冷疗。

（2）药液一旦渗漏于皮下，应立即停止输注。局部冷疗，使局部血管收缩，减少外渗药物的吸收，并灭活外渗液。局部肿胀、疼痛明显者，可行 1% 普鲁卡因封闭或 50% 硫酸镁湿敷。早期使用水凝胶敷贴可有效预防组织坏死。若已形成坏死，可按外科常规进行清创、换药、理疗等，待新鲜肉芽组织形成后尽快植皮，保护肢体功能。与此同时，加强患者的生活和饮食护理及良好的心理护理。

第十一章

血液净化技术操作并发症的预防及处理规范

第一节　血液透析技术常见并发症的预防及处理规范

一、失衡综合征

（一）发生原因

（1）尿素氮等代谢产物清除过快。

（2）脑组织酸中毒。

（3）脑组织中的渗透物质作用。

（4）脑组织缺氧。

（5）血钠降低过度。

（6）低血糖、甲状旁腺功能亢进均可引起失衡综合征。

（二）临床表现

（1）轻度失衡：头痛、倦怠、恶心、呕吐、烦躁不安、血压升高。

（2）中度失衡：肌肉痉挛、定向障碍、扑翼样震颤、嗜睡。

（3）重度失衡：精神异常、胡言乱语、惊厥、癫痫样发作、昏迷，甚至死亡。

（三）预防及处理措施

（1）首次透析采用小面积低通量透析器，透析时间不超过 3h，血流量为 180mL/min，使尿素氮清除率在 30% 左右。

（2）诱导期透析，适当增加透析频率，每次脱水量不宜过多，透析液浓度不宜过低。

（3）维持性透析患者采用钠浓度曲线透析液惯透析可降低失衡综合征的发生率。

（4）发生失衡综合征时，轻者仅需减慢血流速度，缩短治疗时间，对伴肌肉痉挛者可同时输注高张盐水或高渗葡萄糖,并给予相应对症处理。重者立即终止透析,根据情况采取必要的抢救措施。

二、透析器反应

(一)发生原因

1. A 型（超敏反应型）

(1)由透析器消毒剂环氧乙烷诱发 IgE 型的变态反应,引起组胺和血管活性物质释放,导致全身平滑肌和外周血管收缩。

(2)与透析膜的生物相容性相关,其机制是补体被透析膜经旁路途径激活和释放。

(3)透析液污染。

(4)透析器复用时被细菌或内毒素污染。

(5)肝素偶尔与过敏反应有关。

(6)服用血管紧张素转化酶抑制剂（ACEI）类药物。

2. B 型（非特异型）

原因不清,可能与补体激活有关。

(二)临床表现

(1)A 型多发生于透析开始 5min 内,部分迟至 30min,程度较重,表现为皮肤瘙痒、荨麻疹、咳嗽、打喷嚏、流清涕、腹痛、腹泻、呼吸困难、休克,甚至死亡。

(2)B 型常于透析开始后 20～60min 出现,程度较轻,多表现为胸痛和背痛。

(三)预防及处理措施

(1)选用生物相容性好的透析膜;避免应用环氧乙烷消毒透析器及管路;透析前充分冲洗透析器及管路;停用 ACEI 药物;采用无肝素透析。

(2)症状较轻者,给予吸氧和对症处理,情况好转则继续透析;严重者,立即终止透析,夹闭血路管,丢弃血路管和透析器中血液,给予抗组胺药、激素或肾上腺素药物治疗,必要时予以心肺支持治疗。

三、肌肉痉挛

(一)发生原因

透析中低血压、低血容量、超滤速度及应用低钠透析液治疗是引起肌肉痉挛最常见的原因,血电解质紊乱和酸碱失衡也可引起。

(二)临床表现

透析中发生肌肉痉挛较为常见,占 10%～15%,多发生在透析过程中、后期,主要表现为足部、手指、腓肠肌和腹壁的痛性痉挛,可伴有血压下降。

（三）预防及处理措施

（1）防止透析低血压发生及透析期间体重增长过多，超滤勿过快、过多。

（2）提高透析液的钠浓度，采用高钠透析或序贯钠浓度透析。

（3）纠正电解质紊乱。

（4）发生肌肉痉挛时，暂停超滤，减慢血流速度，静脉快速输入生理盐水或高渗糖溶液。

（5）腓肠肌痉挛者可用手顶住患者足底部，使足背尽量屈曲，可减轻疼痛。

四、心律失常

（一）发生原因

（1）由心脏原有病变所致。

（2）电解质紊乱。

（3）透析中血容量改变。

（4）体外循环致暂时性冠状动脉供血不足，动静脉内瘘的建立使心脏负担加重。

（5）严重贫血或洋地黄中毒。

（6）老年人、儿童、初次透析患者，在透析中血流量过快也可诱发心律失常。

（二）临床表现

心慌、胸闷、心绞痛、头晕，可伴血压下降；心电图可确诊。

（三）预防及处理措施

（1）去除病因，积极治疗原发病。

（2）充分透析，应用高效透析器。有条件者施行血液透析滤过。

（3）采取个性化透析，年老体弱、食欲缺乏者，透析液钾浓度应相对略高，一般以3.0～3.5mmol/L为宜。对于心血管功能不稳定者，透析时血流量不宜过大，为180mL/min左右。透析结束回血时，血流量应小于100mL/min。

（4）对易发生心律失常的透析患者，透析时给予吸氧。发生心律失常时，给予抗心律失常药，必要时停止透析。

五、低血压

（一）发生原因

（1）有效血容量不足：体外循环使回心血量骤然减少，导致透析早期出现低血压；超滤量过多，超滤速度过快，而毛细血管再充盈滞后，导致透析中、后期出现低血压。

（2）血浆渗透压下降：溶质清除过快；透析液钠浓度过低。

（3）血管调节功能变化：自主神经功能失调；透析前服用降压药；组织缺氧。

（4）透析相关的因素：透析膜生物相容性差；醋酸盐不耐；透析液温度过高；透析过程中进餐。

（5）营养不良及贫血。

（6）心脏病变。

（7）血管活性物质改变。

（8）不常见原因如心脏压塞。

（二）临床表现

（1）轻者：头昏眼花、全身发热、出汗、打哈欠、腰痛、有便意等。

（2）重者：面色苍白、呕吐、心律失常、抽搐、意识丧失、大小便失禁，甚至心搏骤停。

（三）预防及处理措施

（1）避免有效血容量急剧下降。1次透析超滤不宜过多过快，应根据患者血压和透析期间体重增长情况正确设定目标超滤量。透析期间的体重增长一般以不超过体重的5%为宜，体重增加过多时，应适当延长透析时间或增加透析频率，使超滤率小于1.2L/h。透析过程中禁食，以免胃肠道充血和消化液大量分泌使有效循环血量快速下降。在透析全程利用血容量监测装置进行监控，可有效地防止低血压的发生。

（2）评估调整透析患者干体重。干体重过低可导致透析中低血压。对于频繁发生低血压者应重新评估体重，推荐应用生物电阻抗、超声测量下腔静脉等方法，客观评估患者容量状态。

（3）维持血浆渗透压。对于透析中经常发生低血压的患者，在透析开始前的2h，升高透析液钠浓度至140～142mmol/L，然后逐渐降低钠浓度至与血清钠浓度相等；调整血流量小于200mL/min、透析液流量小于350mL/min，降低透析过程中溶质的清除速率，从而避免血浆渗透压下降过快；有条件者，在透析中给予静脉输入白蛋白；必要时也可采用序贯透析或血液滤过等方法，以减少溶质清除过快引起的低渗透压。

（4）改善心功能，纠正贫血。积极治疗心血管疾病如冠心病、心包炎和心律失常等；对于严重贫血患者应通过增加透析次数、增加促红细胞生成素用量或输血等措施来加以纠正。心血管功能不稳定或贫血患者给予吸氧和输血，可减少低血压的发生。

（5）对于多脏器功能衰竭的重症患者，在行连续性肾脏替代治疗时，为避免体外血液循环建立后导致血容量骤然下降而引起低血压，上机前应以生理盐水替换含有肝素的循环预充液，然后不排放预充液，同时连接动、静脉血管通道，直接进入治疗程序。

（6）其他：如透析前停服降压药、透析液温度设定为36.5℃以下及应用中高浓度钙透析液等措施可有助于预防低血压的发生；每次透析结束前静脉推注左卡尼汀，可稳定透析中血压。

（7）透析中发生低血压时，应马上帮助患者采取头低足高位，停止超滤，减慢血流量，泵前快速输入生理盐水或推注50%高渗葡萄糖溶液。有心前区不适者，给予吸氧。经上述处理后，一般均能使血压很快回升。如不奏效，应进一步查找原因，给予相应处理，必要时结束透析。

六、心力衰竭

（一）发生原因

（1）心脏器质性病变、心律失常、顽固性高血压、严重贫血、电解质紊乱与酸碱平衡失调，均可导致血液透析患者发生心力衰竭。

（2）血液透析患者干体重定位过高，超滤不彻底；透析间期水、钠摄入过多；非规律性透析。

（3）动静脉瘘由于血流"短路"加大了回心血量，从而加重心脏负荷。

（4）血液透析过程中，液体快速进入血管。

（5）血液透析中严重热原反应或剧烈寒战。

（6）透析治疗参数设置不当或操作失误，导致透析液大量反流，可诱发急性左心衰。

（二）临床表现

呼吸困难、极度烦躁、大汗淋漓、面色青灰以及濒死感，双肺布满湿啰音及哮鸣音。严重者出现心源性休克、心搏骤停。

（三）预防及处理措施

（1）积极治疗原发病、控制高血压；充分透析，确定准确、合适的干体重。

（2）指导透析患者在透析期间控制水钠摄入，同时亦严格控制富含钾食物的摄入。

（3）透析中超滤未达一定量时，快速输液应慎重。

（4）有效纠正贫血，控制骨矿物质代谢紊乱。

（5）使用超纯透析液，改善微炎症状态。

（6）加强透析过程中的管理，避免透析液反流发生。

（7）有心力衰竭征象或发生心力衰竭时，取坐位，双腿下垂，给予高流量吸氧，并可用 20%～30% 乙醇湿化氧气，必要时给予强心剂。上机透析时，尽量排掉预冲液，血流量不宜太快，一般为 150mL/min 左右，可采取先加大超滤量单超，再行透析。透析宜用低钠透析液。

七、头痛

（一）发生原因

（1）情绪紧张。

（2）失衡综合征引起脑水肿，导致颅内压升高而出现疼痛。

（3）高血压反应。

（4）醋酸盐的作用或钠浓度过高。

（5）颅内出血。

（二）临床表现

头痛常发生于透析开始 2～3h 后，头痛持续数小时，可伴有颈部和肩背部疼痛。

（三）预防及处理措施

（1）针对病因，去除致头痛因素。

（2）低钠透析，避免透析中高血压发生，规律透析。

（3）放松情绪，尽量在透析中入睡或收听音乐。

（4）无脑血管意外等颅内器质性病变可给予止痛药和镇静剂。

八、发热

（一）发生原因

（1）致热原反应。

（2）无菌操作不严导致感染。

（3）其他原因如进行溶血、高温透析等。

（二）临床表现

致热原反应于透析开始后 1～2h 出现畏寒、寒战、恶心呕吐、发热，体温 38℃左右，持续 2～4h，血培养阴性。感染导致的发热在透析后 2～3d 体温升高，可达 39℃以上，血培养可能为阳性。

（三）预防及处理措施

（1）加强透析用水及透析液监测，避免受污染。

（2）使用一次性透析器及血路管，透析前充分冲洗。

（3）严格遵守无菌操作规程。

（4）高热者给予对症处理，包括物理降温、口服退热药等，并适当调低透析液温度，给予药物治疗。

九、恶心、呕吐

（一）发生原因

常见原因有透析低血压、透析失衡综合征、透析器反应、糖尿病导致的胃轻瘫、透析液受污染或电解质成分异常。

（二）临床表现

剑突下不适、恶心、呕吐胃内容物，可伴有低血压。

（三）预防及处理措施

（1）对低血压导致者采取紧急处理措施。

（2）对症处理，如应用止吐药。

（3）呕吐时应帮助患者头偏向一侧，防止误吸引起窒息。

（4）针对诱因采取相应预防措施，避免低血压发生。

十、出血

（一）发生原因

（1）机体内部原因：全身肝素化、凝血障碍或血小板功能异常；原有口腔溃疡或治疗中进食过硬食物导致口腔出血；因瘙痒而抓挠导致皮肤出血；消化道疾病引发出血；外科手术伴发出血或渗血；高血压伴有血管硬化或畸形引发脑出血；慢性心包炎引发心脏压塞等。

（2）技术故障：泵管破裂、动静脉管路及透析器与穿刺针连接不紧密、管路分支与机器连接不紧密、穿刺针固定不妥导致滑脱、穿刺部位渗血、穿刺失败导致血肿等。

（二）临床表现

轻者可表现为牙龈出血、皮肤出血、鼻出血、便血等；重者早期常诉身体某处不适或疼痛，继而表现为极度烦躁不安、血压下降、出冷汗、脉搏细速，甚至出现意识不清、休克。

（三）预防及处理措施

（1）轻者减少肝素用量，治疗结束用鱼精蛋白中和肝素；重者应停止透析，出现休克者需输血或输入胶体溶液补充血容量并进行抗休克治疗。

（2）透析前检查透析器与血路管是否连接紧密，血路管所有侧支是否夹闭，穿刺针及管道是否妥善固定。意识不清或不合作者进行约束，提高穿刺技术。透析中加强巡视，注意观察生命体征，仔细聆听患者主诉。

十一、溶血

（一）发生原因

（1）血管相关因素：如狭窄或梗阻时引起对红细胞的机械性损伤。

（2）透析液相关因素：如透析液钠浓度过低、透析液温度过高、透析液受消毒剂、氯胺、漂白粉、铜、锌、甲醛、氟化物、过氧化氢、硝酸盐等污染。

（3）透析中错误输血。

（二）临床表现

发冷、胸闷、胸部紧压感、呼吸困难、背部疼痛等，静脉管路内血液为葡萄酒色。

（三）预防及处理措施

（1）透析中严密监测血路管压力，一旦出现异常应仔细查找原因并及时处理。

（2）避免采用过低钠浓度透析及高温透析。

（3）严格监测透析用水和透析液，避免污染。

（4）一旦发生溶血，应立即予以处理。重者应终止透析，夹闭血路管，丢弃管路中血液；及时纠正贫血，必要时可输新鲜全血；严密监测血钾，避免发生高钾血症。

十二、空气栓塞

（一）发生原因

与任何可能导致空气进入管腔部位的连接松开、脱落有关，如动脉穿刺针脱落、管路接口松开或脱落等，另有部分与管路及透析器破损开裂等有关。

（二）临床表现

轻者可出现阵发性剧咳、气急、胸闷、胸部有压迫感，稍重时有面色发绀、气喘、呼吸困难，严重者可出现抽搐、意识不清、昏迷，甚至死亡。

（三）预防及处理措施

（1）上机前严格检查管路和透析器有无破损。

（2）做好穿刺针和导管的固定，以及透析管路之间、管路与透析器之间的连接。

（3）透析中密切观察穿刺针或导管、透析管路连接等有无松动或脱落。

（4）透析结束严禁空气回血。

（5）注意透析机空气报警装置的维护。

（6）一旦发生应紧急处理，立即抢救。立即夹闭静脉血路管，停止使用血泵；采取左侧头低脚高位；给予心肺支持，包括吸纯氧、采用面罩或气管插管；有条件者予以右心房或右心室穿刺抽气。

十三、透析器破膜

（一）发生原因

（1）透析器质量出现问题。

（2）透析器储存不当，如冬天储存在温度过低的环境中。

（3）透析中因凝血或大量超滤而导致跨膜压过高。

（二）临床表现

透析机漏血报警，透析液颜色变红。

（三）预防及处理措施

（1）透析前仔细检查透析器，使用一次性透析器。

（2）透析中严密监测跨膜压，避免出现过高跨膜压。

（3）透析机漏血报警装置应确保功能正常。

（4）紧急处理。一旦发生破膜应立即夹闭血路管的动脉端和静脉端，丢弃体外循环中的血液；更换新的透析器和血路管进行透析；严密监测患者生命体征，一旦出现发热、溶血等表现，应采取相应处理措施。

十四、体外循环凝血

（一）发生原因

（1）血流速度过慢。

（2）外周血血红蛋白过高。

（3）超滤率过高。

（4）透析中输注血液、血制品或脂肪乳剂。

（5）透析通路再循环过大。

（6）使用了管路中补液壶，引起血液暴露于空气，壶内产生血液泡沫或血液发生湍流。

（二）临床表现

透析器颜色变深，静脉壶过滤网有凝血块、外壳变硬、液面上有泡沫。

（三）预防及处理措施

（1）透析前全面评估患者凝血状态，合理选择和使用抗凝剂。

（2）加强透析中凝血状况的监测，如压力参数的改变、管路和透析器颜色的变化等，并早期采取措施及时预防。

（3）透析中避免输注血液、血制品和脂肪乳等。

（4）定期监测血管通路血流量，避免透析中再循环过大。

（5）处理轻度凝血可追加抗凝剂用量，调高血流速度，一旦凝血程度加重，应立即回血，更换透析器和管路；如果凝血严重而不能回血，则应直接丢弃体外循环管路和透析器，不主张强行回血，以免凝血块进入人体内发生栓塞。

第二节　血管通路并发症的预防及处理规范

一、血栓形成

（一）发生原因

（1）外科手术操作不当。

（2）血管本身的病变，如静脉炎、动脉硬化等。

（3）全身性因素对瘘管的影响。

（4）药物影响。

（5）内瘘血管反复穿刺，使内膜增生，血管硬化，管腔狭窄。

（6）瘘管受压，血流不畅。

（7）深静脉留置导管封管处理不当。

（8）透析专用导管用于输液，易形成血栓。

（二）临床表现

（1）血栓形成的早期表现为血流量不足，内瘘血管吻合处动脉搏动、震颤及杂音减弱或消失，瘘管塌陷不充盈；静脉血管栓塞时，静脉压力明显升高，患者感觉疼痛。

（2）人造移植血管栓塞后，表现为平时的周围组织肿胀消失，人造血管显露于皮下，按压无弹性，穿刺后不能抽出血液或抽出淤血。

（3）留置导管栓塞可见透明管腔内有凝血块，不能抽出血液，推注有阻力。

（三）预防及处理措施

（1）瘘管拔针后压迫止血不宜太紧、时间不宜太长。由于患者的凝血功能以及应用抗凝剂的情况不同，拔针后止血时间亦有所不同。因此，当患者使用弹力带压迫止血时，应告知其根据自身以往止血经验，及时取下弹力带，尽可能缩短压迫瘘管的时间。

（2）做好透析患者自我保护瘘管的宣教工作。如避免在造瘘肢体上测血压、抽血、输液；在透析期间，避免术肢提、拉、推等过度用力，以及在睡眠中避免长时间弯曲、压迫术肢；经常自我触摸瘘管，观察是否有搏动或震颤；发现瘘管塌瘪无震颤，应及时就医。

（3）对于危重患者行深静脉插管时，应选用三腔留置导管，以备在专用输液管腔中输液。

（4）透析结束封管时，先用生理盐水30mL分别快速推注两侧管腔，再注入相当于管腔容量的肝素盐水。注意在即将推注完毕时迅速夹紧管夹，避免血液回流。消毒管口后，盖紧肝素帽并以无菌纱布包裹。1周常规封管2～3次。

（5）做好健康教育，嘱患者做好血压及水分控制，饮食清淡，不要重油荤，以防血栓形成。

（6）血管通路血栓形成后的处理措施如下。①患者在透析过程中，当内瘘血栓形成时，立即行溶栓术使血管再通；当血栓形成时间较长而无法溶栓再通时，行取栓修瘘或造瘘手术。②人造血管血栓形成后，可采用手术切开取栓术，或经皮在血管两端各切开一个小口子，用特制钩形导管取除血栓，再配合溶栓剂，待切口愈合后可再使用。③留置导管血栓形成多用溶栓剂使其溶解。方法一：用至少5000 IU/mL的尿激酶，必要时可用5万IU/mL的尿激酶，加生理盐水至与管腔容量相等量，利用负压将其推入管腔并夹紧，保留25～30min后抽吸。方法二：如系导管沿管壁形成血栓，可使用25万～50万IU/mL的尿激酶持续缓慢滴注6～10h。

二、感染

（一）发生原因

（1）患者全身免疫力下降。

（2）无菌操作不严格。

（3）穿刺针拔除后压迫止血不当，致使局部组织缺血，抵抗力下降。

（4）置管部位未及时消毒和更换敷料。使用前后未严格消毒导管口。

（二）临床表现

内瘘或移植人造血管的穿刺口及周围组织红、肿、热、痛，或在穿刺口上只见一小脓点，伴痒感。静脉炎时，可见血管呈红线上行。留置导管的穿刺部位红、肿、痛，有脓性分泌物，每逢血液透析开始半小时内出现寒战、发热，细菌学培养阳性。

（三）预防及处理措施

（1）对患者做好保护瘘管的宣教工作，保持造瘘肢体的皮肤清洁。

（2）建立或连接血管通路时，应严格执行无菌操作规程，特别是在穿刺血管时，应严格消毒皮肤。内瘘使用要有计划，一般从远心端到近心端进行阶梯式或扣眼式穿刺，行扣眼式穿刺时，常规消毒后应以无菌针头挑去结痂，再次消毒后方可进行穿刺。当穿刺不能1次成功而需反复试探性穿刺时，应注意皮肤和针梗的重新消毒，必要时更换穿刺针另择血管重新穿刺。

（3）穿刺针拔除后应以止血贴或无菌纱布覆盖穿刺口，以减少污染。

（4）血管通路发生感染时，局部涂抗生素软膏或用碘附湿敷，全身用抗生素，必要时应停止使用或及时拔除留置导管。

三、穿刺部位渗血

（一）发生原因

（1）在瘘管的同一点上反复穿刺，造成血管壁缺损。

（2）穿刺时进针角度过小，穿刺口皮瓣小不足以掩盖穿刺口。

（3）穿刺部位周围皮肤松弛，穿刺口收缩不良。

（4）固定穿刺针时，未使其顺血管走向摆放，导致针梗与穿刺口之间存在空隙。

（二）临床表现

血液自穿刺口流出，渗血慢而少时，在穿刺口很快形成血痂，渗血可自行停止，但由于透析中抗凝剂的作用，穿刺部位渗血往往难以自行止血。

（三）预防及处理措施

（1）尽量避免在瘘管同一点上反复穿刺，尤其是当上一次穿刺口结痂过大时，不宜同点穿刺。

（2）穿刺时进针角度以30°左右为宜。如血管硬而滑或皮肤松弛时，可在血管侧旁进针，然后再进入血管。

（3）穿刺部位渗血时，可用无菌棉签压迫针口一侧，并以胶布绷紧皮肤加以固定；或以无菌纱布卷实，压迫出血点，再用弹力止血带固定。如不奏效，应拔针止血，另择穿刺点或血管重新穿刺。

四、穿刺部位血肿

（一）发生原因

（1）动脉穿刺时刺破血管壁，未及时拔针和进行有效的压迫止血。

（2）穿刺肘正中静脉时不慎误穿破肱动脉或其分支，止血困难。

（3）透析过程中静脉回路侧血管的针头突然移位，而未及时关闭血泵，导致回输血液被泵至血管外。

（二）临床表现

穿刺部位周围迅速鼓起包块，患者自觉该处肿胀疼痛，后期可形成动脉瘤或血肿机化后形成肿块。透析过程中静脉回路侧针头移位，可伴有机器静脉压力过高的报警。

（三）预防及处理措施

（1）熟练掌握血管穿刺技术，提高血管穿刺成功率，选择合适的穿刺部位。

（2）静脉回路侧血管穿刺疑有渗漏时，应以注射器推注少量生理盐水，如无阻力及局部无肿胀才可连接循坏管路，并使血流量调至 50mL/min，待静脉压不高时再逐步调至正常流量。

（3）动脉直接穿刺时一般采用桡动脉和足背动脉，肱动脉除非表浅化，否则不宜穿刺。

（4）动脉血管一旦被穿破，即使有血流亦不应勉强进行血液透析，应及时拔针并止血。有效的止血方法是压迫止血，以纱布卷成实心状，置于穿刺口及其上方，拔针后用力压迫约10min，然后再以弹力止血带或绷带加压止血 4~5h，同时观察末梢血液循环情况。

（5）透析前连接血液管路时，应确保穿刺针在血管内。透析过程应随时观察静脉压是否升高，妥善固定穿刺针及体外循环管路。

（6）血肿形成后，早期冰敷患处，有止血及止痛功效，24h 后可热敷。

五、动脉瘤及假性动脉瘤

（一）发生原因

（1）内瘘未完全成熟时过早使用，导致尚未增厚的血管壁发生过度扩张。

（2）在瘘管的同一部位反复穿刺，使血管壁弹性受损，血管发生扩张；或穿刺时穿破血管，血液外渗并形成包膜与血管相通。

（二）临床表现

（1）避免在血管管腔扩大、管壁较薄的内瘘血管上做区域式穿刺，移植人造血管更应禁止在同一部位反复穿刺。

（2）熟练掌握穿刺技术，避免刺破血管。

（3）动脉瘤不大时，可用弹力护腕带适当压迫，避免瘤体进一步扩大；动脉瘤较大时，应行手术结扎切除。

第三节 腹膜透析操作并发症的预防及处理规范

一、导管出口处及隧道感染

（一）发生原因

（1）导管出口方向未向下。

（2）皮下隧道太短、涤纶套外露。

（3）导管周围渗漏或血肿。

（4）导管经常牵拉可减慢皮肤隧道口及隧道愈合过程。

（5）污染或未注意局部卫生。

（6）全身性因素，如营养不良、糖尿病、长期使用肾上腺皮质激素等。

（二）临床表现

（1）导管出口处创口感染。导管出口处水肿、疼痛、出现脓性分泌物、周围皮肤红斑、结痂、出现肉芽组织等，分泌物培养有细菌生长。

（2）隧道感染。典型的隧道感染可以导致腹膜透析导管皮下隧道处皮肤形成红、肿、热、痛等急性炎症表现，伴或不伴发热，常合并导管出口局部感染；但多数隧道感染临床表现隐匿，仅可在皮下隧道周围出现红斑、水肿或触痛等。隧道超声检查有助于评估隧道感染范围和疗效，为选择治疗方案提供依据。

（三）预防及处理措施

（1）外涤纶套距皮肤出口处距离应在2cm，出口处方向最好向下。

（2）术后妥善固定导管，避免过多牵拉，加强导管维护。

（3）定期清洗出口处皮肤，保持其清洁干燥。

（4）隧道口愈合期及感染期避免盆浴及游泳。

（5）如果患者鼻部携带有金黄色葡萄球菌，鼻腔涂用抗生素软膏。

（6）一旦出现感染，最好先行局部涂片和病原菌培养，培养结果出来之前应先行经验性治疗，给予口服抗生素，待培养有结果后再根据培养的致病菌选用敏感的抗生素。感染严重时应静脉给予敏感抗生素。经局部处理及全身用药2周，感染难以控制者，应考虑拔除导管或去除皮下袖套。

二、腹膜透析相关感染性腹膜炎

（一）发生原因

（1）接触污染。包括透析液交换时污染、碘附帽重复使用、透析液袋破损、透析管或连接导管破损或脱落。

（2）皮肤出口处和隧道感染。

（3）腹泻或接受肠镜检查。

（4）其他原因，如牙科手术、静脉留置针、腹膜透析内导管生物膜形成、子宫手术等。

（5）隧道口、隧道感染，皮肤表面细菌通过腹膜透析管周围进入腹腔。

（6）危险因素：高龄、糖尿病、残余肾功能减退、低蛋白血症及营养不良、长期使用肾上腺皮质激素、使用生物不相容性透析液等。

（二）临床表现

（1）透析液浑浊、血性透析液、透析液中可见纤维条，部分患者因大量纤维条堵塞管道，以致引流不畅。

（2）腹痛、压痛及反跳痛。

（3）恶心、呕吐和腹泻。

（4）发热，以低（中）度发热常见，少数患者为高热伴寒战，败血症罕见。

（三）预防及处理措施

（1）加强腹膜透析患者教育和培训，内容包括腹膜透析的环境要求、透析管的护理、卫生常识、检查腹透液的质量、无菌操作的训练、腹腔感染的观察与处理等。建立标准的规程，寻找腹膜炎发生的原因并进行相应改进。

（2）预防出口处及隧道感染。

（3）纠正营养不良。充分透析、加强营养、注意残余肾功能保护等。

（4）一旦患者出现腹透液浑浊，应立即留取透出液做常规和细菌学检查，在培养结果未出前，先行经验性抗生素治疗。如透出液浑浊明显或腹痛剧烈，可采用数袋 1.5% 腹透液冲洗腹腔。一旦考虑为腹膜炎，应联合使用抗生素进行抗感染治疗，严重感染者在腹腔用药的同时给予静脉用药，治疗时间 2 周左右，金黄色葡萄球菌、铜绿假单胞菌及肠球菌等为 3 周。

（5）腹腔积液感染时为避免纤维蛋白凝块形成，可在腹透液中加入适量肝素。

（6）一旦诊断为真菌性腹膜炎，则应拔除导管，使用抗真菌药物。

（7）结核性腹膜炎一般采取四联疗法，局部和全身用药相结合，无效者拔除导管并继续抗结核治疗。

（8）腹膜炎治愈后，更换连接短管。

三、腹膜透析导管功能障碍

（一）发生原因

（1）血块、纤维蛋白凝块、脂肪球阻塞，大网膜包裹，腹膜粘连形成小套袋包裹腹透管。

（2）导管受压扭曲。

（3）导管尖端移位。

（4）功能性引流障碍（充盈的膀胱或充盈的结肠压迫导管腹腔段末端）。

（二）临床表现

透析液流通不畅，可表现为单向或双向阻塞。单向阻塞最常见，主要表现为透析液灌入腹腔通畅，但引流困难；双向阻塞表现为腹膜透析液灌入和引流均不通畅。

（三）预防及处理措施

（1）检查透析液输入或引流的管道是否受压、扭曲，夹子和旋钮是否打开。

（2）嘱患者不断改变体位，观察引流情况，询问患者大小便情况，如果由患者膀胱充盈、便秘所致，则嘱患者排空膀胱（必要时可进行导尿），或口服缓泻剂，排出大便，通过上述处理，有相当一部分患者腹膜透析液引流恢复通畅。

（3）如果引流液含肉眼可见的纤维蛋白，而又出现透析液引流不畅时，应高度怀疑为纤维蛋白凝块阻塞所致。处理方法：用 5～10mg 肝素溶解于 20mL 生理盐水中加压注入腹腔，有时可将导管内的凝块冲走；也可以肝素 5～10mg/L 的浓度加入透析液中，再用手挤压透析袋，达到高压灌注冲洗的效果。以上方法如无效果，可采用尿激酶 1 万 U，用生理盐水 20mL 稀释后，注入管内并封管 5～10h。

（4）腹腔镜分离吸附在导管内的大网膜。

（5）如果是导管移位（通过腹部 X 线检查确诊），可给予患者服用泻药，促进肠蠕动，迫使导管腹内段下降至骨盆下，必要时在 X 线透视下用硬质金属或导针将导管末端置回膀胱直肠窝或子宫直肠窝。

（6）隧道内透析管扭曲，因皮下隧道瘢痕收缩所致，常需重新置管。

四、腹膜透析液渗漏

（一）发生原因

（1）置管手术腹膜荷包结扎不严密。

（2）腹膜存在先天性或后天性缺陷。

（3）腹透液注入腹腔后导致腹内压升高。

（二）临床表现

（1）胸腔积液。少量积液可无症状，量大者出现呼吸困难。

（2）管周渗漏。出口处潮湿、肿胀。

（3）会阴部和腹壁渗漏。腹壁肿胀，阴囊、阴茎或阴唇水肿。

（三）预防及处理措施

（1）提高置管技术。旁正中切口、荷包缝合妥帖、仔细缝合腹直肌前鞘。术后妥善固定外管。

（2）对不需要紧急透析特别是有危险因素的患者，插管后尽量延迟开始透析时间，以利于伤口的愈合。如需要紧急透析，则采用仰卧位、小剂量，减少腹腔压力。

（3）透析液渗漏后感染率升高，应使用抗生素。

（4）胸腔积液有明显症状者可行胸腔穿刺放液。

（5）给予支持疗法，改善患者的营养状况。

（6）一旦出现腹膜透析液渗漏，则暂停持续不卧床腹膜透析（CAPD），改为小剂量卧位间歇性腹膜透析（IPD）或夜间间歇性腹膜透析（NIPD），如渗漏较多，可停止腹膜透析2周，改作血液透析。

（7）难治性渗漏少见，一旦发生，需要进行CT扫描以明确渗漏部位，并进行必要的外科手术修复，必要时需重新置管。

五、疝

（一）发生原因

（1）多次手术、慢性腹腔积液、多次妊娠、肥胖、皮质类固醇使用史、甲状腺功能减退、多囊肾、慢性肺病等导致腹壁薄弱。

（2）腹内压力增高。

（3）手术方式及手术切口与疝发生有一定的关系。

（二）临床表现

（1）轻者仅见腹壁局部肿块。

（2）重者可出现肠梗阻或肠坏死。

（3）少数患者可并发腹膜炎。

（三）预防及处理措施

（1）在腹膜透析置管术中，避免经腹白线切口或脐周切口，关闭腹腔时严格细致缝合筋膜或鞘膜。

（2）腹膜透析最好在置管术后10～14d开始，开始时要从IPD过渡到CAPD，有条件者可考虑采用连续循环腹膜透析（CCPD）夜间腹膜透析，以减少腹内压。

（3）治疗咳嗽与呕吐。

（4）对原有腹股疝的患者应详细检查，并在腹膜透析前进行修补。

（5）一旦发生疝需要予以手术修补。CAPD患者发生的腹股沟疝一般不提倡做手术，特别是股疝及发生于成人的脐疝，以及疝块小、病史短者。对于腹壁缺损较小而疝环也较小及嵌顿时间在 3~4h 或以上而局部压痛明显，有腹膜刺激症状，估计已发生肠狭窄的患者，可通过包括传统的疝成形术及聚丙烯纤维修复网加强的改良手术对其进行治疗，术后暂停腹膜透析，改行血液透析，12~14d 后可继续腹膜透析，有条件者可改行自动化腹膜透析（APD）以减少疝的复发。

六、出血性并发症

（一）发生原因

（1）凝血功能障碍。

（2）术中不慎损伤腹壁动脉及其分支。

（3）女性月经期血液反流至腹腔。

（二）临床表现

与出血部位有关，可出现腹壁血肿、出口处出血及血性透析液。

（三）预防及处理措施

（1）术前评估凝血状态和预防凝血。

（2）手术时避免损伤腹壁血管。

（3）小切口应仔细止血、切口不宜靠外。出现月经期的血性引流液则加强换液。

（4）血性腹腔积液用 0.5~1.0L 冷生理盐水或腹透液冲洗。

（5）伤口或出口处压迫止血。

（6）大出血需行外科手术处理。

七、腹膜衰竭

（一）发生原因

与多次腹膜炎或长期使用生物不相容性透析液导致腹膜结构和功能异常有关。

（二）临床表现

（1）Ⅰ型腹膜衰竭：腹膜对小分子溶质转运有障碍。

（2）Ⅱ型腹膜衰竭：腹膜对水及溶质转运均有障碍。

（3）Ⅲ型腹膜衰竭：因腹腔淋巴吸收增多所致。

（三）预防及处理措施

（1）防治腹膜炎，使用生物相容性透析液。尽量少用高糖透析液，为增加超滤可加用艾考糊精透析液。

（2）改腹膜透析方式为短留存，夜间不保留透析液，但需兼顾溶质清除。

（3）腹膜休息 4 周，暂予血液透析。

（4）无效者改行血液透析。

八、腹腔积气

（一）发生原因

由于操作不慎致较大量空气进入腹腔内，主要发生在用自动循环腹膜透析装置注入透析液时。

（二）临床表现

腰背疼痛，尤其在坐位或立位时明显，并可有肩胛区疼痛。腹部透视可见膈下游离气体。

（三）预防及处理措施

（1）使用自动循环腹膜透析装置注入透析液时严格执行操作规程。

（2）若积气不严重症状常于数日内消失。

（3）可让患者取垂头仰卧位或膝胸卧位引流，以利于腹腔积气随透析液排出。

九、腹痛

（一）发生原因

（1）置管过深，导管腹内段末端刺激腹膜。

（2）患者刚开始透析暂未适应。

（3）透析液过冷或过热。

（4）腹膜液偏酸。

（5）患者出现腹膜炎，炎症因子刺激腹膜。

（二）临床表现

（1）全腹胀痛。

（2）弥散性腹痛。

（3）持续性腹痛或腹部压痛、反跳痛。

（4）有 3%～4% 患者出现会阴部及肛周部位疼痛，尤其在灌入透析液或引流透析液即将结束时更加明显，一般于置管后 1～2 周自行消失。

（三）预防及处理措施

（1）透析初期从小剂量开始。

（2）透析液的温度应控制在 37℃左右。

（3）减小引流袋与腹腔的距离，在引流接近结束下腹出现疼痛时立即停止引流，开始灌入新的腹膜透析液。

（4）将灌入液体和引流液体的速度减慢，可减轻疼痛，如果疼痛严重且持续时间较长，应将导管腹内端向外退出 1cm 左右。

（5）在透析液中加入 5% 利多卡因 5mL 可起到止痛效果。

（6）透析液中加入碳酸氢钠，提高透析液的 pH 值。

十、腰背痛

（一）发生原因

（1）腹膜透析液引起腹腔内压力增加，站立时脊柱前凸，对下腰背部肌肉是一种负荷，使腰背部肌肉疲劳。

（2）用自动循环腹膜透析装置注入透析液时，可能会引起空气的注入，急性气腹可引起持续性肩背部疼痛。

（3）原有腰椎退行性病变或代谢性骨病及椎间盘疾病在腹内压增加后复发。其他脊柱外疾病如肥胖、腹肌薄弱及髋关节炎等，也可引起腰背部的疼痛。

（二）临床表现

腰背部疼痛，或有活动障碍，局部可有压痛。

（三）预防及处理措施

（1）消除引起腰背部疼痛的原因，训练腰背部肌肉。

（2）如为气腹引起的腰背部疼痛，可让患者取垂头仰卧位或膝胸卧位，促进气体排出。

（3）对症治疗，局部按摩或理疗，必要时可加用非甾体消炎药。

（4）改 CAPD 为 IPD，有条件者可改为 APD。

十一、消化不良

（一）发生原因

（1）尿毒症导致胃肠黏膜水肿。

（2）腹腔内容量和压力骤然升高。

（3）腹膜透析时透析液中的葡萄糖经腹膜吸入血管内，导致食欲下降。

（二）临床表现

（1）患者在首次灌入腹膜透析液时出现明显的腹胀不适。

（2）部分患者出现食欲不振、恶心、呕吐、腹泻等不适。

（三）预防及处理措施

（1）开始透析时，由 IPD 过渡到 CAPD，从小容量开始，让患者逐渐适应向腹腔内灌入腹膜透析液的过程。

（2）糖尿病患者尽量避免使用高浓度葡萄糖腹膜透析液，可以选择使用含氨基酸的透析液。

第十二章

胰岛素注射、胰岛素泵使用、快速血糖监测技术操作并发症的预防及处理规范

第一节　胰岛素注射技术操作并发症的预防及处理规范

一、疼痛

（一）发生原因

（1）患者精神紧张、恐惧。

（2）注射针头过粗、不锐利或有倒钩，或操作者操作手法不熟练。

（3）注射时消毒剂随针头进入皮内，刺激引起疼痛。

（4）进针方法不当。

（5）同一部位反复长期注射或进针部位触碰到了皮下神经。

（6）药物温度过低。

（二）临床表现

注射部位疼痛，呈刺痛类型。

（三）预防及处理措施

（1）注射前向患者说明注射的目的、可能出现的并发症及注意事项，消除患者紧张心理，取得其配合。

（2）尽量选择用短、细的胰岛素笔针头，一次性使用。

（3）注射应在皮肤消毒剂干燥后进行。

（4）选择适宜的注射部位，轮流更换注射部位。

（5）使用中的胰岛素置于室温下保存。

（6）提高注射技巧，实施无痛注射。

（7）嘱患者全身放松、深呼吸、分散患者注意力、减轻疼痛。

（8）疼痛尚能忍受时，可迅速注射完毕后拔针，如疼痛无法忍受，更换注射部位再注射。

（9）评估产生疼痛的原因，再次注射时尽可能避免可能产生疼痛的因素。

（10）有条件者可采用无针注射方法，以有效减轻注射引起的疼痛。

二、感染

（一）发生原因

（1）违反无菌操作原则，使用已污染的针头。

（2）注射后，患者搔抓或揉按注射部位。

（二）临床表现

注射部位瘙痒、红、肿、热、痛、溃烂。

（三）预防及处理措施

（1）注射前清洁注射部位皮肤，操作者清洁双手。

（2）严格执行无菌操作原则。

（3）告知患者，注射后不可随意搔抓或揉按注射部位。

（4）针头为一次性使用。

（5）及时发现感染倾向，严格控制血糖。

（6）局部皮肤瘙痒者，告知患者勿抓、挠，可外涂 0.5% 聚维酮碘。

（7）注射部位发生溃烂、破损者，则按外科换药处理。

三、皮下脂肪增生

（一）发生原因

（1）同一部位长期反复注射，胰岛素刺激皮下脂肪增生而形成。

（2）胰岛素抵抗，长期使用胰岛素可使人体内产生抗胰岛素的抵抗，影响胰岛素的正常吸收和作用。

（二）临床表现

皮下组织变性、质地变硬、增生形成脂肪垫或结节。

（三）预防及处理措施

（1）针头为一次性使用。

（2）选择注射点要尽量分散，轮流使用，避免在同一处多次反复注射，避免在瘢痕、炎症、皮肤破损部位注射。

（3）尽量选用高纯度人胰岛素或胰岛素类似物。

（4）每次注射前检查注射部位，避免在皮下脂肪增生处注射。

（5）注射部位由皮下脂肪增生处转至正常组织时，需适当减少胰岛素用量。

（6）在脂肪垫相应的边缘用墨水做标记，并每天用温热水湿热敷、局部理疗。

四、皮下淤血

（一）发生原因

（1）胰岛素针头重复使用次数过多，长期反复注射出现针头弯曲变形、倒钩，导致组织微创。

（2）进针角度不规范，刺破血管。

（二）临床表现

注射部位肿胀、疼痛，皮肤发绀，边界不清。皮下淤血评价标准为淤血长径≤0.5cm视为无淤血，长径＞0.5cm视为有皮下淤血。

（三）预防及处理措施

（1）针头为一次性使用。

（2）选择注射点要尽量分散，轮流使用，避免在同一处多次反复注射，避免在瘢痕、炎症、硬结、皮肤破损部位注射。

（3）如进针角度不规范，刺破血管，应立即拔针，按压注射部位，并更换注射部位重新注射。

（4）拔针后针口少量出血者，要予以按压注射部位至无出血。形成淤血者，要避开淤血部位进行注射。

五、低血糖反应

（一）发生原因

注射胰岛素剂量过大，注射部位过深，在运动状态下注射，注射后局部热敷、按摩引起温度改变，导致血流加快使胰岛素的吸收加快。

（二）临床表现

血糖＜3.9mmol/L或突然出现乏力、头晕、心悸、出冷汗、饥饿感、心率加快，重者虚脱、昏迷，甚至死亡。

（三）预防及处理措施

（1）严格遵守给药剂量。

（2）定时定量进餐。

（3）注意活动量与使用药物的配合，活动明显增加时，要减少药物的用量或及时加餐。

（4）尽量选用短、细的胰岛素笔针头。对体质消瘦、皮下脂肪少的患者，应捏起注射部位皮肤并减小进针角度注射，避免误入肌肉组织。

（5）注射后勿剧烈运动、按摩、热敷、洗热水澡等。

（6）加强血糖监测，注射胰岛素后，密切观察患者情况。

（7）加强糖尿病、胰岛素注射有关知识的宣教。

（8）如发生低血糖，立即监测血糖，同时口服糖水、糖果等易吸收的碳水化合物。严重者可静脉注射 50% 葡萄糖注射液 40～60mL。

（9）分析产生低血糖的原因，尽可能避免再次发生低血糖。

六、过敏反应

（一）发生原因

（1）使用动物胰岛素等。

（2）胰岛素制剂中含有杂质蛋白。

（二）临床表现

（1）局部反应：红肿、瘙痒、水疱、硬结形成。

（2）全身反应：面部和口腔黏膜水肿、呼吸困难、哮喘，严重者可发生休克。

（三）预防及处理措施

（1）运用高纯度人胰岛素或人胰岛素类似物。

（2）注入胰岛素不能过浅，应达到皮下组织。

（3）严格执行无菌操作技术规程，避免杂质混入药液引起过敏反应。

（4）发生过敏反应的处理措施：①更换高纯度胰岛素；②轻度局部反应无须处理，全身反应显著者遵医嘱给予抗过敏药物；③采用胰岛素脱敏注射；④加强病情观察，发现问题及时处理，发生过敏性休克者遵照住院患者发生过敏性休克的应急预案处理。

七、针头弯曲或针体折断

（一）发生原因

（1）针头质量差，如针头过细、过软，针头钝、欠锐利，针头有倒钩、弯曲等。或针头消毒后重复使用。

（2）进针部位有硬结或瘢痕。

（3）操作人员注射时用力不当。

（二）临床表现

患者感觉注射部位疼痛。若针体折断，则折断的针体停留在注射部位，患者可出现情绪惊慌、恐惧。

（三）预防及处理措施

（1）针头为一次性使用，不宜重复使用。

（2）选择粗细适合、质量过关的针头。

（3）选择合适的注射部位，不可在局部皮肤有硬结或瘢痕处进针。

（4）协助患者取舒适体位，操作人员注意进针手法、力度及方向。

（5）若出现针头弯曲，要寻找引起针头弯曲的原因，采取相应的措施，并更换针头后重新注射。

第二节　胰岛素泵使用技术操作并发症的预防及处理规范

一、感染

（一）发生原因

（1）患者不注意局部皮肤卫生。

（2）注射时违反无菌操作原则。

（3）注射后，患者搔抓或揉按注射部位。

（4）胰岛素泵管道发生污染。

（二）临床表现

注射部位瘙痒、红、肿、热、痛，甚至溃烂。

（三）预防及处理措施

（1）注射前清洁注射部位皮肤，操作者清洁双手。

（2）避开腰带摩擦处注射，严格执行无菌操作原则。

（3）告知患者，注射后不可随意搔抓或揉按局部注射部位。

（4）泵管一次性使用，3～7d 轮换注射部位。

（5）加强巡视，每班观察注射部位有无红、肿等异常情况。

（6）发现感染倾向，及时更换输注管路及注射部位，必要时更换不同种类的皮下软管。

（7）严格控制血糖。

（8）局部皮肤瘙痒者，交代患者勿抓、挠，外涂 0.5% 聚维酮碘。

（9）注射部位发生溃烂、破损，则按外科换药法处理。

二、意外高血糖

（一）发生原因

（1）未严格执行技术操作规程。

（2）胰岛素泵故障、泵管脱落、输注装置阻塞或泄漏、泵程序设定不准确、泵内胰岛素用尽等。

（3）患者不了解糖尿病的基础知识而导致发生意外。

（二）临床表现

出现不同解释的血糖值升高，全身乏力、口渴、多尿症状加剧，甚至出现恶心、呕吐、腹部不适等症状。

（三）预防及处理措施

（1）严格遵守给药剂量、时间、方法。严格执行技术操作规程。

（2）对使用胰岛素泵的患者多次反复进行有关糖尿病知识、胰岛素注射知识的宣教，直到患者掌握为止。

（3）加强巡视，及时发现并处理胰岛素泵故障、泵管脱落、输注装置阻塞或泄漏、泵程序设定不准确、泵内胰岛素用尽等情况。

（4）加强血糖监测：使用胰岛素泵治疗的早期，常规检测空腹、三餐前后、睡前及凌晨3点的血糖。血糖平稳后改为每天监测2～4次。

（5）及时测定血糖，遵医嘱给予胰岛素追加量。

（6）分析产生高血糖的原因，尽可能避免再次发生高血糖。

三、低血糖反应

同第十二章第一节相关内容。

四、过敏反应

同第十二章第一节相关内容。

五、皮下脂肪增生

同第十二章第一节相关内容。

第三节　快速血糖监测技术操作并发症的预防及处理规范

一、疼痛

（一）发生原因

（1）指尖的神经末梢丰富，特别敏感，比手指其他部位疼痛感更强。

（2）消毒剂未干燥。

（3）采血针不锐利。

（4）进针深度难掌握。

（二）临床表现

采血部位疼痛或刺痛。

（三）预防及处理措施

（1）评估疼痛，合理运用缓解或解除疼痛的方法。

（2）适当运用心理护理的方法，如分散患者注意力等。

（3）采血前告知患者并进行心理护理，消除紧张心理，取得患者的配合。

（4）采血在皮肤消毒剂干燥后进行。

（5）将采血针紧靠手指侧面采血，切勿在指尖或指腹采血。

（6）调节好采血针头刺入的深度。

二、皮下血肿

（一）发生原因

（1）短时间内反复多次在同一部位穿刺，使血管壁形成多个针孔造成皮下渗血。

（2）采血完毕后穿刺部位按压时间及压力不够。

（3）老年患者血管脆性大，弹性差。

（4）对凝血功能不好或使用抗凝剂的患者，未延长按压时间。

（二）临床表现

穿刺点周围皮肤发绀，肿块边界不清，水肿加剧，局部疼痛、灼热。

（三）预防及处理措施

（1）不在同一部位反复多次采血。

（2）正确评估患者手指皮肤情况及凝血功能，选择合适部位采血。

（3）采血完毕后，局部按压 1~2min。凝血机制障碍者，适当延长按压时间。

（4）采用合理的采血方法，避免用力挤压和按摩。

（5）如为轻微血肿，应观察肿胀范围有无扩展，若肿胀局限，不影响血流时，可暂不行特殊处理。若肿胀加剧或血流量＞100mL/min 应立即按压穿刺点并同时用硫酸镁湿敷。

（6）血肿发生后可采用局部湿热敷。24h 内采用冷敷时局部血管收缩利于止血。24h 后采用热敷促进局部血液循环利于血肿吸收。给予 50% 的硫酸镁湿敷也可使血肿消退，疼痛减轻。

三、感染

（一）发生原因

（1）多由没有严格执行无菌操作所致。

（2）血糖控制不好，反复多次的穿刺使伤口不易愈合，易致感染。

（3）采血穿刺处触及污物，采血后浸水洗手，造成感染。

（二）临床表现

采血部位有红、肿、热、痛，局部压痛明显。

（三）预防及处理措施

（1）血糖测定人员必须接受专业培训。

（2）先后为不同患者测试血糖时，要注意操作人员的手消毒和仪器的清洁。

（3）采血前被采血者需有效洗手待干，再用75%乙醇溶液擦拭采血部位，待干后进行皮肤穿刺。

（4）针头一人一用一废弃。

（5）通常采用指尖、足跟两侧等末梢循环毛细血管采血，水肿或感染的部位不宜采血，且避免太靠近指甲，以免增加感染的危险。

（6）避免在同一部位多次采血。

（7）针刺局部感染，可外涂0.5%聚维酮碘，必要时采用局部物理疗法，促进感染部位的愈合。

（8）感染严重者，控制感染，必要时遵医嘱使用抗菌药物。

第十三章

新生儿护理技术操作并发症的预防及处理规范

第一节　新生儿暖箱应用技术操作常见并发症的预防及处理规范

一、感染

（一）发生原因

（1）医护人员消毒隔离意识不强，接触患儿前后未严格消毒双手。

（2）未及时更换暖箱湿化水。

（3）未及时更换暖箱。

（4）暖箱消毒不彻底。

（二）临床表现

患儿精神不佳，反应差，哭声弱，拒奶，体温异常，黄疸。

（三）预防及处理措施

（1）加强医护人员消毒隔离有关知识的培训，严格执行消毒隔离制度，操作前清洗双手或者消毒双手。

（2）每天清洁暖箱，更换暖箱内湿化用水。

（3）使用中的暖箱注明启用时间。长期使用者，每周更换1次暖箱并进行彻底消毒。使用过程中定期进行细菌学监测。

（4）暖箱终末消毒时注意消毒的顺序，先清洗普通暖箱，后清洗特殊感染患儿使用后的暖箱，注意消毒液的浓度及各部件的清洗消毒。

（5）发生感染后应更换暖箱，报告医生，并报告感染管理科，进行必要的微生物学检测。

二、发热

（一）发生原因

（1）提升箱温幅度过快、过高。

（2）早产儿体温调节中枢不稳定。

（二）临床表现

患儿体温高于正常值。

（三）预防及处理措施

（1）根据新生儿的胎龄、体重、日龄合理设定暖箱温度。

（2）严禁骤然提高暖箱温度，以免使患儿体温骤然上升造成不良后果。

（3）温箱避免放在阳光直射处或取暖设备附近，以免影响箱内温度。

（4）监测患儿体温，根据患儿体温及时调整箱温。

（5）如有发热，可降低箱温 0.5 ~ 1.0℃。体温正常之前每小时测 1 次体温，体温正常后每 4 ~ 6h 测 1 次体温。保持体温在 36.5 ~ 37.5℃。

第二节　新生儿光照疗法技术操作并发症的预防及处理规范

一、发热

（一）发生原因

（1）荧光灯的热能所致。

（2）降温措施不及时。

（3）天气炎热。

（二）临床表现

最常见的现象之一，体温常达 38 ~ 39℃，有时达 39℃以上，出汗、烦躁、哭闹、周身皮肤潮红、尿少，极少引起惊厥。

（三）预防及处理措施

（1）光疗前注意室内温度及蓝光机的通风装置是否正常，对于日龄较大或体重较重的患儿应适当调低箱温。

（2）调整灯管与患儿的距离：上方灯管与玻璃板之间距离以 40cm 左右为宜，下方灯管与玻璃板之间距离以 20～25cm 为宜。

（3）定时监测体温，观察箱温，维持患儿体温在 36.5～37.5℃，箱温保持在 30～32℃。

（4）患儿肤温在 37.5～38℃时，下调环境温度 0.5℃；肤温在 38～38.5℃时，应暂停光疗以排除其他病理因素，必要可给予枕冷水袋或温水擦浴等物理降温措施，忌用酒精擦浴。物理降温半小时后复测体温。

二、腹泻

（一）发生原因

光疗分解产物经肠道排出时，刺激肠壁引起肠蠕动增加。

（二）临床表现

大便稀薄呈绿色，每天 4～5 次，最早于光疗 3～4h 即可出现。

（三）预防及处理措施

（1）预防脱水，适当给予温开水喂服，必要时输液处理。

（2）配置配方奶时应现配现喂，同时加强医护人员的手卫生及奶具的消毒。

（3）记录 24h 出入量，每天监测体重 1 次。

（4）轻症腹泻不予处理，停止光疗后腹泻很快停止，重症遵医嘱暂停光疗，查找原因，应警惕电解质紊乱及酸中毒。

（5）做好臀部护理，保护肛周皮肤。

三、皮疹

（一）发生原因

（1）光疗的光可能产生极微量的紫外线。

（2）光照导致血小板减少。

（二）临床表现

光疗 1～24h 即可出现，表现为斑丘疹、色素沉着或瘀点，分布于面部、躯干及下肢，持续数小时，消失后可再度出现。

（三）预防及处理措施

（1）调整灯管与小儿的距离：上方灯管与玻璃板之间距离以 40cm 左右为宜，下方灯管与玻璃板之间距离可以缩短到 20～25cm 为宜。

（2）光疗前先洗澡，清洁皮肤，减少感染。光疗结束后再次进行全身沐浴或擦身。

（3）停止光疗后皮疹很快消退，不留痕迹，一般无须特殊处理。

（4）因光疗可能导致血小板减少，应监测血小板变化。

四、核黄素缺乏与溶血

（一）发生原因

（1）光疗超过 24h 可以造成机体内核黄素缺乏。核黄素吸收光线高峰在 450nm，这正是蓝光对胆红素起作用的最大光谱。因此胆红素与核黄素同时分解，造成核黄素缺乏。

（2）核黄素水平降低，影响了黄素腺嘌呤二核苷酸（FAD）的合成，导致红细胞谷胱甘肽还原酶（GR）活性降低（GR 是以 FAD 为辅酶的黄素蛋白酶），可使溶血加重。

（二）临床表现

（1）核黄素缺乏主要表现为口腔疾患。口角炎：口角部湿润、发白、糜烂，渐发生裂缝、裂隙，表皮剥脱，形成溃疡。唇炎：上下唇缘的全部黏膜可呈鲜艳的绯红色，唇部纵裂增多，有时张大口或哭闹时即裂缝出血。舌炎：早期蕈状乳头呈针尖大小，轮廓乳头呈黄豆大小的肥厚丘疹，舌中部呈边缘鲜明的红斑，前端宽而后端窄呈葫芦状；重者全舌发绀，肿胀明显，以后乳头变小或消失，舌面平滑萎缩，伴大小、深浅不一的裂隙，自觉有痛感。

（2）增生性结膜炎：畏光、流泪、烧灼感或痒感。

（3）脂溢性皮炎。

（4）溶血：主要表现为光疗黄疸反跳明显，贫血加重，或出现血红蛋白尿。

（三）预防及处理措施

（1）光疗时和光疗后短期补充核黄素可防止继发于红细胞 GR 活性降低所致的溶血。剂量为光疗时核黄素 5mg，每天 3 次口服，直到光疗结束，改为每天 1 次，连服 3d。

（2）发生核黄素缺乏时，遵医嘱可肌注核黄素每天 5～10mg，同时给予复合维生素 B 片剂。

（3）出现溶血者，根据病情程度进行处理，程度较轻者，动态观察血红蛋白的变化；贫血较重，有输血指征时应予以输血治疗。

五、青铜症

（一）发生原因

（1）患儿在光疗前就有肝功能障碍。

（2）胆汁淤积，光照后阻止了胆管对胆红素光氧化产物的排泄。

（二）临床表现

患儿皮肤呈青铜色，血及尿呈暗灰棕色。

（三）预防及处理措施

（1）光疗过程中加强巡视，注意患儿全身情况，一旦发现皮肤呈青铜色，及时报告医生，停止光疗，并做好记录。

（2）青铜症一般无须特殊处理，停止光疗后，可以逐渐消退，但时间较长。

（3）重度黄疸患儿，如血胆红素大于 427.5mmol/L 往往发生胆汁淤积，光疗前先测结合胆红素；如大于 68.4mmol/L，可能引起青铜症，不能继续光疗。

六、呕吐

（一）发生原因

（1）新生儿胃容量小，食管较松弛，胃呈水平位，幽门括约肌发育较好而贲门括约肌发育较差，肠道蠕动的神经调节功能及分泌胃酸及蛋白酶的功能较差。

（2）光疗时改变了原来舒适的环境，使患儿特别容易烦躁、哭闹，从而易发生呕吐。

（二）临床表现

患儿呕吐为非喷射状，呕吐物为奶水或乳块等。

（三）预防及处理措施

（1）对于烦躁不安患儿，可采取俯卧位，给予安慰奶嘴或遵医嘱给予镇静剂。

（2）将患儿的头偏向一侧，及时清除口、鼻腔内乳汁，以防误吸造成窒息。

（3）出现呕吐时，应及时报告医生，遵医嘱给予相应的处理。

七、皮肤破损

（一）发生原因

（1）光疗时患儿全身裸露，指甲超出指端，活动时易划破脸及前胸的皮肤；双足反复与床平面有机玻璃摩擦，可使外踝皮肤擦伤。

（2）光疗时水分摄入增加，患儿大小便明显增加，新生儿皮肤柔嫩，大小便刺激皮肤易引起红臀。

（3）光疗时改变了原来的舒适环境，使患儿特别容易烦躁不安、哭吵、出汗，导致患儿活动增加，皮肤摩擦次数增多。

（4）特别瘦小的患儿，光疗时骶尾部长时间压迫或摩擦，易引起皮损。

（二）临床表现

患儿脸部及前胸皮肤划伤、外踝皮肤擦伤、双大腿前侧及骶尾部皮肤擦伤、红臀等。

（三）预防及处理措施

（1）光疗前剪短指甲，用袜子包裹患儿手足，防止皮肤抓破及擦伤，包裹时不宜太紧，以免影响血液循环。

（2）及时更换尿裤。清洗后臀部再涂上醋酸软膏保护，以防出现红臀。

（3）光疗前先洗澡，清洁皮肤，以减少感染。光疗结束后再次进行全身沐浴或擦身，并检查全身皮肤有无破损及炎症。

（4）光疗过程中注意患儿体位是否舒适，若患儿出现烦躁不安、哭吵等情况时给予安抚，尽量保持患儿安静。

（5）对于特别瘦小的患儿，可改用单光照射，或光疗过程中采取俯卧位，定时翻身。

（6）已发生皮肤破损者，伤处可外涂 0.5% 碘附溶液消毒。

（7）出现红臀者，应勤换尿裤，勤清洗，局部外涂醋酸软膏。

（8）对于营养不良、出现低蛋白血症者，可静脉输注白蛋白或血浆。

八、眼和外生殖器损伤

（一）发生原因

（1）由于医护人员粗心大意，光疗时未给患儿遮挡眼睛和外生殖器。

（2）光疗时患儿烦躁不安，将遮挡眼睛和外生殖器的用物扯脱。

（二）临床表现

眼损伤主要表现为球结膜充血、角膜溃疡、视网膜损伤等，生殖器损伤主要表现为破坏生殖细胞等。

（三）预防及处理措施

（1）加强医务人员责任感，光疗前必须用黑纸或黑布保护患儿眼睛，并用尿布遮住会阴部。

（2）光疗时加强巡视，随时检查患儿眼睛及外生殖器遮挡情况。

（3）光疗过程中，严密观察患儿有无哭闹、烦躁不安等情况，防止将遮挡眼睛和外生殖器的用物扯脱。

（4）一旦出现损伤，立即停止光疗。

（5）发生眼损伤，进行对症处理，局部应用滴眼液。

第三节　新生儿沐浴技术操作并发症的预防及处理规范

一、烫伤

（一）发生原因

（1）水温过高。

（2）医护人员没有准确测量水的温度。

（3）新生儿肢体移动后不经意直接接触热水管道。

（二）临床表现

新生儿沐浴后皮肤发红、起水疱、哭闹。

（三）预防及处理措施

（1）沐浴前，调节水温至 38～40℃。

（2）下水前，用水温计或手腕部测试，确保水温适宜。

（3）新生儿入水时先用温水擦拭，让新生儿适应后再下水。

（4）一旦出现烫伤，做好紧急处理，用冷水冲洗或局部冰敷，注意避免冻伤。

（5）如有水疱，保护水疱不让其破裂。对于较大的水疱，用无菌注射器抽取水疱中的渗出液，抽取后做消毒处理。

（6）严重者，做好紧急处理的同时，请烧伤医生处理。

二、受凉

（一）发生原因

（1）室温不适应，水温过低。

（2）出浴时裸露时间过长。

（3）淋浴后的保暖措施不当，新生儿不能及时复温。

（二）临床表现

体温不升、发热、拒食、腹泻、鼻塞、咳嗽等症状。

（三）预防及处理措施

（1）避免室温偏低，关闭门窗，调节好室温，冬天控制在 26～28℃，夏天控制在 28～30℃，相对湿度控制在 55%～60%，保持室内空气清新。

（2）避免水温偏低，调节水温至 38～40℃。

（3）沐浴时间不宜过长，一般在 15～20min，操作者需技术娴熟，以减少婴儿身体的裸露时间。

（4）轻者保暖，适当增加口服温水的频率。

（5）耐心喂养。

（6）发热者遵医嘱处理。

三、脐部感染

（一）发生原因

（1）沐浴后未及时消毒处理。

（2）脐部用物消毒不严。

（3）断脐不当（结扎部位太高，结扎下方有血肿）。

（4）护理方法不当导致局部细菌繁殖引起感染。

（二）临床表现

脐部周围皮肤发红、有分泌物、异味，发热，哭闹。

（三）预防及处理措施

（1）新生儿护理做到一人一垫一巾一水，脐部用防水护脐敷贴保护。

（2）沐浴盆用消毒液擦洗。

（3）沐浴后及时消毒脐部，保持局部清洁、干燥。

（4）暂停沐浴。

（5）用棉签蘸 0.5% 碘附轻柔擦拭脐带的根部、脐轮周围的皮肤及脐带的残端，脐部有较多脓液分泌物时应用干棉签将脓液吸干，用 5mL 注射器抽取 3% 过氧化氢溶液 3mL 对准脐部行脉冲式清洗 2 次，再用棉签蘸取 0.5% 碘附从脐中到脐周自内向外顺时针和逆时针环形消毒 2 次，清除脐轮周围分泌物，待干。

（6）局部发红的皮肤用莫匹罗星涂擦。

（7）密切观察新生儿病情变化，如发现异常，及时报告医生处理。

（8）发热者，遵医嘱做血培养，对症处理。

四、窒息

（一）发生原因

（1）沐浴前进奶过晚，吃得过饱，溢奶导致误吸。

（2）新生儿胃发育不完善，易出现胃食管反流。

（3）沐浴时水呛入新生儿口鼻。

（二）临床表现

吐奶、呛咳、面色发绀、呼吸困难。

（三）预防及处理措施

（1）新生儿沐浴宜在喂奶 1h 后进行，不宜过饱。

（2）喂奶后抱起新生儿，轻拍背部，让胃内气体排出，以免活动后气体排出，引起溢奶。

（3）沐浴时密切观察新生儿面色和呼吸，警惕窒息发生。

（4）轻微呛奶时，清理口腔内和溢出的奶液。

（5）一旦发生窒息立即停止沐浴，将新生儿的头偏向一侧，使用吸引器吸出气道误吸物，保持呼吸道通畅，必要时吸氧。严重者按新生儿窒息复苏流程抢救。

第四节　新生儿抚触技术操作并发症的 预防及处理规范

一、疼痛

（一）发生原因

（1）手的力度轻重不适宜。

（2）未均匀使用按摩油。

（3）医护人员的手过于粗糙。

（4）新生儿体位不舒适。

（二）临床表现

哭闹，肌肉收缩，呼吸加快。

（三）预防及处理措施

（1）抚触者先搓热双手，同时双手要保持光滑，修剪指甲，取下首饰，以免伤及新生儿皮肤。

（2）抚触时，抚触者注意保持自身的情绪愉快，放松自己，集中注意力。

（3）抚触时，抚触者用力适度，避免力度过大引起疼痛。

（4）保持新生儿体位舒适。

（5）若出现不适，停止抚触。评估新生儿疼痛的原因，如果局部皮肤有损伤，报告医生，及时处理。

二、牵拉伤

（一）发生原因

（1）动作过于粗暴。

（2）力度过重。

（二）临床表现

（1）触及关节时哭闹。

（2）关节活动异常。

（三）预防及处理措施

（1）抚触时采取舒适体位，需特别注意摆好新生儿的脊柱和颈部，移动时需轻轻托起并做好支撑，合理分配自身重量，避免扭曲。

（2）关节按摩需要格外注意，正确方法应该为顺着关节可旋转的方向轻轻转动，而不是挤压按捏，新生儿关节柔软，骨髓未发育好，特别容易损伤。

（3）抚触关节部位时，用力适当。禁止强制性操作。

（4）立即停止抚触。仔细评估可能发生牵拉伤的部位、严重程度，报告医生，进行必要的检查和处理。抚触时发现新生儿关节活动异常，及时报告医生。

三、呕吐、窒息

（一）发生原因

（1）喂奶后不久即进行抚触。

（2）婴儿烦躁、哭闹时抚触。

（3）进行腹部抚触时用力过大。

（二）临床表现

吐奶，呛咳，呼吸困难，面色发绀。

（三）预防及处理措施

（1）避免在饱餐后 1h 内进行，通常在两次进食中间进行。

（2）在新生儿情绪稳定时进行抚触。

（3）抚触用力适当。

（4）喂奶后抱起新生儿，轻拍背部，让胃内气体排出，以免活动后气体排出而引起吐奶。

（5）一旦吐奶，立即停止操作。迅速清除新生儿口、鼻腔内的奶液，保持呼吸道的通畅，吸氧，严密观察病情变化。一旦发生窒息，将新生儿的头偏向一侧，使用吸引器吸出气道误吸物，保持呼吸道通畅，必要时吸氧。严重者按新生儿窒息复苏流程抢救。

第五节　新生儿游泳技术操作并发症的
预防及处理规范

一、烫伤

（一）原因

（1）水温过高。

（2）新生儿未先适应水温。

（二）临床表现

新生儿游泳后皮肤发红、起水疱，哭闹。

（三）预防及处理措施

（1）游泳前，调节泳池水温至 38 ~ 40℃。

（2）下水前，用水温计或手腕部测试，确保水温适宜。

（3）新生儿入水时先用温水擦拭，让新生儿适应后再下水。

（4）一旦出现烫伤，做好紧急处理，用冷水冲洗或局部冰敷，注意避免冻伤。

（5）如有水疱，保护水疱不让其破裂。对于较大的水疱，用无菌注射器抽取水疱中的渗出液，抽取后做消毒处理。

（6）严重者，做好紧急处理的同时，请烧伤医生处理。

二、感冒

（一）发生原因

（1）室温不适应，水温过低。

（2）出浴时裸露时间过长。

（3）泳室内与室外温差大。

（二）临床表现

鼻塞、拒食、哭闹、发热。

（三）预防及处理措施

（1）避免室温偏低，关闭门窗，调节好室温，冬天控制在 26 ~ 28℃，夏天控制在 28 ~ 30℃，相对湿度控制在 55% ~ 60%，保持室内空气清新。

（2）避免水温偏低，调节水温至 38 ~ 40℃。

（3）轻者保暖，适当增加口服温水的频率。耐心喂养。发热者遵医嘱处理。

三、脐部感染

同第十三章第三节相关内容。

四、溢奶

（一）发生原因

（1）游泳前进奶过晚，吃得过饱。

（2）新生儿胃发育不完善，易出现胃食管反流。

（3）新生儿游泳时太活跃。

（二）临床表现

嘴角流出奶液，轻微咳嗽。

（三）预防及处理措施

（1）新生儿游泳宜在喂奶半小时后进行，不宜过饱，因新生儿胃发育不完善，易吐奶。

（2）喂奶后抱起新生儿，轻拍背部，让胃内气体排出，以免活动后气体排出而引起溢奶。

（3）若游泳过程中出现溢奶，立即停止游泳，清理口腔内和溢出的奶液，抱起轻拍背部。

五、溺水

（一）发生原因

（1）游泳圈未固定好。

（2）游泳圈大小与新生儿颈部不适合。

（3）游泳时无专人守护。

（二）临床表现

（1）游泳圈松脱离开新生儿颈部或漏气变得扁平。

（2）惊吓。

（3）呛咳、窒息。

（三）预防及处理措施

（1）选择大小适宜的游泳圈。

（2）游泳前认真检查游泳圈有无漏气。

（3）下水后，专人辅助新生儿进行肢体活动，游泳过程中护理人员需要协助新生儿始终保持头部露出水面，同时密切观察新生儿面色与呼吸情况。

（4）发现新生儿脱出游泳圈时，迅速用双手托起，清理口鼻腔内的水。

（5）安抚新生儿，平稳情绪。

（6）有窒息者，立即复苏并叫医生抢救。

六、虚脱

（一）发生原因

（1）水温过高。

（2）游泳时间过长。

（二）临床表现

面色苍白、四肢无力、出冷汗。

（三）预防及处理措施

（1）游泳前做好充分评估，一般情况良好者方可游泳。

（2）避免在饥饿状态下游泳。

（3）烦躁、哭闹不安时终止游泳。

（4）游泳训练每天 1 次，每次 10min。

（5）发生虚脱时立即停止游泳，吸氧，口服葡萄糖。

（6）给予保暖，休息，恢复体力，加强观察。

（7）做好一般情况评估，判断虚脱的原因，遵医嘱对症处理。

第十四章
妇产科常用护理技术操作并发症的预防及处理规范

第一节 自然分娩接生技术操作并发症的预防及处理规范

一、产后出血

（一）发生原因

（1）子宫收缩乏力。

（2）软产道裂伤。

（3）胎盘因素：胎盘滞留、胎盘粘连或植入、胎盘部分残留。

（4）凝血功能障碍。

（二）临床表现

（1）阴道流血：胎儿娩出后立即发生阴道流血，色鲜红，应考虑软产道裂伤；胎儿娩出后数分钟出现阴道流血，色暗红，应考虑胎盘因素；胎盘娩出后阴道流血较多，应考虑子宫收缩乏力或胎盘、胎膜残留；胎儿或胎盘娩出后阴道持续流血，且血液不凝，应考虑凝血功能障碍；失血导致的临床表现明显，伴阴道疼痛而阴道流血不多，应考虑隐匿性软产道损伤，如阴道血肿。

（2）低血压症状：患者头晕、面色苍白，出现烦躁、皮肤湿冷、脉搏细数等。

（三）预防及处理措施

处理原则：针对出血原因，迅速止血；补充血容量，纠正失血性休克；防止感染。

1. 一般处理

在寻找产后出血原因的同时需要进行一般处理。包括向有经验的助产士、产科医生、麻醉医师及重症医学医师等求助；交叉配血，通知检验科和血库做好准备；建立双静脉通道，积极补充血容量；保持气道通畅，必要时给氧；监测生命体征和出血量，留置导尿管，记录尿量；进行基础的实验室检查（血常规、凝血功能及肝肾功能等）并动态监测。

2. 针对产后出血原因的处理

（1）子宫收缩乏力：加强宫缩能迅速止血。导尿排空膀胱后可采用以下方法。①按摩或按压子宫。②应用宫缩剂：胎儿娩出后立即使用宫缩剂，常用缩宫素 10~20U 加入晶体液 500mL 中静脉滴注；也可缩宫素 10U 肌内注射或子宫肌层注射或宫颈注射。③宫腔填塞，24~48h 后取出，取出前应用宫缩剂，同时给予抗生素预防感染。④子宫压缩缝合术。⑤结扎盆腔血管。⑥经导管动脉栓塞术。⑦切除子宫：经积极抢救无效、危及产妇生命时，应尽早行次全子宫切除或全子宫全切除术，以挽救产妇生命。

（2）胎盘因素导致的出血：应行人工剥离胎盘或钳刮术清除残留的胎盘及血块；若剥离困难、疑有植入性胎盘可能者，应及时做好子宫切除的手术准备。

（3）软产道损伤：有血肿者应切开血肿、清除积血，彻底缝合止血，并按解剖层次缝合伤口，不留无效腔，必要时可置橡皮引流。

（4）凝血功能障碍导致的出血：应针对不同病因和疾病种类进行治疗。尽快输新鲜血浆，补充血小板、纤维蛋白原或凝血酶原复合物、凝血因子。

（5）失血性休克的处理可采用以下方法。①密切观察生命体征，保暖、吸氧、呼救，做好记录。②及时快速补充血容量，有条件的医院应做中心静脉压指导输血输液。③血压低时临时应用升压药物及肾上腺皮质激素，改善心、肾功能。④抢救过程中随时做血气检查，及时纠正酸中毒。⑤防治肾衰，如尿量少于 25mL/h，应积极快速补充液体，监测尿量。⑥保护心脏。

（6）预防感染：通常给予大剂量广谱抗生素。

3. 产后出血的输血治疗

结合临床实际情况掌握好输血指征，做到输血及时、合理。

4. 产后出血的预防

（1）产前预防：加强围产保健，预防及治疗贫血，对有可能发生产后出血的高危人群进行一般转诊和紧急转诊。

（2）产时预防：密切观察产程进展，防止产程延长，正确处理第二产程，积极处理第三产程。

（3）产后预防：因产后出血多发生在产后 2h 内，故胎盘娩出后，密切监测生命体征，包括血压、脉搏、阴道流血量、子宫高度、膀胱充盈情况，及早发现出血和休克。鼓励产妇排空膀胱，与新生儿早接触、早吸吮，以便能反射性引起子宫收缩，减少出血量。

二、羊水栓塞

（一）发生原因

（1）羊膜腔内压力过高。

（2）血窦开发。

（3）胎膜破裂。

（二）临床表现

羊水栓塞通常起病急骤、来势凶险。70% 发生在阴道分娩时，19% 发生在剖宫产时。大多数发生在分娩前 2h 至产后 30min 之间。极少发生在中孕引产、羊膜腔穿刺术中和外伤时。

（1）典型羊水栓塞：以骤然出现的低氧血症、低血压和凝血功能障碍为特征，也称羊水栓塞三联征。①前驱症状：30% ~ 40% 的患者会出现非特异性的前驱症状，如呼吸急促、胸痛、憋气、寒战、呛咳、头晕、乏力、心慌、恶心、呕吐、针刺样感觉、焦虑、烦躁和濒死感，胎心减速，胎心基线变异消失等。重视前驱症状有助于及时识别羊水栓塞。②心肺功能衰竭和休克。③凝血功能障碍。④急性肾衰竭等脏器受损。羊水栓塞以上临床表现有时按顺序出现，有时也可不按顺序出现，表现具有多样性和复杂性。

（2）不典型羊水栓塞：有些羊水栓塞的临床表现不典型，仅出现低血压、心律失常、呼吸短促、急性胎儿窘迫、心搏骤停、产后出血、凝血功能障碍或典型羊水栓塞的前驱症状。当其他原因不能解释时，应考虑羊水栓塞。

（三）预防及处理措施

处理羊水栓塞的处理原则是维持生命体征和保护器官功能。一旦怀疑羊水栓塞，立即按羊水栓塞急救流程实施抢救，分秒必争，推荐多学科密切协作以提高抢救成功率。处理主要采取支持性和对症性方法，各种手段应尽快和同时进行。

（1）增加氧合：应立即保持气道通畅，尽早实施面罩吸氧、气管插管或人工辅助呼吸，维持供氧以避免呼吸和心搏骤停。

（2）血流动力学：支持根据血流动力学状态，保证心排出量和血压稳定，避免过度输液。①维持血流动力学稳定：羊水栓塞初始阶段表现为肺动脉高压和右心功能不全。多巴酚丁胺、磷酸二酯酶 -5 抑制剂兼具强心和扩张肺动脉的作用，是治疗的首选药物。低血压时应予升压：多巴酚丁胺 5 ~ 10μg/（kg·min），静脉泵入；磷酸二酯酶 -5 抑制剂首剂 25 ~ 75μg/kg 静脉推注，然后 1.2 ~ 3mg/h 泵入；去甲肾上腺素 0.01 ~ 0.1μg/（kg·min），静脉泵入。②解除肺动脉高压：推荐使用磷酸二酯酶 -5 抑制剂、一氧化氮及内皮素受体拮抗剂等特异性舒张肺血管平滑肌的药物。具体用法：前列环素 1 ~ 2ng/（kg·h），静脉泵入；西地那非口服，20mg/ 次，每天 3 次。也可考虑给予盐酸罂粟碱、阿托品、氨茶碱、酚妥拉明等药物。③液体管理：需注意管理液体出入量，避免左心衰和肺水肿。

（3）抗过敏：应用大剂量糖皮质激素尚存在争议。基于临床实践的经验，早期使用大剂量糖皮质激素或有价值。氢化可的松100~200mg加于5%~10%葡萄糖注射液50~100mL快速静脉滴注，再用300~800mg加于5%葡萄糖注射液250~500mL静脉滴注，每天剂量可达500~1000mg；或地塞米松20mg加于25%葡萄糖注射液静脉推注后，再加20mg于5%~10%葡萄糖注射液中静脉滴注。

（4）纠正凝血功能障碍：①应积极处理产后出血；②及时补充凝血因子，包括输注大量的新鲜血、血浆、冷沉淀、纤维蛋白原等，必要时可静脉输注氨甲环酸；③肝素治疗羊水栓塞导致的DIC的争议很大，由于DIC早期高凝状态难以把握，使用肝素治疗弊大于利，因此不推荐肝素治疗。

（5）全面监测：包括血压、呼吸、心率、血氧饱和度、心电图、中心静脉压、心排出量、动脉血气和凝血功能等。

（6）产科处理：羊水栓塞发生于分娩前时，应考虑立即终止妊娠，心搏骤停者应实施心肺复苏，复苏后仍无自主心跳可考虑紧急实施剖宫产。出现凝血功能障碍时，应果断快速地实施子宫切除术。

三、子宫破裂

（一）发生原因

（1）子宫手术史（瘢痕子宫）。

（2）先露部下降受阻。

（3）子宫收缩药物使用不当。

（4）产科手术损伤。

（5）其他，如子宫发育异常或多次宫腔操作致子宫局部肌层菲薄。

（二）临床表现

子宫破裂多发生于分娩期，部分发生于妊娠晚期。按其破裂程度，分为完全性破裂和不完全性破裂。子宫破裂的发生通常是渐进的，多数由先兆子宫破裂进展为子宫破裂。胎儿窘迫是最常见的临床表现，大多数子宫破裂有胎心异常。子宫破裂常见的临床表现还包括电子胎心监护异常、宫缩间歇仍有严重腹痛、阴道异常出血、血尿、宫缩消失、孕妇心动过速、低血压、晕厥或休克、胎先露异常、腹部轮廓改变等。

1. 先兆子宫破裂

常见于产程长、有梗阻性难产因素的产妇。表现如下。①子宫呈强直性或痉挛性过强收缩，产妇烦躁不安，呼吸、心率加快，下腹剧痛难忍。②因胎先露部下降受阻，子宫收缩过强，子宫体部肌肉增厚变短，子宫下段肌肉变薄拉长，在两者间形成环状凹陷，称为病理缩复环。随着产程进展，可见该环逐渐上升平脐或脐上，压痛明显。③膀胱受压充血，出现排尿困难及血尿。④因宫缩过强、过频，无法触清胎体，胎心率加快或减慢或听不清。

2. 子宫破裂

（1）不完全性子宫破裂：子宫肌层部分或全层破裂，但浆膜层完整，宫腔与腹腔不相通，胎儿及其附属物仍在宫腔内，称为不完全性子宫破裂。多见于子宫下段剖宫产切口瘢痕破裂，常缺乏先兆破裂症状，仅在不全破裂处有压痛，体征也不明显。若破裂口累及两侧子宫血管可导致急性大出血。若破裂发生在子宫侧壁阔韧带两叶之间，形成阔韧带内血肿，多有胎心率异常。

（2）完全性子宫破裂：子宫肌壁全层破裂，宫腔与腹腔相通，称为完全性子宫破裂。常发生于瞬间，产妇突感下腹一阵撕裂样剧痛，子宫收缩骤然停止。腹痛稍缓和后，因羊水、血液进入腹腔刺激腹膜，出现全腹持续性疼痛，并伴有低血容量休克的征象。全腹压痛明显、有反跳痛，腹壁下可清楚扪及胎体，子宫位于侧方，胎心胎动消失。阴道检查可有鲜血流出，胎先露部升高，开大的宫颈口缩小，若破口位置较低，部分产妇可扪及子宫下段裂口。上述表现可能继发于先兆子宫破裂的症状之后，但子宫体部瘢痕破裂多为完全性子宫破裂，常无先兆破裂的典型症状。穿透性胎盘植入者发生子宫破裂时，可表现为持续性腹痛，多伴有胎心率异常，易误诊为其他急腹症或先兆临产。

（三）预防及处理措施

1. 处理

（1）先兆子宫破裂：应立即抑制子宫收缩。肌内注射哌替啶 100mg，或静脉全身麻醉，尽快手术。

（2）子宫破裂：在抢救休克的同时，无论胎儿是否存活均应尽快手术治疗。① 子宫破口整齐、距破裂时间短、无明显感染者，可行破口修补术。子宫破口大、不整齐、有明显感染者，应行次子宫全切术。破口大、裂伤累及宫颈者，应行子宫全切术。② 手术前后足量足疗程使用广谱抗生素控制感染。严重休克者应尽可能就地抢救，若必须转院，应输血、输液、抗休克后方可转送。

2. 预防

（1）做好产前保健，有子宫破裂高危因素患者，提前入院待产。

（2）严密观察产程进展，警惕并尽早发现先兆子宫破裂征象并及时处理。

（3）严格掌握缩宫剂应用指征，应用缩宫素引产时，应有专人守护或监护，按规定稀释为小剂量静脉缓慢滴注，严防发生过强宫缩；应用前列腺素制剂引产应按指征进行，严密观察。

（4）正确掌握产科手术助产的指征及操作常规，阴道助产术后应仔细检查宫颈及宫腔，及时发现损伤给予修补。

四、新生儿窒息

（一）发生原因

（1）母亲因素。新生儿母亲患有妊娠高血压疾病；合并有糖尿病、心脏病、严重贫血等疾病；孕期吸烟；年龄大于 35 岁或小于 16 岁等。

（2）胎儿因素。早产儿、低体重儿、小于胎龄儿、巨大儿；先天性呼吸道畸形；羊水或胎粪吸入呼吸道等。

（3）胎盘和脐带因素。前置胎盘、胎盘早剥、胎盘钙化等；脐带扭转、打结、受压等。

（4）难产。高位产钳助产；产程延长；产程中使用镇静、麻醉、宫缩剂应用不当等。

（二）临床表现

（1）胎儿窘迫。早期出现胎动增加，胎心率增快，大于 160 次 /min；晚期胎动减少或消失，胎心率减慢或不规则，小于 110 次 /min，羊水污染。

（2）Apgar 评分。临床上根据心率、呼吸、喉反射、肌张力和皮肤颜色评价新生儿窒息程度，每项 0～2 分，共 10 分，8～10 分为正常，4～7 分为轻度窒息，又称发绀窒息，0 3 分为重度窒息，又称苍白窒息。

（3）心血管、呼吸、泌尿、消化系统及代谢方面受损。

（三）预防及处理措施

（1）积极干预及治疗孕母并发症。

（2）分娩时严密观察产程、胎心，加强胎儿监护，避免宫内缺氧，发现异常及时报告医生。

（3）用药要考虑对胎儿的影响，如分娩前 4h 内不应使用哌替啶，分娩前 2h 内不应使用地西泮等镇静药物。

（4）产后及时清理新生儿鼻腔、口腔、咽部的黏液和羊水，以免吸入呼吸道。

（5）预计出生后可能发生新生儿窒息者，分娩前应做好新生儿复苏准备，包括人员、氧气装置、保暖设备、吸引器、气管插管、急救药品及器械等。

（6）按新生儿窒息复苏流程进行复苏。①畅通气道：保温，置新生儿于辐射台上，用干浴巾擦干头部及全身以减少散热；摆正体位，肩部垫肩垫 2.0～2.5cm，使颈部轻度仰伸；清理呼吸道（先口腔、后鼻腔），每次吸引时间不超过 10s。②建立呼吸：轻拍足底或摩擦新生儿背部诱发呼吸。若呼吸正常，心率大于 100 次 /min，肤色红润或仅手足发绀者可常规观察护理；若触觉刺激后仍无自主呼吸或心率小于 100 次 /min，立即正压通气、加压给氧；呼吸面罩密闭遮盖口鼻及下巴尖端，但不遮住眼睛，通气频率为 40～60 次 /min；30s后再评估，若心率大于 100 次 /min，自主呼吸恢复则予以观察；若呼吸不规律或心率小于 100 次 /min，重新摆正体位，检查呼吸面罩是否放置正确后继续给予正压给氧。③恢复循环：30s 有效正压通气后，如心率仍小于 60 次 /min 或心率在 60～80 次 /min 不再增加，则进行胸外心脏按压。④药物治疗：经过 45s 有效正压通气及胸外心脏按压后，心率仍小于

60 次 /min，应气管插管，遵医嘱给予 1∶10000 肾上腺素 0.1 ~ 0.3mL/kg 治疗。

（7）复苏后仍应密切观察，加强护理。①继续保暖。②保持呼吸道通畅，随时吸出呼吸道分泌物，保持侧卧位，以防呕吐物吸入呼吸道，再度引起窒息或并发肺炎。③密切观察新生儿面色、哭声、呼吸、心率、血氧饱和度、前囟张力、肌张力，有无抽搐等，如有异常及时通知医生。④继续给氧。

五、新生儿产伤

（一）发生原因

（1）异常分娩、产钳或胎头吸引器助产。

（2）胎儿因素：巨大儿或早产儿。

（二）临床表现

头颅血肿、面神经瘫痪、臂丛神经损伤、锁骨骨折。

（三）预防及处理措施

（1）认真进行产前检查，结合 B 超提示，正确估计胎儿体重，及时筛查巨大儿。尤其是对糖尿病合并妊娠、身材高大、过期产、曾分娩过巨大儿的孕妇，阴道分娩时应警惕肩难产发生。

（2）熟练掌握助产技术及分娩机制，掌握正确娩肩技巧，掌握臀位助产指征、技巧，接产过程中用力适度，切忌暴力牵引。

（3）正确处理肩难产，当发生肩难产立即采取屈大腿法，令产妇双手抱大腿或抱膝尽力屈曲大腿，使双大腿紧贴腹壁，以减少腰骶段脊柱的弯曲度，缩小骨盆倾斜度，升高耻骨联合以增大出口平面，有助于嵌顿耻骨后的前肩自然松解，此法简单有效。

（4）避免压迫患处或牵动患肢，保持好固定位置，以免移位。指导产妇注意避免患儿患侧肢体受压，避免患儿患肢过度外展、前屈、后伸及上举，不能从腋下将其抱起。

（5）日常护理时减少患肢移动，采取有利于减少患肢移动的体位喂奶，如指导产妇采用环抱式或健侧卧位姿势哺乳。患儿沐浴时脱衣服先脱健侧，再脱患侧，穿衣服则先穿患侧再穿健侧，动作轻柔。必要时用温水擦浴。

（6）注意观察局部有无肿胀、压痛及患侧肢体的血液循环与活动情况，每天轻柔按摩远端肢体。

（7）在护理过程中做好解释工作，告知产妇及家属新生儿骨折情况及预后，教会家属配合患侧肢体功能锻炼，争取早日康复。

六、会阴Ⅲ度裂伤

（一）发生原因

（1）急产或保护会阴不当。

（2）产钳助产等。

（3）外阴异常、会阴水肿、会阴过紧缺乏弹力、陈旧性外阴瘢痕等。

（二）临床表现

会阴体、肛门括约肌部分或全部撕裂，未修补可导致大便失禁。

（三）预防及处理措施

（1）分娩前向孕妇解释配合接生的要点及重要性，指导正确使用腹压。

（2）接产时准确评估会阴发育情况，适时选择会阴侧切。

（3）掌握接产要领，正确保护会阴，即胎头暴露后，会阴后联合紧张时，右手大鱼际紧贴会阴体，向上内方托会阴体，左手轻轻下压胎头枕部，协助胎头俯屈并控制胎头娩出速度，让胎头以最小径线（枕下前囟径）在宫缩间歇时缓慢娩出。

（4）严格掌握缩宫素的应用指征，避免宫缩过强、过频，防止分娩过快、过猛，导致会阴严重裂伤。

（5）分娩后仔细检查会阴，及时发现裂伤，将组织按正常解剖层次对合缝齐，并注意避免感染，争取修补成功，以避免发生陈旧性会阴完全裂伤。

（6）留置导尿管，进流质食物。

（7）保持外阴清洁卫生，勤换会阴垫，每天用消毒液擦洗外阴2次，大小便后及时清洁外阴。

（8）指导产妇进行缩肛锻炼。

七、阴道壁血肿

（一）发生原因

（1）合并妊娠高血压综合征。妊娠高血压综合征患者，由于全身小动脉痉挛引起周围血管阻力增加，内皮细胞损伤，通透性增加，同时全身小动脉痉挛导致各组织器官缺血、缺氧，微血管发生病损以及血管脆性增加，引发产道血肿。

（2）产程过快。软产道未得到充分扩张，胎头下降的冲力直接造成组织损伤或深部血管的撕裂伤，导致产道血肿形成。

（3）第二产程延长，会阴伤口缝合不佳。

（4）凝血功能障碍。

（二）临床表现

（1）会阴伤口部位胀痛。

（2）血肿较大压迫膀胱、直肠，出现排尿困难、肛门坠胀感。

（3）严重时因出血可出现血压下降、脉搏细速等症状。

（三）预防及处理措施

（1）根据产妇及胎儿情况选择会阴切开方式及切口大小。

（2）严格按照缝合原则进行缝合，缝合时从切口顶端开始缝合，逐层对齐，不留无效腔。

（3）缝合完毕后行常规阴道检查、肛门检查。

（4）正确使用缩宫素，防止因宫缩过强引起急产导致伤口裂伤。

（5）会阴消毒，阴道检查，行血肿切开清除术，"8"字缝合，彻底止血；阴道内可用有尾纱布局部加压止血；同时注意补充血容量。

（6）嘱患者全身放松、深呼吸，帮助患者分散注意力，减轻缝合时的疼痛。

（7）遵医嘱静脉滴注止血药物。

八、会阴切口感染

（一）发生原因

（1）产程过长，频繁地进行阴道内诊。

（2）会阴阴道裂伤严重，缝合时间较长。

（二）临床表现

切口局部出现红、肿、热、痛现象，有渗液或裂开；同时伴有体温升高、脉搏增快、白细胞增加等全身反应。

（三）预防及处理措施

（1）强化无菌观念，严格落实控制院内感染的各项措施。接产时严格遵守无菌操作原则，无菌物品要检查灭菌日期或有效期。

（2）严格按照缝合原则进行缝合，缝合时从切口顶端上开始缝合，逐层对齐，不留无效腔，缝合时不能穿过直肠黏膜，缝合完毕后常规消毒伤口。

（3）向产妇做好个人卫生宣教工作。

（4）遵医嘱使用抗生素抗感染。

（5）注意观察伤口红、肿、热、痛等感染征象，可在每天外阴消毒后用50%硫酸镁溶液湿敷，并配合局部红外线照射，每天2次，每次20～30min，以促进伤口的愈合。

（6）嘱产妇取健侧卧位，一般为右侧卧位；保持外阴清洁干燥，勤换会阴垫，每天用消毒液擦洗外阴2次，大小便后及时清洁外阴。

第二节　会阴护理技术操作常见并发症的
预防及处理规范

一、感染

（一）发生原因

（1）会阴擦洗时未严格按操作规程操作，导致伤口感染或逆行感染。

（2）患者产前伴有慢性阴道炎症，胎膜早破，羊水重度污染，产程延长等。

（3）反复的阴道检查和侵入性操作。

（4）未选用合适的消毒液。

（5）未掌握禁忌证，坐浴时上行感染。

（6）长期卧床者营养不良，抵抗力下降等因素。

（二）临床表现

会阴切口或局部有红、肿、热、痛、硬结，分泌物增加，甚至有脓液渗出，有异味，切口愈合不良，有的可伴不同程度的发热等。

（三）预防及处理措施

（1）会阴部保持清洁干燥，正常情况下每天用清水清洗外阴至少 2 次，保持会阴部干燥，勤换衣物和护理垫。

（2）操作时严格按照操作规程，使用一次性垫单，以免交叉感染。会阴擦洗时应由上而下，由里向外，不可颠倒和反复，会阴如有伤口，先擦伤口再擦洗周围，最后擦洗肛门。擦洗时棉球不可反复使用，使用无菌物品和无菌技术操作。

（3）会阴伤口每天用碘附棉球消毒 2 次，如会阴有水肿可用 50% 的硫酸镁湿热敷。

（4）避免不必要的阴道检查和侵入性操作，做好产前和术前的健康教育。

（5）掌握阴道坐浴的禁忌证，经期、妊娠晚期、产后 2 周内、阴道出血、急性盆腔炎等不宜坐浴，以免上行感染。

（6）如伤口已感染并伴有脓肿，应立即拆线，行脓肿切排或引流，根据医嘱行细菌培养，合理选用抗生素配合治疗，待情况好转后再行缝合术。

（7）术后和产后的患者应做好健康宣教，鼓励下床活动，注意清洁卫生，合理饮食，加强营养，增加抵抗力。

二、烫伤

（一）发生原因

（1）湿热敷和坐浴时药液温度过高。

（2）红外线照射时照射时间过长，照射距离过近。

（3）肥胖患者和反应迟钝者。

（二）临床表现

局部疼痛，皮肤有红肿、水疱、破损等症状。

（三）预防及处理措施

（1）操作前需对产妇的活动度、心理状态及需求、感觉有无迟钝等做出评估，做好患者宣教工作，取得患者的配合。

（2）湿热敷时药液温度50～60℃，操作者以手臂内侧接触装药液的容器底部，不烫为宜。每3～5min更换纱布，持续15～20min。期间加强巡视，观察皮肤，询问患者感受。

（3）坐浴时温度控制在41～45℃，操作者以小毛巾蘸水在手臂内侧接触试温，不烫为宜。持续时间15～20min。期间加强巡视，观察患者面色呼吸，询问患者感受，如有异常，立即停止坐浴，坐浴完后观察皮肤情况。

（4）红外线照射治疗时会阴部离辐射板30～40cm，一般20～30min。患者不要随意挪动臀部和双腿，不要随意调节红外线灯的距离和时间。照射5min后，操作者以手臂内侧试温度，其间专人负责，定时巡视，注意观察皮肤颜色，询问患者主诉，如有异常，立即停止照射。如照射皮肤出现紫红色，应立即停止照射，并涂凡士林药膏予以保护。

三、药物过敏

（一）发生原因

患者是过敏体质，或对某种消毒液及药液过敏，操作者未仔细询问药物过敏史。

（二）临床表现

皮肤出现小红疹，伴有红肿、瘙痒、皮肤破溃等症状。

（三）预防及处理措施

（1）在操作前仔细询问患者有无药物过敏史，是否是过敏体质，评估健康风险。

（2）在操作过程中注意观察，如有异常情况，立即停止使用该消毒液或药液，立即用大量清水冲洗，更换消毒方式，对过敏症状对症处理。

（3）必要时遵医嘱使用抗过敏药物，保持皮肤清洁干燥，避免抓挠。

第十五章

五官科常用护理技术操作并发症的预防及处理规范

第一节 滴眼药技术操作常见并发症的预防及处理规范

一、感染

（一）发生原因

（1）操作前未清洗双手。

（2）操作者双手接触滴眼液瓶口，污染药液。

（3）滴药时瓶口接触眼睑、睫毛等部位，对剩余药液造成污染。

（4）滴眼液未专人专用，引起交叉感染。

（5）滴眼液超过有效期。

（二）临床表现

患眼红、肿、热、痛，分泌物增加。

（三）预防及处理措施

（1）操作前应清洁、消毒双手。

（2）操作者双手切忌接触瓶口，以免污染药液。

（3）滴药时滴管口距眼睑 2~3cm，以免触碰眼睑污染药液。

（4）滴眼液应专人专用，以免引起交叉感染。

（5）滴眼液前仔细检查有效期，滴眼液一经打开，需在规定时间内用完，放置过久效价降低或变质，从而影响治疗效果或引发感染。

（6）一旦确诊感染，立即停药。

（7）遵医嘱酌情使用抗生素。

（8）用生理盐水冲洗眼部，并用消毒棉球擦干。

二、角膜损伤

（一）发生原因

（1）操作不当，动作粗暴，使角膜受损。

（2）滴药时瓶口或其他物品触碰角膜，导致角膜受损。

（二）临床表现

眼痛、畏光、流泪、有异物感、视力下降等。

（三）预防及处理措施

（1）操作者动作轻柔。

（2）滴药时，瓶口不可垂直，应和眼睑成45°，不要将药液直接滴入角膜上。

（3）滴药时滴管口距眼睑2～3cm，以免触碰眼部。

（4）一旦确诊角膜损伤，立即停药。

（5）遵医嘱酌情使用抗生素。

（6）遵医嘱给予促进角膜修复的眼药水。

三、药物全身中毒

（一）发生原因

（1）操作不当，动作过快。

（2）滴药后未压迫泪囊部，药液经鼻腔黏膜吸收引起中毒。

（二）临床表现

阿托品中毒症状、毛果芸香碱中毒症状。

（三）预防及处理措施

（1）滴药前应告知患者药物的主要作用和副作用，并讲解压迫鼻根泪囊部的重要性。

（2）滴入阿托品、毛果芸香碱等药品后应压迫泪囊部2～3min，以免鼻腔黏膜吸收引起中毒。

（3）一旦确诊药物全身中毒，立即停药。

（4）遵医嘱使用拮抗剂。

（5）观察全身状况，对症处理。

四、失明

（一）发生原因

散瞳剂、缩瞳剂、腐蚀性药物等混放。

（二）临床表现

视力极度下降。

（三）预防及处理措施

（1）滴药前应仔细核对，做好三查七对。

（2）高危险药品应双人核对，并标有醒目标志。

（3）一旦发现失明，立即停药。

（4）遵医嘱使用拮抗剂。

（5）观察全身状况，对症处理。

第二节　泪道冲洗技术操作并发症的预防及处理规范

一、假道形成

（一）发生原因

（1）进针遇到阻力时暴力推进。

（2）冲洗时用力过猛。

（3）用于冲洗的针头过尖，进入的方向不正，刺破泪道。

（二）临床表现

（1）冲洗过程中患者诉疼痛，冲洗针头触不到鼻骨壁，推注冲洗液阻力大。

（2）冲洗液达不到咽喉部，泪囊区皮下组织肿胀、疼痛、皮肤颜色发红。

（三）预防及处理措施

（1）冲洗前告知患者冲洗目的、可能出现的并发症及注意事项，消除紧张心情，取得患者的配合。

（2）尽可能避免假道形成的因素：①加强基础理论知识的培训，掌握泪道解剖位置及特点，掌握进针方向与角度；②操作者动作轻柔，进针过程中遇到阻力时，不可暴力推进；③冲洗时固定患者头部及冲洗器，告知患者不可摆动头部。

（3）处理措施：①立即停止冲洗，安慰患者并做好解释工作；②加压包扎肿胀处；③遵医嘱用药；④密切观察病情变化。

二、感染

（一）发生原因

（1）操作不当导致泪道及邻近组织的损伤，泪道内细菌污染。

（2）冲洗泪道的物品不洁致污染。

（二）临床表现

（1）患者眼睑皮肤红肿、胀痛，有紧绷感，严重者睁眼困难。

（2）挤压内眦部可见眼内脓性分泌物。

（3）感染扩散发生急性蜂窝织炎者，眼睑皮肤红、肿、痛，触之有波动感。

（三）预防及处理措施

（1）掌握泪道冲洗的禁忌证。

（2）操作时严格遵守无菌原则。

（3）发现急性感染时切忌加压冲洗。

（4）处理措施：①局部用抗生素眼药水，可配合全身使用抗生素；②局部使用冷敷或冰敷，减轻患者疼痛；③急性感染化脓者，可考虑切开排脓。

三、出血

（一）发生原因

（1）用于冲洗的针头过尖，损伤出血。

（2）操作时患者头部固定不牢固。

（3）泪点狭窄者操作前未充分扩张泪小点。

（二）临床表现

局部疼痛感剧烈，有血液渗出，黏膜或皮肤组织上可见伤口。

（三）预防及处理措施

（1）使用专业泪道冲洗针进行冲洗。

（2）操作时固定患者头部，年幼者需多人协助固定。

（3）操作者动作轻柔，正确固定冲洗针头。

（4）泪点狭窄者需先行泪小点扩张再进行下一步操作。

（5）处理措施：①出血情况轻者，用无菌棉签稍用力加压止血；②出血情况较严重者，立即报告医生，遵医嘱给予对症处理；③安抚患者情绪，避免其过度紧张。

第三节　鼻腔冲洗技术操作并发症的预防及处理规范

一、头痛、耳痛

（一）发生原因

（1）冲洗液刺激中鼻甲后端的上颌神经末梢和中鼻甲前端的眼神经末梢，冲动上传引起头痛。

（2）冲洗液温度不合适。

（3）操作时灌洗器悬挂过高、冲洗压力过大。

（二）临床表现

患者在冲洗过程中，出现头痛、耳部胀痛。

（三）预防及处理措施

（1）操作前告知患者操作目的、可能出现的并发症及注意事项，消除患者紧张的心理，取得患者的配合。

（2）冲洗液接近体温，避免太热或太冷。

（3）操作时协助患者低头前倾30°，喷液头紧贴鼻孔，略微调整喷液头的角度，尽量避免冲洗液沿鼻孔垂直向上冲。

（4）操作时灌洗器悬挂高度适宜，避免悬挂过高、冲洗压力过大而引起头痛。

（5）处理措施：①患者出现头痛，立即停止冲洗；②头痛轻者，嘱患者放松，待患者头痛消失后继续操作；③头痛剧烈者，立即报告医生，予以处理。

二、呛咳

（一）发生原因

冲洗液进入咽部，刺激迷走神经分支末梢引起呛咳。

（二）临床表现

在冲洗过程中，患者出现呛咳不适。

（三）预防及处理措施

（1）操作前告知患者操作的目的、可能出现的并发症及注意事项。特别强调冲洗时，嘱患者不说话、不做吞咽动作，消除患者的紧张心理，取得患者的配合。

（2）冲洗应先从阻塞较重侧开始，再冲洗对侧。

（3）处理措施：①停止操作；②待患者症状缓解后再进行操作，密切观察患者的病情变化。

三、鼻出血

（一）发生原因

（1）冲洗液产生的压力损伤鼻中隔前端的黎氏区黏膜，引起鼻出血。

（2）喷雾器压力过大，或者鼻腔干燥、擦鼻涕用力过大。

（二）临床表现

患者冲洗流出液中含有鲜血，鼻腔前部流出鲜血或者擤鼻时鼻涕中带血。

（三）预防及处理措施

（1）操作者在冲洗过程中注意动作轻柔，控制好冲洗压力。

（2）冲洗完毕，嘱患者勿用力擤鼻涕。

（3）处理措施：①立即停止冲洗；②少量出血者，给予滴鼻液止血，待出血停止后酌情再进行鼻腔冲洗；③出血严重者，立即报告医生，予以对症处理。

四、中耳感染

（一）发生原因

鼻腔内的病原微生物随冲洗液通过咽鼓管进入中耳鼓室，引起中耳感染。

（二）临床表现

患者诉耳闷、耳部胀痛，甚至耳鸣，严重者可出现鼓膜穿孔。

（三）预防及处理措施

（1）冲洗前给予减充血剂滴鼻。

（2）冲洗应从阻塞较重侧开始，再冲洗对侧。

（3）冲洗时，嘱患者不说话，不做吞咽动作。

（4）冲洗完毕后，告知患者头前倾，让鼻腔内残余冲洗液排出，然后轻轻擤鼻，擤鼻时应捏紧一侧鼻腔擤对侧鼻腔，同法擤另一侧，切记紧捏两侧鼻孔用力擤鼻。

（5）处理措施：①停止操作；②给予减充血剂滴鼻；③报告医生处理，必要时应用抗生素。

第十六章

皮肤科常用护理技术操作常见并发症的预防及处理规范

第一节 药浴技术操作常见并发症的预防及处理规范

一、头晕

（一）发生原因

（1）洗浴时间太长，尤其是全身热水浴。由于出汗多，体液丢失量大，皮肤血管扩张，体表血液量增多，造成头部缺血而发生眩晕或晕厥。

（2）患者饥饿状态下进行药浴。

（3）浴室不通风。

（二）临床表现

头晕目眩、四肢乏力、耳鸣、血压下降，严重者出现晕厥。

（三）预防及处理措施

（1）药浴前，询问患者进食情况，避免在饥饿状态下进行药浴，宜饭后 30min 后进行。

（2）保持浴室通风，调节室内温度至 26～30℃。

（3）药浴时间不宜过长，一般在 15～20min。

（4）浴后慢慢地从浴盆中起身，防止用力过猛。

（5）初次药浴时，水位宜在心脏以下，避免心慌、胸闷，3～5min 身体适应后，再慢慢泡至肩位。

（6）发现患者头晕，立即嘱其平卧，将其移至通风处。

（7）评估头晕的原因，如与饥饿有关，口服糖水，休息片刻后即可缓解；如无改善，报告医生，给予吸氧，严密监测患者生命体征及遵医嘱处理。

二、过敏反应

（一）发生原因

患者对所用药物过敏。

（二）临床表现

患者皮肤出现瘙痒、潮红、丘疹、水疱、烦躁不安，严重者有胸闷、气促症状。

（三）预防及处理措施

（1）药浴前，详细询问患者有无药物过敏史，避免使用过敏药物，注意药物的禁忌证。

（2）双人查对药液是否正确。

（3）立即停止药浴。

（4）症状轻微者可服用抗组胺药，如氯苯那敏、异丙嗪等，或遵医嘱肌内注射苯海拉明；症状较重者应及时使用糖皮质激素，如泼尼松、地塞米松等。

（5）症状严重出现过敏性休克，按抗过敏性休克处理。

三、虚脱

（一）发生原因

（1）药液温度不适宜。

（2）空腹前药浴，由于肠胃空虚，洗浴时出汗过多，易造成虚脱。

（3）患者体质衰弱。

（二）临床表现

面色苍白、心悸、大汗淋漓、头晕眼花、耳鸣、心率加快、脉搏细速，严重者意识丧失，多见于体质衰弱者。

（三）预防及处理措施

（1）药浴前，调节适宜的药液温度，一般成人药浴调温至 37～40℃。严重心力衰竭、肺功能不全、心肌梗死、冠心病、主动脉瘤、动脉硬化、高血压患者及有出血倾向者，老年人、儿童慎用水温 39℃以上的药浴，应以接近体温的药液沐浴。

（2）药浴时，安排医护人员或者家属看护。

（3）避免药浴时间太长，一般在 15～20min。告知患者不可自行延长洗浴时间。

（4）不宜在空腹状态下进行药浴，药浴前、中、后应适当补充水分，也可以喝淡盐水、糖水。

（5）药浴时，密切观察患者面色、脉搏、呼吸等，一旦出现虚脱的临床表现，应立即停止药浴。

（6）协助患者取平卧位，保暖，必要时给予吸氧、心电监护，严密监测生命体征。虚脱甚者遵医嘱静脉注射 50% 葡萄糖溶液等，症状可逐渐缓解。

（7）心理护理。安抚患者及家属，保持情绪稳定，减轻恐惧心理。

四、感染

（一）发生原因

（1）治疗浴盆未严格消毒。

（2）未及时更换一次性洗浴袋。

（3）药浴时强力搓洗造成皮肤破损，或有开放性伤口，增加感染机会。

（二）临床表现

发热、疼痛、瘙痒、皮肤破损伴加重；皮损处出现化脓或感染征象。

（三）预防及处理措施

（1）洗浴用品，严格按照消毒隔离原则处理，防止交叉感染。使用一次性洗浴袋，一用一丢弃。

（2）掌握药浴人群适应证，有传染性疾病、开放性伤口或伤口未愈合者禁止药浴。妊娠或经期不宜药浴。

（3）药浴时可用自备清洁毛巾在皮肤上轻擦，切勿用指甲搔抓或用毛巾用力擦，以免损伤皮肤。

（4）合理安排药浴患者间隔时间。

（5）药浴结束后观察患者皮肤情况，及时询问患者感受。

（6）及时观察、记录患者药浴后皮肤情况，观察有无发热、头晕等全身不适症状。

（7）遵医嘱使用抗感染等对症治疗。

（8）加强营养，增强机体抵抗力。

第二节 红外线烤灯使用操作并发症的预防及处理规范

一、烫伤

（一）发生原因

（1）烤灯灯头距离皮肤太近。

（2）温度设定过高。

（3）时间设定过长。

（4）烤灯功率选择不恰当。

（5）患者皮肤感觉迟钝。

（二）临床表现

皮肤发红或呈紫红色、疼痛，严重者局部起小水疱。

（三）预防及处理措施

（1）操作前向患者解释目的、意义及注意事项，取得患者的合作，以保证患者安全。

（2）调节烤灯与皮肤的距离，一般为 30～50cm。

（3）设定温度时用前壁内侧试温，以温热为宜，设定好温度后不随意调节。

（4）设定烤灯使用时间，再调节照射距离，照射时定时观察皮肤情况，注意局部皮肤反应及患者主诉，如疼痛、皮肤温度过高等。

（5）意识不清、局部感觉障碍、血液循环障碍、瘢痕者及老年人和婴幼儿在治疗时应加大灯距。

（6）根据治疗部位选择不同功率灯泡：胸、腹、腰、选用 500～1000W；手足部选用 250W。

（7）照射部位皮肤出现紫红色时应立即停止照射，并遵医嘱用药。

二、发热

（一）发生原因

（1）使用烤灯通风不良。

（2）天气炎热或病房内温度过高。

（3）床旁有吸热性强的物品。

（二）临床表现

出汗、口干、烦躁、寒战、尿少，严重者可致惊厥。

（三）预防及处理措施

（1）保持病房通风换气，严禁烤灯上覆盖任何杂物，以免影响烤灯散热。

（2）间断使用烤灯治疗者，停止使用烤灯半小时后再测量体温。

（3）照射时，移开或以隔热物品遮盖床旁吸热性强的物品。

（4）嘱患者多饮水，房间内保持一定湿度。

（5）遵医嘱使用退热药物。

第三节　备皮操作常见并发症的预防及处理规范

一、皮肤损伤

（一）发生原因

（1）操作中，备皮刀刀片与皮肤角度过大或刀片不锐利，反复多次刮、逆行刮，易刮破皮肤。

（2）患者皮肤过于干燥，备皮前未润滑，易刮破皮肤。

（3）备皮部位皮肤过于松弛，备皮时未绷紧皮肤。

（4）特殊的备皮部位，如腹部手术时脐部，该部位皮肤褶皱多，又较娇嫩，易致皮肤损伤。

（二）临床表现

皮肤有损伤，轻者为肉眼看不见的伤痕，重者可见刮痕，严重者可有渗血。

（三）预防及处理措施

（1）操作前检查备皮刀刀片的质量，选择锐利的刀片。操作中注意刀片与皮肤所成角度不能过大（＜30°），动作要轻柔。

（2）使用备皮刀刀片备皮前，在备皮区域扑上爽身粉或用肥皂水湿润毛发。

（3）在皮肤松弛与褶皱多的部位操作时，注意绷紧皮肤，备皮从上到下、从左到右，顺着毛发生长的方向进行，不能逆行。

（4）有条件者选用电动剃须刀备皮或化学脱毛剂，可减少刮伤，术前备皮应当在手术当天进行，确需去除手术部位毛发时，应当使用不损伤皮肤的方法，避免使用刀片刮除毛发。

（5）若操作中不慎刮破皮肤，如有出血，先用无菌敷料压迫止血，再用碘附消毒后进行包扎，如无出血，则用碘附消毒后包扎处理。

二、切口感染及切口愈合不良

（一）发生原因

（1）剃毛造成皮肤损伤，人体体表正常有细菌寄居，损伤的部位成为细菌生长繁殖的基地和感染源头。

（2）脐部皮肤皱襞多，较隐蔽且易积垢，寄生菌很多，且有较多致病菌，易致感染。

（3）公用剃毛刀架不洁，可引起交叉感染及传染性疾病，如病毒性肝炎及性传播疾病等。

（二）临床表现

切口局部出现红、肿、热、痛现象，有渗液或脓，同时伴有体温升高、脉搏增快、白细胞增加等全身反应。

（三）预防及处理措施

（1）条件允许的情况下，在备皮前洗澡、洗发，并用温肥皂水将手术区的皮肤洗净；毛发的剃除应当于离手术开始最短的时间进行，以减少伤口感染机会。在备皮前用皮肤消毒剂消毒后再备皮，可减少切口感染的机会。

（2）尽量使用一次性备皮刀，以防交叉感染。

（3）应用理发轧刀推掉手术野毛发，对于涉及手术野的头发、腋毛、阴毛（＞0.5cm）最好使用剪刀剪除。

（4）对于无条件洗澡的患者及急诊患者可用温水反复擦洗手术部位，并根据患者状况选择清洁剂清洗局部皮肤，脐部用松节油擦去污垢。

（5）在接患者入手术室时，严格检查患者的皮肤准备情况，如不符合外科术前皮肤护理常规，在病情许可的情况下，送回病区，并报告病区护士长。若发现患者手术野皮肤有红肿及皮肤损伤，则及时报告医生，必要时延期手术，以防术后感染扩散。

三、过敏反应

（一）发生原因

备皮时应用化学脱毛剂，皮肤对某些化学物质产生过敏反应。

（二）临床表现

脱毛部位有灼伤感、出现皮疹及发生过敏性皮炎。

（三）预防及处理措施

（1）使用化学脱毛剂前须做皮肤过敏试验，即先在上臂小片皮肤上试用，如果有过敏现象，则禁止用化学脱毛剂。

（2）避免将化学脱毛剂用于眼睛和生殖器附近。

（3）如出现过敏现象，立即停用，并报告医生处理。

第十七章

手术体位安置技术操作并发症的
预防及处理规范

一、皮肤、软组织损伤

（一）发生原因

（1）局部皮肤长时间受压。

（2）体位垫使用不当。

（3）受力部位未保护好。

（二）临床表现

（1）受压部位皮肤发红、有硬结、起水疱或破损，患者感到疼痛。

（2）如为电灼伤，根据灼伤深度不同，灼伤部位皮肤呈红色、紫色或黑色，剧痛。

（3）侧卧位、侧俯卧位和俯卧位时可造成三角肌挤压综合征，上臂剧痛；女性乳房受压发红，甚至男性阴茎、阴囊受压发红、破损。

（4）膀胱截石位可造成大腿内收肌拉伤，患者疼痛难忍。

（三）预防及处理措施

（1）安置体位时手术医生、麻醉医生、巡回护士动作协调，避免拖、拉、拽等动作，尽量减少患者皮肤的摩擦。

（2）保持手术床干燥、平整，使用柔软、吸水性强的床单，患者皮肤不直接接触橡胶、塑料等。

（3）用约束带适当固定患者，以免术中移位或压伤，约束带松紧应适宜。

（4）如手术时间超过 3h，应尽可能间隔 30min 对受压部位减压。

（5）使用牵引床时注意保护患者会阴部。

（6）避免患者皮肤与金属物品接触或患者肢体与躯干及肢体互相接触，负极板贴在肌肉丰厚、血流丰富、表面平整的部位，取下电极片、负极板时动作宜轻柔。

（7）在体位固定挡板与患者皮肤之间垫小软垫，以缓冲对患者的压力；女性患者使用沙袋或挡板时注意保护乳房。

（8）仰卧位时在枕骨、肩胛骨、骶尾骨、脚后跟等骨隆突处垫凝胶软垫，以减轻皮肤受压。

（9）侧卧位、侧俯卧位时于头下和腋下垫厚20cm的软垫，避免挤压上臂三角肌，两腿之间夹一软垫避免摩擦；肾脏体位时腰桥不要太高，以免损伤腰部软组织。

（10）俯卧位时使用大小合适的头架，头架支撑点垫软垫，支撑患者额部和两侧额部，患者面部受压处贴减压贴。

（11）膀胱截石位时在腿与腿架之间垫软垫，以减轻皮肤受压；两腿宽度为生理跨度（45°），高度适当，避免过分牵拉大腿内收肌。

（12）评估皮肤黏膜受损程度，根据压力性损伤的病理分期及患者临床表现评估皮肤黏膜受损程度，根据评估结果对受损部位进行按摩、局部消毒、包扎等适当处理。

（13）对受损部位皮肤的颜色、硬度、水疱大小、受损面积及处理措施等进行详细记录，与接班护士仔细交接，以便接班护士进一步观察和处理。

（14）对于发生电灼伤的患者，立即请烧伤科医生会诊，予以换药观察或切除受损部位并缝合。

二、眼、耳部损伤

（一）发生原因

（1）俯卧位时头部垫圈易对眼部造成压迫，使角膜擦伤。

（2）侧头仰卧位时耳部受压。

（二）临床表现

（1）受压眼睛结膜充血。

（2）受压耳郭红肿、疼痛或破损。

（三）预防及处理措施

（1）侧俯卧位和俯卧位时头架尺寸合适，安置体位之后检查患者头部在头架上的位置，避免压迫眼睛和眼眶。

（2）侧头仰卧位时在健侧耳郭下方垫1个凝胶头圈，避免耳郭受压。

（3）发生红肿者予以局部按摩，促进血液循环。

（4）对皮肤破损处进行局部消毒、包扎。

（5）眼睛滴眼药水或涂眼膏预防感染，如视物模糊，立即请眼科医生会诊。

（6）详细记录，严格交接班。

三、神经损伤

（一）发生原因

（1）神经的过度牵拉和压迫引起神经局部缺血。

（2）术前存在周围神经病变，手术体位不当可加重神经损伤。

（3）气压止血带时间过长、压力过大或直接压在骨质上。

（4）臂丛神经损伤：①俯卧位时头处于背伸侧屈时头与肩的角度扩大；②仰卧位时托手架使上肢过度外展或术者站位不当均可使臂丛神经受牵拉。

（5）桡神经损伤：外展的上臂推动支架挤压桡神经，长时间过度外旋可致桡神经损伤。

（6）坐骨神经损伤：①侧卧位时，一侧臀部受压，易挤压下侧沿梨状窝走行的坐骨神经；②截石位时，由于大腿和小腿外旋，膝关节外伸，坐骨神经也可受牵拉而受损。

（7）腓总神经损伤：截石位时腘窝弯曲的金属支架紧靠腓骨，可致腓总神经受损。

（二）临床表现

（1）臂丛神经损伤。①臂丛神经上干损伤，主要表现为肩外展和屈肘不能。②臂丛神经下干损伤，手部功能全部丧失，不能握捏任何物件。③臂丛神经外侧束支损伤，肘关节不能屈曲或肱二头肌麻痹，旋前圆肌麻痹，桡侧腕屈肌麻痹；前臂桡侧缘感觉缺失。④臂丛神经内侧束支损伤，手指不能屈伸（掌指关节能伸直），拇指不能掌侧外展、不能对掌和对指，上肢内侧及手部尺侧感觉缺失，呈现扁平手和爪形手畸形。⑤臂丛神经后束损伤，肩关节不能外展，上臂不能内旋，肘关节与腕关节不能背伸，掌指关节不能伸直，拇指不能伸直和桡侧外展；肩外侧、前臂背面和手背桡侧感觉障碍或丧失。⑥全臂丛神经损伤，损伤早期，整个上肢呈缓慢性麻痹，各关节不能主动运动，被动运动正常；损伤晚期上肢腱反射全部消失，皮肤温度略低，肢体远端肿胀。

（2）正中神经损伤。①主要表现为桡侧三指半掌面感觉丧失。②肘以上损伤：前臂旋前功能丧失，屈腕力量减弱，拇、示指不能屈指，拇指对掌功能障碍。③前臂中上段损伤：无感觉障碍，拇、示指不能屈指，拇指对掌功能障碍。④前臂远端及腕部损伤：拇指对掌功能受限。

（3）尺神经损伤。①肘以上损伤，手掌、手背尺侧一指半感觉障碍；屈腕力量减弱，环、小指末节屈曲障碍，环、小指爪形畸形，手指内收、外展受限，精细动作不能完成。②腕部损伤，手掌尺侧和尺侧一半感觉障碍；环、小指爪形畸形，手指内收、外展受限，精细动作不能完成。③掌部及浅支损伤，手掌尺侧和尺侧一指半感觉障碍，运动正常。④深支损伤，感觉正常，环、小指爪形畸形，手指内收、外展受限，精细动作不能完成。

（4）桡神经损伤：垂腕状态，虎口区皮肤感觉障碍。

（5）腋神经损伤：肩关节不能外展，上臂不能内旋。

（6）侧卧位和侧俯卧位时发生腓总神经受损，表现为垂足、行走时呈跨越步态；小腿的前外侧和足背感觉障碍。

（7）俯卧位和坐位时易致股神经损伤，表现为步态特殊，步伐细小，先伸出健肢，然后患肢拖拽前进，不能奔跑或跳跃；膝反射消失，大腿前内侧及小腿内侧感觉障碍；足背神经损伤表现为足下垂。

（8）膀胱截石位和坐位时易致坐骨神经损伤，表现为大腿外旋的能力轻度减弱，膝关节不能屈曲，膝关节强直过伸；还可出现胫神经和腓总神经损伤的症状。

（三）预防及处理措施

（1）仰卧位时上肢外展不超过 90°，避免过分牵拉神经和肌肉，腋下垫软垫时距离腋窝约 10cm，防止腋窝及手臂受压，妥善固定托手架和上肢，避免突然掉落，损伤腋神经；双侧腋窝下垫软垫，避免神经、肌肉过分绷紧，约束带松紧适宜。

（2）仰卧位时胸部的软垫不可过大，勿压迫两侧腋窝，双上肢自然弯曲置于头部两侧，或放于躯干两侧用中单固定，不可过分向头部牵拉；两侧髂前上棘的软垫位置适当，避免压迫腹股沟，胫腓骨下端及足背不垫软垫，避免足背过伸。

（3）侧卧位和侧俯卧位时膝外侧垫软垫，避免压迫腓骨头。

（4）斜仰卧位（45°）时悬吊上肢加以衬垫，包裹不可过紧，避免影响血液循环，压迫神经、肌肉组织。

（5）使用止血带时间不能太长，以不超过 1h 为宜。

（6）使用骨科牵引床时，各连接部位拧紧，连接紧密，避免肢体掉落。

（7）术者避免挤压患者上、下肢。

（8）非手术治疗：维持骨骼肌、关节、关节周围结构和皮肤处于良好状态，预防畸形的出现；在神经恢复、再支配后通过训练提高运动的肌力、质量和扩大运动的范围以及辨别感觉和深部感觉的质量。①理疗及电刺激：紫外线照射、透热电疗、肌电刺激治疗等。②针灸及电针疗法。③功能运动：肢体固定制动与早期活动有机结合。④神经、肌肉营养药物治疗：应用 B 族维生素、地巴唑、三磷腺苷等。

（9）手术治疗：非手术治疗适当时间后无论临床或肌电图是否有神经再生的表现，均可采取神经松解、解压、缝合术或肌腱重建术。

四、韧带、肌腱损伤

（一）发生原因

（1）肢体过度牵拉。

（2）肢体过度外展。

（3）手术床各部件连接不紧密、不牢固。

（二）临床表现

受伤韧带、肌腱附属肌群运动障碍。

（三）预防及处理措施

（1）安置体位时动作协调，避免过度牵拉肢体。

（2）术中注意观察，避免肢体过度外展。

（3）使用骨科牵引床时，各连接部位拧紧，连接紧密，避免肢体掉落。

（4）膀胱截石位时妥善固定腿架和双腿，双腿外展幅度不可过大。

（5）功能锻炼、理疗等。

（6）行手术治疗，如肌腱韧带修复术。

五、脊柱、脊髓损伤

（一）发生原因

全身麻醉后，由于患者全身松弛，全身关节处于无支持、无保护状态，再翻身摆放体位时，未将头颈部与脊柱同时转动，或头颈部过度后仰，造成脊柱、脊髓损伤。

（二）临床表现

（1）脊柱受伤局部疼痛畸形、活动受限。

（2）脊髓损伤平面以下的神经功能障碍，表现为运动、感觉、神经反射异常。

（三）预防及处理措施

（1）安置侧头仰卧位时，侧转头部时不可用力过猛。

（2）上头架时稳妥托住患者头部，严防头部严重下垂、过分牵拉或突然改变头部方向。

（3）头架固定牢固。

（4）移动患者时有专人负责抬患者头部，与其他人员动作协调一致。

（5）发生脊柱损伤后立即让患者平卧于硬板床上，保持脊柱的稳定性，避免对脊髓的进一步损伤。

（6）颈椎损伤使用颈托、石膏固定、颅骨牵引等非手术治疗。

（7）胸腰椎损伤，宜仰卧于硬板床上，腰背后伸，在患侧椎体的后侧背部垫软垫。

（8）切开复位内固定手术治疗。

六、关节脱位

（一）发生原因

（1）安置体位时过分用力牵拉。

（2）手术床各部件连接不紧密、不牢固。

（3）牵引肢体时未保持正常解剖位置。

（二）临床表现

（1）受伤关节疼痛、肿胀、功能障碍。

（2）肩关节脱位：肱骨头向前脱出形成典型的方肩，上臂有明显的外展、内旋畸形。

（3）肩锁关节脱位：伤肢外展或上举困难，肩锁关节松动。

（4）桡骨头半脱位：桡骨头外侧压痛明显，X线片示解剖位置异常。

（5）髋关节脱位：患肢呈屈髋、内收、内旋及短缩畸形。

（三）预防及处理措施

（1）安置体位时避免过分用力牵拉。

（2）牵引肢体时保持正常的解剖位置。

（3）使用骨科牵引床操作熟练，固定牢固。

（4）检查手术床各部件是否连接紧密、牢固。

（5）对关节活动受限的患者，术前检查其关节活动度，安置体位时注意依患者具体病情而定，不要太强求体位的标准。

（6）立即请骨科医生会诊，尽快在麻醉状态下行手法复位。

（7）复位后使用石膏固定等使关节固定至少4周，桡骨头半脱位使用三角巾悬吊1周。

（8）加强患肢锻炼，防止关节僵硬及肌肉萎缩。

（9）切开复位内固定手术治疗。

七、呼吸道梗阻

（一）发生原因

摆放仰卧位或侧卧位时，如果将颈前屈过度，容易导致上呼吸道梗阻。气管插管全麻的患者，也有导管扭曲和梗阻的可能。

（二）临床表现

患者通气障碍，血氧饱和度下降。

（三）预防及处理措施

（1）体形肥胖患者，注意防止舌根后坠。

（2）巨大颈部肿瘤或甲状腺等压迫气管者麻醉前做好充分准备。

（3）肺部手术时，避免痰、血液阻塞支气管。

（4）双手托起下颌，面罩给氧。

（5）进行紧急气管插管或气管切开。

（6）采用双腔气管插管，使用支气管镜吸出支气管内的痰液。

八、限制性通气障碍

（一）发生原因

（1）安置体位时胸腹腔受到挤压，影响患者呼吸。

（2）肺部手术时，痰、血液阻塞支气管。

（3）呼吸管路不通畅，管道打折或脱出，气管、颈部血管受压或扭曲。

（二）临床表现

患者通气障碍，血氧饱和度下降。

（三）预防及处理措施

（1）上、下托手架高度差距相当于患者肩部宽度，避免胸部受挤压。

（2）仰卧位和侧卧位时沙袋不要挤压腹部，选择面积大的腹部挡板，跨过腹部挡住肋弓和耻骨，避免腹部受压；在胸部和双侧髂骨部位垫高，使胸腹部悬空，以免影响患者腹式呼吸；固定胸腹部的约束带松紧适宜。

（3）坐位时头部前屈及旋转程度适宜。

（4）肺部手术时，避免痰、血液阻塞支气管。

（5）安置体位后，检查呼吸管路是否通畅，防止管道打折或脱出，注意避免气管、颈部血管受压或扭曲。

（6）解除胸、腹部受压。

（7）适当调整体位各固定挡板的位置，妥善放置和固定呼吸管道。

（8）坐位时妥善固定头架及患者头部。

（9）肺部手术时采用双腔气管插管，使用支气管镜吸出支气管内的痰液。

九、循环受损

（一）发生原因

患者在麻醉后循环代偿功能减弱，如果突然改变体位，可诱发急性循环功能不全和血压骤降，甚至导致猝死，多见于血容量不足、心肌劳损、贫血虚弱等患者。截石位手术结束后，同时放下双侧下肢，由于重力作用血液重新分布，部分血液突然涌入下肢，减少回心血量，引起血压下降。全麻下由侧卧位转变成平卧位时血压有明显下降。

（二）临床表现

（1）患者心率、血压突然发生改变。

（2）坐位时双下肢血液回流不畅而发生肿胀。

（三）预防及处理措施

（1）在双侧髂骨部位垫高，使患者腹部悬空，避免压迫下腔静脉导致回流不畅。

（2）避免静脉输液的上肢过度弯曲。

（3）坐位时缓慢上升手术床背板，每升高15°观察生命体征变化，随时调整手术床角度，保持生命体征平稳；用弹力绷带缠绕双下肢，减少双下肢回流受阻。

（4）解除腹部受压。

（5）术中注意观察，保持输液通畅。

（6）坐位时及时调整手术床背板高度，保持呼吸、循环平稳。定时挤压，抬高双下肢，以促进血液回流。

第十八章

置管术操作并发症的预防及处理规范

第一节　PICC 操作常见并发症的预防及处理规范

一、静脉炎

（一）发生原因

（1）化学性风险因素：输注高渗溶液或刺激性较大的药液，如氯化钾、胺碘酮等。

（2）机械性风险因素：导管相对血管腔直径过大；导管固定不良或导管移动；置管过程中尝试次数多；导管材质偏硬。

（3）细菌性风险因素：无菌操作不严格。

（4）其他相关风险因素：基础疾病（如糖尿病、感染、癌症及免疫性疾病）、血栓高风险、静脉血管状态差、下肢穿刺等。

（二）临床表现

（1）0级：无临床症状。

（2）1级：穿刺部位有红斑，伴或不伴有痛感。

（3）2级：穿刺部位疼痛，有红斑和（或）水肿。

（4）3级：穿刺部位疼痛，有红斑，可触摸到条索状的静脉。

（5）4级：穿刺部位疼痛，有红斑，可触摸到条索状的静脉，长度＞ 2.54cm，伴脓液流出。

（三）预防及处理措施

（1）规范评估和正确识别静脉炎的风险因素。

（2）选择型号适宜的导管。

（3）正确选取置管部位，避免使用硬化或损伤的血管。

（4）操作时使用无粉手套，避免直接用手接触导管。

（5）置管过程中应动作轻柔，送管不宜过快。

（6）提高穿刺成功率，避免反复送管。

（7）严格无菌操作，定时更换敷料。

（8）停止在该处输液，抬高患肢、避免患肢过多活动。

（9）局部湿热敷，3～4次/d，每次20min。

（10）局部涂喜辽妥软膏。

（11）如意金黄散加蜂蜜或水胶体敷料外敷。

（12）3～5d后无好转或加重，予以拔管。

二、渗血

（一）发生原因

（1）患者自身状况，如血小板低、长期服用肠溶阿司匹林等。

（2）穿刺针太粗，导管材质太硬。

（3）穿刺时直刺血管。

（4）穿刺部位剧烈活动。

（二）临床表现

穿刺点渗血、渗湿敷料。

（三）预防及处理措施

（1）操作前检查患者的凝血功能和血小板计数。

（2）尽可能选择管腔较细的导管及穿刺针。

（3）进针勿直刺血管，在皮下潜行少许再刺入血管。

（4）撤出穿刺导入针和血管鞘时轻压穿刺点上方。

（5）置管24h内在穿刺点上方放置无菌小纱布，再用透明敷料固定，弹力绷带加压包扎2～4h。

（6）嘱患者穿刺侧肢体勿提重物、挂拐等。

（7）及时更换敷料，必要时使用肾上腺素纱布覆盖穿刺点。

三、导管异位

（一）发生原因

（1）导管固定不牢靠，更换贴膜方法不规范。

（2）手臂剧烈活动，剧烈咳嗽，打喷嚏。

（3）置管时患者体位不当。

（4）各种原因造成的胸腔内压力增加。

（5）强有力的冲管。

（6）充血性心力衰竭。

（7）穿刺选择在头静脉，送管速度过快。

（二）临床表现

在穿刺过程中感到有阻力，患者自感不适，导管出现弯曲打折、无法抽到回血。

（三）预防及处理措施

（1）置管过程中送管不宜过快。

（2）送管至 15～20cm 时嘱患者头部转向置管侧肢体、下颌紧贴肩部。

（3）置管结束后进行 X 线检查以确认导管尖端位置，如提示异位，及时调整并再次摄片确认。

（4）加强导管固定，记录和观察置入导管的长度。

（5）日常维护时应由下而上撕开贴膜，预防导管脱出。

（6）指导患者避免肢体频繁、剧烈活动。

（7）指导患者避免剧烈咳嗽。

（8）导管滑出部分不得送入体内。

（9）如导管滑出锁骨下静脉，不得输注化疗药物。

（10）必要时拔管。

四、心律失常

（一）发生原因

（1）既往有心律失常病史。

（2）测量长度不准导致导管送入过深。

（3）导管尖端刺激上腔静脉丛。

（4）患者心理因素。

（二）临床表现

患者出现心跳不规则、胸闷、呼吸困难，发生心电图改变。

（三）预防及处理措施

（1）术前进行健康指导及患者的心理、心脏评估。

（2）根据病情进行预防性处理。

（3）准确测量预置入导管长度。

（4）术后使用 X 线检查定位。

（5）遵医嘱应用适量镇静药物。

五、导管相关性感染

（一）发生原因

（1）细菌从置管部位/导管接头处侵入。

（2）远处感染的血流播散。

（3）受污染的液体、药物输入体内。

（4）导管留置时间过长。

（二）临床表现

（1）穿刺部位出现红、肿、硬、温度改变，甚至化脓。

（2）细菌培养为阳性。

（3）冲洗导管后患者立即发热或寒战。

（4）一旦拔出导管，症状明显改善。

（三）预防及处理措施

（1）置管时执行最大化无菌屏障。

（2）置管、维护、使用过程中严格执行无菌操作原则。

（3）定期更换敷料及输液接头。

（4）导管体外部分禁止送入血管内。

（5）穿刺点感染加强换药，尽量排出局部分泌物并报告医生，遵医嘱行细菌培养，给予抗生素治疗。

（6）观察局部情况及体温变化，必要时予以拔管。

六、皮肤过敏样反应

（一）发生原因

（1）对消毒液或敷料过敏。

（2）过敏体质。

（3）化疗后机体免疫力降低。

（二）临床表现

局部出现小红疹，皮肤红肿、瘙痒、破溃等。

（三）预防及处理措施

（1）注意观察穿刺点周围皮肤，根据患者情况选择抗过敏敷料。

（2）使用无菌纱布，1～2d换药1次。

七、导管堵塞

（一）发生原因

（1）导管发生异位或导管末端位置不对。

（2）非正压或不充分封管。

（3）患者血液处于高凝状态。

（4）导管内沉积不相容药物或有肠外营养的脂类聚集。

（5）患者自身状况，如高血压、活动过度、剧烈咳嗽、肺部感染、肿瘤等。

（6）导管尖端贴在血管壁上。

（7）导管顶端血栓或纤维鞘形成。

（二）临床表现

滴速减慢或滴注停止；无法冲管或抽回血。

（三）预防及处理措施

（1）执行正确的冲封管操作。

（2）操作后确定导管末端位置正确。

（3）输注刺激性、黏附性的液体及血制品后及时脉冲冲管。

（4）指导患者避免剧烈活动。

（5）使用浓度为 5000U/mL 的尿激酶溶液进行溶栓，无法再通时拔管。

八、静脉血栓

（一）发生原因

（1）患者血液呈高凝状态。

（2）血管内皮损伤。

（3）血液流速缓慢。

（4）导管材质及穿刺部位的选择。

（5）患者自身状况，如年龄、肿瘤晚期、既往史等。

（二）临床表现

置管侧肢体肿胀及肌肉酸胀、疼痛，皮肤温度升高，上臂围较置管前增加，穿刺点漏液，不能回抽。

（三）预防及处理措施

（1）严格掌握 PICC 适应证和禁忌证。

（2）置管前评估患者凝血功能。

（3）置管过程中送管动作应轻柔，避免损伤血管内膜。

（4）指导患者置管侧肢体适当活动，避免长时间压迫。

（5）注意观察置管侧肢体有无肿胀、疼痛、皮温增高及皮肤颜色变化。

（6）输液前不可暴力冲管，确认导管通畅后再输液。

（7）患肢抬高、制动，不得按摩患肢，以免造成栓子脱落。

（8）停止从 PICC 导管输液。

（9）遵医嘱进行溶栓、使用抗凝药物。

（10）待溶栓后拔出导管。

九、导管破损

（一）发生原因

（1）与导管质量、穿刺针斜面内缘锋利度及穿刺技术有直接关系。

（2）置管后护理不当、高压注射冲管、不正确固定或维护不当。

（3）导管留置时间过长。

（4）导管材质及穿刺部位选择不当。

（5）患者自身状况，如年龄、肿瘤晚期、既往史等。

（二）临床表现

体外导管破损有药液渗漏；体内导管破损致液体渗漏而发生静脉炎。

（三）预防及处理措施

（1）置管前应预冲导管，检查导管完整性。

（2）使用 10mL 以上注射器冲封管。

（3）禁止用 PICC 导管行高压注射。

（4）导管外露长度以 6cm 为宜，并呈 U 形固定。

（5）如果冲管时阻力过大，不可强行推注，检查外露导管与减压阀连接处是否有打折、扭曲等现象，如发现应及时调整。

（6）体外导管破损可在严格无菌状态下剪断远端导管，连接新的连接器。

（7）体内导管破损须拔除导管。如导管断入体内，应立即于腋下扎止血带，减少导管的位移，X 线检查确定位置后行静脉切开取出断端导管；已移位至中心静脉甚至心脏的断裂导管，立即在 X 线下应用介入方法行血管内异物抓捕术取出导管。

第二节　三腔二囊管置管术操作并发症的预防及处理规范

一、鼻、食管黏膜损伤

（一）发生原因

（1）操作者动作粗暴或反复插管损伤鼻、食管黏膜。

（2）置管前三腔二囊管未充分润滑，插管困难，造成鼻、食管黏膜损伤。

（3）牵引固定方法不当，牵引时间过长，力量过大，导致鼻、食管黏膜干燥、缺血、坏死、糜烂、出血。

（二）临床表现

从鼻腔流出数量不等的血液或凝块；患者感胸骨后疼痛或不适，止血后再次出血，胃镜下可见食管黏膜糜烂、出血、坏死等。

（三）预防及处理措施

（1）插管前充分评估患者，向其解释置管的目的、操作中的配合要领，以取得其合作。对于烦躁不安者，可适当使用镇静剂。

（2）插管前用液体石蜡充分润滑三腔二囊管，操作时动作尽量轻柔，争取 1 次插管成功。每天 2～3 次向鼻腔滴入少量液体石蜡，以防三腔二囊管壁黏附于鼻腔或食管黏膜。

（3）妥善固定三腔二囊管，避免直接接触皮肤，造成鼻黏膜的损伤。

（4）在三腔二囊管压迫初期，持续压迫 12～24h 后放气 1 次，时间为 15～30min，以后每 4～6h 放气 1 次，牵引重量为 0.5kg 左右。对于气囊压迫时间过长，牵引力量过大引起的食管黏膜损伤，立即放气，放松牵引。

（5）对于拔管困难者，要根据引起拔管困难的原因采取相应的措施，切忌强行拔管。

（6）已出现鼻出血者，去除引起出血原因，立即予以去甲肾上腺素冰盐水纱布块填塞压迫出血部位。必要时请耳鼻喉科医生会诊。已出现食管黏膜损伤者，予以禁食，并遵医嘱用药。

二、呼吸困难或窒息

（一）发生原因

（1）插管时三腔二囊管的胃囊嵌顿于贲门或食管下端即充气，导致胸闷、气急、呼吸困难。

（2）插管后口腔分泌物增多，或呕血被吸入气管，引起呼吸困难或窒息。

（3）由于患者剧烈恶心、呕吐，导致胃囊破裂，或胃囊漏气、胃囊充气不足，三腔二囊管从胃内滑出，食管囊压迫咽喉部或气管，出现呼吸困难或窒息。

（二）临床表现

呼吸困难、有窒息感，严重者出现面色发绀、全身抽搐、心跳及呼吸停止。

（三）预防及处理措施

（1）插入三腔二囊管前，按照插胃管法量好长度，在管上做好标记，插管时置管长度尽量超过标记处，将胃囊充气再慢慢往后拉，直到有阻力感为止。

（2）插管深度不够，出现呼吸困难，立即将气囊放气，因插管后口腔分泌物过多或呕血导致呼吸困难，立即将患者头侧向一边，清除口腔内分泌物。

（3）胃囊破裂或漏气导致食管囊压迫咽喉部或气管引起窒息，立即剪断导管，放尽囊内气体并拔管，解除堵塞。胃囊充气不足引起三腔二囊管外滑，致使食管囊压迫咽喉部或气管，应将囊内气体放尽，将管送入胃内，长度超过管身标记处，再重新充气。胃囊内注入空气 150~200mL。食管囊内注气不超过 150mL。

三、吸入性肺炎

（一）发生原因

（1）由于三腔二囊管插入困难，插管时误入气管。

（2）由于气囊堵塞食管，唾液及口腔分泌物不能进入胃，反流至咽喉部而被吸入气管。尤其是昏迷患者更易发生。

（3）三腔二囊管压迫止血无效，大量血液经口鼻呕出，部分被吸入气管。

（4）三腔二囊管留置期间，患者私自从口腔进食水及食物导致反流误吸。

（二）临床表现

发热、咳嗽、咳痰，听诊肺部有干湿性啰音，胸部 X 线检查示片状或边缘模糊的阴影。

（三）预防及处理措施

（1）改进插入二腔二囊管的方法。

（2）置管后，反复告诫患者禁食禁水，并讲解禁食的重要性。有唾液或分泌物时，在患者下颌置一弯盘，嘱患者不要咽下，应咳出或吐出。每 4~6h 从胃管内抽吸 1 次，及时抽出胃内液体，每天用生理盐水棉球擦拭口腔 2 次。对于昏迷患者，要定期吸尽口腔及咽喉部的分泌物。

（3）大量鲜血从口鼻呕出时，立即使患者取头低侧卧位，协助患者将血液排出，及时清除口鼻腔内血块，保持呼吸道通畅，防止误吸。

（4）操作时，一旦误入气管或患者有剧烈咳嗽，立即终止操作，退出后待患者呼吸平稳后重新插入。

（5）已发生吸入性肺炎者，留取合格的痰标本作细菌培养，高热患者做血培养，根据病情选用抗生素，同时给予各种支持疗法，维持水、电解质平衡。做好相应护理，如高热患者的护理，以物理降温为主，慎用阿司匹林类、激素类退烧药，鼓励患者深呼吸，进行胸部叩击等物理治疗。

（6）严密观察病情，如患者的生命体征、咳嗽是否有效、血氧饱和度、血气分析变化等，以便及早发现并发症。

四、气囊漏气、破裂

（一）发生原因

（1）气囊漏气与三腔二囊管本身质量和操作不当有关。如弹簧夹使用时间过长，弹性减弱，未能有效封闭管腔；夹管时没有将管子折叠后再夹，易发生漏气。

（2）气囊破裂多发生于病情重、躁动不安、不合作的患者。由于插管时间长，气囊长时间受胃酸腐蚀，气囊老化，再次充气时容易破裂。

（3）三腔二囊管置入后，注气速度过快，也容易发生气囊破裂。

（二）临床表现

气囊漏气的主要表现：插管注气 4h 后复测气囊压力明显降低，严重者三腔二囊管滑出，有时气囊已滑至鼻孔；患者的出血情况未得到控制，仍有呕血或黑便等。气囊破裂的主要临床表现：患者听到爆破声，测气囊压力为 0；重新注气无阻力感，测压仍为 0。

（三）预防及处理措施

（1）插管前，认真仔细检查三腔二囊管的气囊有无破损、粘连、漏气及管腔堵塞。熟练掌握胃气囊、食道气囊达到适宜压力所需的注气量。

（2）三腔二囊管本身漏气，根据漏气速度快慢，采取不同的处理方法。漏气速度快，按气囊破裂处理；漏气速度慢，可用冰水代替空气注入胃囊，因为冰水的冷刺激可使胃内血管收缩，起到局部止血的作用。

（3）确定胃囊已破裂，不宜立即拔管，要根据患者的出血控制情况采取不同的处理方法。①出血已控制：胃囊内无血性液体抽出，临床上未见再出血现象（血压、脉搏稳定，肠鸣音无亢进）。可按常规方法拔除三腔二囊管。②出血基本控制或出血明显减少：胃管内仅抽出少量咖啡色液体。为防止出血加重，可暂时保留三腔二囊管，当作胃管使用，直接从胃管内注入一些止血药，待出血控制再拔管。③出血未控制：胃管内仍抽出暗红色或咖啡色液体，需立即拔管，换管重插或改用其他抢救方法。

五、食管穿孔

（一）发生原因

（1）患者不合作、医务人员置管操作不当或粗暴，三腔二囊管刺破食管，导致食管穿孔。

（2）食管静脉曲张破裂出血的患者因长期门静脉高压、肝功能失代偿，造成食管黏膜糜烂，甚至形成浅溃疡，食管黏膜对缺氧、缺血的耐受力明显降低，使用三腔二囊管压迫时间过长、压力过大易造成食管黏膜缺血、坏死、穿孔。

（二）临床表现

置管过程中出现剧烈胸痛伴呼吸困难，置管时未抽出血性液体；置管后患者咳嗽、咳白色黏痰，继而出现痰中带血、进食饮水呛咳等症状。行胸部 X 线、食管吞咽检查可确诊。

（三）预防及处理措施

（1）置管前做好患者心理护理，给予精神安慰及鼓励，消除紧张恐惧情绪，讲清置管的治疗意义和注意事项，使患者主动配合操作，操作时动作应轻柔、敏捷，避免过度刺激。

（2）在三腔二囊管压迫初期，持续 12～24h 放气 1 次，时间 15～30min，以后每 4～6h 放气 1 次，牵引重量为 0.5kg 左右。食管囊内充气要严格控制，注气不超过 150mL，压力相当于 40mmHg。三腔二囊管放置时间一般不超过 72h 为宜。

（3）发生食管穿孔者，立即拔除三腔二囊管，送外科手术治疗。

六、心律失常

（一）发生原因

（1）置管时，胃囊嵌顿在贲门或食管下端，通过胃迷走神经反射而引起心律失常。

（2）胃气囊漏气或充气不足，三腔二囊管向外滑出，进入食管下段挤压心脏。

（二）临床表现

插管后患者感胸骨后不适、胸痛、憋气、恶心或频繁期前收缩，严重者出现心搏骤停。

（三）预防及处理措施

（1）置入三腔二囊管后，由胃管抽到胃内容物后再将管插至 65cm 处，使气囊完全通过贲门，以免胃囊嵌顿在贲门或食管下端。

（2）放置三腔二囊管后，要在导管上做好标记，以了解导管是否向外滑出，并定期测压了解有无气体外漏。

（3）置管时患者出现胸骨后不适、恶心或频繁期前收缩等症状时，立即调整三腔二囊管的位置，必要时，放气拔管后重新置管。出现心搏骤停时，立即剪断三腔二囊管放出气体，马上开放气道，使用肾上腺素、阿托品等药物，必要时实施人工呼吸和心脏按压。

七、食管狭窄

（一）发生原因

由于食管静脉曲张破裂大出血时患者精神高度紧张、恐惧，加之呕吐、呃逆，食管常处于逆蠕动或痉挛状态；三腔二囊管置入深度不够、牵引时力量过大等因素致使胃囊退入食管、留置时间过长等因素造成食管中下段糜烂、溃疡，恢复期形成瘢痕，瘢痕挛缩造成食管狭窄。

（二）临床表现

患者吞咽困难进行性加重。

（三）预防及处理措施

（1）置管前做好患者心理护理，消除紧张恐惧情绪，讲清置管的治疗意义和注意事项，使患者主动配合治疗。

（2）操作者要了解进口、国产三腔二囊管的刻度标记，准确掌握置管深度。

（3）胃囊压力维持在 50～60mmHg，不能为追求压迫效果而盲目增加气囊内压力。

（4）置管时间不应当超过 72h，每 8～12h 放松气囊 1 次，放气及拔管前可适当给予液体石蜡口服，防止囊壁与黏膜粘连造成损伤。

（5）有内镜下止血条件的医院在患者病情稳定情况下，尽早行胃镜检查，注射硬化剂和（或）套扎治疗，避免长时间压迫造成黏膜糜烂、溃疡。

（6）出现食管狭窄后，及时行食管碘油、钡餐造影检查，行胸部 X 线、纵隔 CT 检查排除食管气管瘘及恶性肿瘤。对单纯性食管狭窄可于胃镜下行气囊或探条扩张、激光、支架置入等治疗，一般能治愈。

八、拔管后再出血

（一）发生原因

（1）由于三腔二囊管的压迫，导致食管及胃底黏膜缺血性损伤，造成黏膜糜烂，加上酸性胃液的食管反流，损伤食管黏膜引起拔管后再出血。

（2）血痂附着于气囊外壁，导致黏膜与气囊粘连，拔管时血痂脱落，黏膜损伤，易再发。

（二）临床表现

拔管后带出的分泌物夹有新鲜血丝，严重者再发呕血。

（三）预防及处理措施

（1）置管期间，可每天给患者口服液体石蜡，拔管前 15 ~ 30min 再次口服液体石蜡 30mL，以充分润滑食管及气囊，减少血痂和气囊外壁的粘连。

（2）留置三腔二囊管时间尽量不要超过 72h，拔管动作轻柔、敏捷，如遇有拔管困难，仔细查找原因，做相应处理，切忌强行拔管。

（3）拔管引起的再出血，根据出血量大小分别做不同的处理，出血量小者，可使用制酸、保护食道黏膜的药物，应用垂体后叶素或生长抑素降低门静脉压力；出血量较大者，可在急诊内镜下行硬化剂注射治疗或静脉套扎治疗。

九、拔管困难

（一）发生原因

（1）三腔二囊管是橡胶制品，易老化，反复夹管会使气囊通道内壁粘连，气体流出受阻。另外，潜在的气囊通道内壁毛糙，有小皮瓣存在，充气后形成单向活瓣，导致气体能进不能出，造成气囊无法排空或排空不完全。

（2）管腔被塑料颗粒或胃内容物残渣、血凝块、坏死组织、分泌物形成的栓子堵塞。

（3）从胃管内注入某些止血药，容易形成血凝块样的混合物，也是造成拔管困难的原因。

（4）三腔二囊管留置时，与血液结成凝块，造成气囊与黏膜粘连，导致拔管困难。

（5）由于患者害怕拔管而精神高度紧张，情绪发生强烈反应，导致胃肠运动抑制，食管及膈肌紧张甚至痉挛，造成拔管困难。

（6）拔管操作不当：①气囊放气的程序不对，先放胃囊，而食管囊气体未放，拔管时使气囊卡在气道内；②未用注射器抽吸气囊，误认为气囊内的气体已放完；③用注射器抽出囊内气体后，未用止血钳夹紧三腔二囊管尾部，使气囊内残留气体，造成气囊回缩不良。

（二）临床表现

抽不出气囊内气体或虽能放气但不能拔除三腔二囊管，拔管时患者感胸骨后或上腹疼痛。

（三）预防及处理措施

（1）插管前反复检查三腔二囊管的质量，是否通畅，有无破损，是否过期，检查其容量、承受压力、充气后膨胀是否均匀、有无粘连，分别做好标记。

（2）向气囊注气前先向各腔注入少许液体石蜡，以防管腔有粘连、阻塞。

（3）置管和拔管前先做好卫生宣教及耐心细致的思想工作，包括置管的目的、方法。操作者要掌握正确的置管方法，反复置管是造成拔管困难的原因之一。拔管时如遇患者精神高度紧张，不得强行拔管，先安慰患者，待其情绪稳定后方可拔管。

（4）如为气囊通道流出受阻，气体能进不能出，考虑为活瓣存在，要向气囊内注气，直到气囊破裂；如用针筒无法抽出气体，而X线提示气囊存在，则考虑为气囊通道流出受阻，最常见部位在三叉端（夹管处或牵引绳结扎处），可拿住其近端鼻腔端，剪去三叉端，梗阻解除，气体自然流出，再行拔管。

（5）如为管腔堵塞，气囊内气体不能抽出，造成不能拔管，可经内镜活检针刺破气囊，使气体放出，顺利拔管，此法简单、易行，为首选方法。如上述方法无法奏效，可在透视定位下，行经皮胃穿刺气囊刺破术（9号腰穿针穿刺）。

（6）如气囊与胸膜粘连，不可强行拔管，可每隔15min让患者口服液体石蜡30mL，一般2~3次即可，将三腔二囊管稍往里推送，粘连松解后再拔管。

（7）如上述方法均无效时，则考虑开腹手术取管。

参 考 文 献

[1] 蔡卫新，贾金秀.神经外科护理学 [M].北京：人民卫生出版社，2021.

[2] 吴惠平，罗伟香.护理技术操作并发症预防及处理 [M].北京：人民卫生出版社，2023.

[3] 尤黎明，吴瑛.内科护理学 [M].7 版.北京：人民卫生出版社，2022.

[4] 李乐之，路潜.外科护理学 [M].7 版.北京：人民卫生出版社，2021.

[5] 王艾兰.基础护理学 [M].7 版.北京：人民卫生出版社，2022.

[6] 崔焱，张玉侠.儿科护理学 [M].7 版.北京：人民卫生出版社，2022.

[7] 郭莉.手术室护理实践指南 [M].北京：人民卫生出版社，2023.

[8] 李小寒，尚少梅.基础护理学 [M].7 版.北京：人民卫生出版社，2022.

[9] 陈香美.血液净化标准操作规程 [M].北京：人民卫生出版社，2021.

[10] 黄金，李乐之.常用临床护理技术操作并发症的预防及处理 [M].北京：人民卫生出版社，2021.

[11] 杨希，周红.重症监护室行非机械通气患者口腔护理的研究进展 [J].中西医结合护理（中英文），2023，
      9（10）：196–198.

[12] 王慧，谌章丽.1 例新生儿脐炎的护理体会 [J].当代护士（中旬刊），2021，28（7）：156–157.

[13 谢素琴.精细化管理对预防新生儿光疗并发症的影响研究 [J].黑龙江中医药，2023，52（2）：11–13.

[14] 陈金风，杨庆珍.防止新生儿沐浴时呛奶风险的方法研究 [J].广东医学，2022，43（10）：1275–1279.

[15] 鄢建华，刘彦彦，武毅.抚触结合早期游泳在新生儿黄疸患儿中的应用效果 [J].齐鲁护理杂志，2023，
      29（18）：156–158.

[16] 王丽春，黄芳艳.踝泵运动在预防下肢深静脉血栓中应用的研究进展 [J].循证护理，2021，7（16）：
      2176–2180.

[17] 罗静，谭雪梅，颜敏，等.虚拟现实技术在静脉输液教学中应用的研究进展 [J].护理研究，2022，36
      （5）：864–868.

[18] 诸亮，许灵珊，吴周全，等.三氧自体血回输在改善冠状动脉病变患者非心脏手术后心肌损伤中的作
      用 [J].实用临床医药杂志，2021，25(18)：102–106.

[19] 孙俊俏，郝素娟，郭箐，等.多学科团队管理对 PICC 患者导管维护效果及并发症的影响 [J].护理实践
      与研究，2023，20(8)：1204–1209.

[20] 许丽芬，刘扣英.完全植入式静脉输液港蝶翼针衬垫敷料摆放方法在输液港维护中的应用 [J].循证护
      理，2023，9（4）:721–724.

[21] 姜颖.对接受侧脑室外引流术的脑室内出血患者给予引流管护理干预的临床效果 [J].中国医药指
      南.2022，20（15）：142–144.

[22] 张秀云，孔林霞.鼻腔喷雾器联合优质护理在鼻内镜手术中的应用效果 [J].医疗装备，2022，35（8）：

153–154.

[23] 弓文钰，孙剑，刘霞 . 重型颅脑损伤患者的 CVEEG、EEG 反应性分级状况及其评估价值 [J]. 海南医学，2023，34（23）：3384–3388.

[24] 王逸雯，闵悦，蔡婧，等 . 动脉导管相关血流感染的循证研究进展 [J]. 中国感染控制杂志，2021，20（6）：573–576.

[25] 沈慧琴，张莉 . 艾条灸配合穴位按摩治疗血液透析不安腿综合征患者的效果观察 [J]. 临床护理杂志，2022，21（6）：23–25.

[26] 周琴，陈爱琴 . 神经瞳孔指数在神经重症病人中应用的研究进展 [J]. 护理研究 .2023，37（24）：4440–4444.

[27] 杨翼霞，吴育红，崔月景 . 超重 / 肥胖病人自我管理行为问卷的编制及信效度检验 [J]. 护理研究 .2023，37（24）：4386–4391.

[28] 矫珺，程萌，矫春峰 . 改良呼吸康复训练对肺癌肺叶切除术后呼吸功能和生活质量的影响 [J]. 中华肺部疾病杂志（电子版）.2023，16（5）：709–711.

[29] 李继梅，张一杰，何艳 . 不同卧位通气方式应用于心脏外科术后低氧血症中的效果观察 [J]. 社会医学杂志 .2022，20（4）：218–222.

[30] 容燕婷，改良半卧位对机械通气患者呼吸机相关性肺炎和压力性损伤的影响 [J]. 河北医药 .2022，44（24）：3730–3733.